中国最美经方丛书

丛书主编　柳越冬　杨建宇

肾气丸

SHEN QI WAN

主　编

柳越冬　杨剑峰　杨建宇

中原农民出版社
·郑州·

图书在版编目(CIP)数据

肾气丸／柳越冬,杨剑峰,杨建宇主编. —郑州:中原农民
出版社,2018.9
(中国最美经方丛书)
ISBN 978－7－5542－1976－8

Ⅰ.①肾… Ⅱ.①柳… ②杨… ③杨… Ⅲ.①肾气丸-研究
Ⅳ.①R286

中国版本图书馆 CIP 数据核字(2018)第 152516 号

出版:中原农民出版社
地址:河南省郑州市郑东新区祥盛街 27 号 7 层
邮编:450016
网址:http://www.zynm.com
电话:0371－65751257
发行单位:全国新华书店
承印单位:新乡市豫北印务有限公司

投稿邮箱:zynmpress@ sina.com

策划编辑电话:0371－65788677

邮购热线:0371－65713859

开本:710mm×1010mm   1/16
印张:14.25
字数:211 千字
版次:2019 年 8 月第 1 版
印次:2019 年 8 月第 1 次印刷

书号:ISBN 978－7－5542－1976－8
定价:58.00 元

本书如有印装质量问题,由承印厂负责调换

编 委 会

大美经方！ 中医万岁！

今天有点兴奋！

"中华中医药祝之友/杨建宇教授经方经药传承研究工作室"的牌子挂在了印尼·巴淡岛！[1]我很自豪地说，这是中医药界第一块"经方经药"传承研究机构的牌子！自然，在东南亚乃至全球也是第一！而这，必须感谢、感恩医圣张仲景的经方！

在20世纪80年代，我刚学了中医方剂学，就到新华书店买了一本《古方今用》，其中第一和方"桂枝汤"，不但用于治疗感冒，而且还广泛用于内外妇儿疾病。我印象最深的是既治坐骨神经痛，又治高血压。当时，我就有点懵！待学完《伤寒杂病论》，就有点明白了。但是一直到90年代初，随着临床感悟的加深，对医圣经方潜心地体验，对《伤寒杂病论》的反复体味，就基本上明白了许多。继而，临床疗效随着经方更广泛地应用而有了大幅提高，随即，我就被郑州地区多家门诊邀请出诊，还被许昌、濮阳、新乡、信阳等地邀请出专家门诊。直到现在，我仍坚持不懈地在临床中应用经方、体验经方、推广经方，并且效果显著，声誉远扬。时而，被邀至全国各地会诊疑难杂症；时而，被邀至全国各地讲解经方心得；偶尔，被邀至境外讲解经方，交流使用经方攻克疑难杂症的经验。而今天，把"经方经药"传承研究的牌子挂在了印尼·巴淡岛上，而这一切，都缘于经方！都成于经方！这真是最美经方！大美经方！我情不自禁地在内心深处呼喊，感谢经方！感恩医圣！

时间如梭！中医药发展进入加速期。重温中医药经典蔚然成风，国家中医药管理局"全国优秀中医临床人才研修项目"学员（简称国优人才班）的培养，重在经典的研修，通过对研修项目的关注、论证、宣教、参与、主持等历炼和学习，我接触到了中医经典大家，对中医经典有了更深入地认知，对经方有了更深刻地体验，临床疗效再次得到了稳步提升。北京市中医管理局、河南省中医管理局、南阳市中医药管理局共同举办仲景书院首期"仲景国医传人"精英班，我有幸作为执行班主任，再次对经方大家和经方学验有了更多的感触和心悟。再加之，近5年来我一直在牵头专病专科经方大师研修班的数十个研修班的学习与交流，在单纯的经方学习交流之基础上，更多地引导经方的学术提升和经方应用向主流医院内推广，使我对"经方热"乃至"经典热"有了更多层面的了解和把握。期间，有一个"病准方对药不灵"现象引起了我的关注，我认为这一定是中药药物的精准及合理应用出了问题。即而联想到，国优人才班讲经典《神农本草经》苦于找不到专门研究《神农本

1

草经》的教授,而在第三批国优人才班上课时,只有祝之友老教授一个人专注《神农本草经》专题研究与经方解读。原来这是中医药界普遍不读《神农本草经》的缘故,大家不重视临床中药学科的发展,从而导致临床中药品种、中药古今变异等问题没有得到良好的控制和改善,导致用药临床不效。故而,我们就立即开始举办"基于《神农本草经》解读经方临证应用研修班和认药采药班",旨在引导大家重温中医药首部经典《神农本草经》,认真研究经方的用药精准问题。此时此刻,明确提出"经药"这一"中医临床药学"的基本概念。根据祝之友老教授的要求和亲自授课、督导,我迅速把这个概念推广至全国各地(包括台北市的国际论坛上),及东南亚地区,为提高中医药临床疗效服务!而这个结果仍然是医圣经方的引领,仍然要感谢、感恩医圣仲景!大美经方!最美经方!

我和不少中医药人一样,稍稍有点小文人情愫,心绪放飞之时,就浮想联翩,继而就草草成文。恰好"中国最美经方丛书"第一辑 15 册即将出版,而邀我作序,就充之为序。

之于"中国最美经方丛书",启于原"神奇的中华经穴疗法系列丛书"的畅销与好评!继而推出。既是中原出版传媒集团重点畅销图书,也是目前"经方热""经药热"之最流行类之书籍。本丛书系柳越冬教授带头,由国家名医传承室、大学科研机构、仲景书院经方兴趣研究小组等优秀的一线临床和科研人员共同编撰,是学习经方、应用经方、推广经方的参考书籍!对经方的临床应用和科研、教学均有积极的助推意义,必将得到广大"经方"爱好者、"经药"爱好者的热捧!

最后,仍用我恩师孙光荣国医大师的话来作结束语,

那就是:

美丽中国有中医!

中医万岁!

杨建宇[2]

2018 年 6 月 2 日,于新加坡转机回国候机时

注释:[1]同时还挂了"中华中药泰斗祝之友教授东南亚·印尼药用植物苑"和"中华中医药中和医派杨建宇教授工作室东南亚·印尼工作站"的牌子。每块牌子上都有印尼文、中文、英文3种文字。

[2]杨建宇:研究员/教授,执业中医师,中华中和医派掌门人,著名经方学者和经方临床圣手。中国中医药研究促进会仲景医学研究分会副会长兼秘书长,仲景星火工程分会执行会长,北京中西医慢病防治促进会全国经方医学专家委员会执行主席,中关村炎黄中医药科技创新联盟全国经方健康产业发展联盟执行主席,中医药"一带一路"经方行(国际)总策划、总指挥、主讲教授,中华国医专病专科经方大师研修班总策划、主讲教授,中国医药新闻信息协会副会长兼中医药临床分会执行会长,曲阜孔子文化学院国际中医学院名誉院长/特聘教授。

目　录

上　篇　经典温习

中篇　临证新论

下篇　现代研究

5

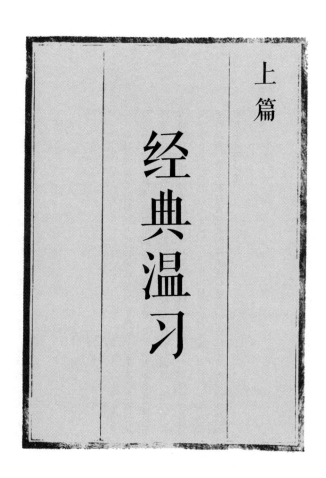

上篇

经典温习

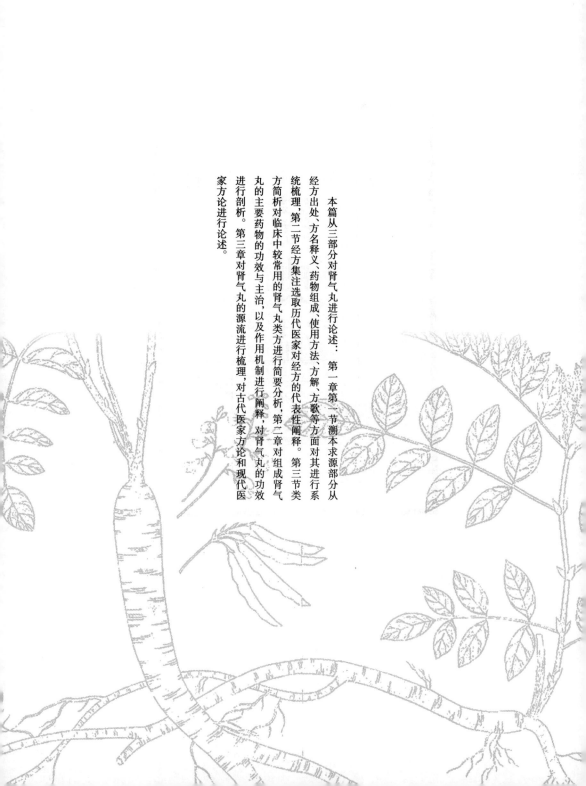

本篇从三部分对肾气丸进行论述：第一章第一节溯本求源部分从经方出处、方名释义、药物组成、使用方法、方解、方歌等方面对其进行系统梳理，第二节经方集注选取历代医家对经方的代表性阐释。第三节类方简析对临床中较常用的肾气丸类方进行简要分析，第二章对组成肾气丸的主要药物的功效与主治，以及作用机制进行阐释，对肾气丸的功效进行剖析。第三章对肾气丸的源流进行梳理，对古代医家方论和现代医家方论进行论述。

第一章　概　述

第一节　溯本求源

一、经方出处

《金匮要略》

虚劳腰痛,少腹拘急,小便不利者,八味肾气丸主之。（血痹虚劳病脉证并治第六）

崔氏八味丸:治脚气上入,少腹不仁。（中风历节病脉证并治第五）

夫短气有微饮,当从小便去之,苓桂术甘汤主之。肾气丸亦主之。（痰饮咳嗽病脉证并治第十二）

男子消渴,小便反多,以饮一斗,小便一斗,肾气丸主之。（消渴小便不利淋病脉证并治第十三）

妇人病,饮食如故,烦热不得卧而反倚息者,何也? 师曰:此名转胞,不得溺也,以胞系了戾,故致此病。但利小便则愈,宜肾气丸主之。（妇人杂病脉证并治第二十二）

二、方名释义

肾气丸是东汉时期著名医学家张仲景创立的补肾温阳代表方,该方出自其代表作《金匮要略》。张仲景何以为该方取名肾气丸、八味肾气丸或崔氏八味丸?"金匮"一词表示极为宝贵之意,如《汉书·高帝纪》中记载"与功臣剖符作书,丹书铁契,金匮石室,藏之宗庙";方名前面冠以"金匮",一方面说明了该方的出处,以区别于其他"肾气丸";另一方面也体现该方具有极高的学术和临床价值;因方中共有八味药物,又取名为"八味"。至于"崔氏"即以人名命名,唐代《崔氏(纂要)方》中记载有"崔氏八味丸",据考证,《金匮要略》是由宋代林亿等校正《伤寒论》时,从残简中发现出杂病部分而编成的,所以此处的"崔氏"可能并非仲景原书之词。

"肾气"是什么?《难经·八难》云:"所谓生气之原者,谓十二经之根本也,谓肾间动气也。"《素问·上古天真论》云"丈夫八岁,肾气实,发长齿更;二八,肾气盛,天癸至,精气溢泻,阴阳和,故能有子",因此,肾气可认为是肾阴与肾阳的综合。肾主藏精,主生长、发育、衰老、生殖,主骨生髓,主纳气,开窍于耳及二阴等多种生理功能,均是肾气所主,即是肾阴肾阳共同作用的结果,其中任何一方衰减,均可导致阴阳不和而使肾气不足,导致病态。

命名为"肾气"是依据于全方的功效,该制方严谨圆熟,有"阳得阴助而生化无穷"之妙用。方用桂枝、制附子温肾助阳,以益火之源;用干地黄、山茱萸、山药滋补肝、脾、肾之阴,以壮水之主,用牡丹皮、茯苓、泽泻协调其三脏,兼制诸药。因其命火是蒸化肾精产生肾气的动力,肾精充足则是产生肾气的基础,如此阴阳相生,刚柔相济,使肾元之气生化无穷,故名曰肾气丸。由于肾为水火之脏,有调和阴阳之功。阳动则气化,阴静则精生;阴阳协调则人体生机蓬勃,脏腑功能运化。乃人之生长,全赖于肾中阳气和脾胃之谷气,以肾气名方,其主要作用在于温化肾气。如清代张志聪《侣山堂类辩·卷下·金匮肾气丸论》:"此方滋补先天之精气,而交通于五脏,故名肾气丸……精生于五脏,而下藏于肾,肾气上升,以化生此精,是以五脏交通而后精气充足。"

另外"肾气"即"生气"之义,肾气丸中六味滋阴,具有"壮水之主,以制阳光"的作用,桂枝、制附子温阳,具有"益火之源,以消阴翳"的作用,相反适所以相成,其意不在补火,而在微微生火,即生肾气,如《黄帝内经》"少火生气"之旨。诚如清代吴谦《医宗金鉴·删补名医方论·卷二》转引柯琴所言"此肾气丸纳桂、附于滋阴剂中十倍之一,意不在补火,而在微微生火,即生肾气也"。

从现代医学观点看,温阳补肾的概念大概包括兴奋和调节下丘脑-垂体-肾上腺皮质功能;化气利水主要指调整尿液排泄的功能。肾气丸不仅以肾为主,而且兼顾他脏,张景岳说肾气丸:"能使气化于精,即所以治肺也;补火生土,即所以治脾也;壮水利窍,即所以治肾也。"总之,肾气丸作用广泛,肾气丸复肾之气,助肾化气,补脏腑之精,泄体内之浊,除补肾外,兼能益脾、蒸肺、育肝等。

在流传过程中,肾气丸与八味肾气丸是该方剂中最为流行的两个名称,崔氏八味丸出现在方书中的时间也较早,但流传不广。

1. 标注"肾气丸"的方名

名称中标注"肾气丸"的中成药既有八味方剂,也有在肾气丸八味药的基础上增减药味、剂量或改变炮制方法形成的方剂。例如,宋代严用和在肾气丸方中加用川牛膝(去芦,酒浸)、车前子(酒蒸),并将山药炒用,称为"加味肾气丸",亦称"资生肾气丸",后世因其来源于《济生方》也称之为"济生肾气丸","济生肾气丸"曾传到日本,称"牛车肾气丸"。清代《医方集解》中又将与"加味肾气丸"组成相同的方剂称作"肾气丸"。

《中华人民共和国药典》(简称《中国药典》)收载的济生肾气丸基本保留了严用和"加味肾气丸"的处方,只是各味药的用量与古方有异。

《中华人民共和国卫生部药品标准·中药成方制剂》第二十册收载的"肾气丸"与《中国药典》的"济生肾气丸"的处方相似,所不同的是卫生部药品标准中的"肾气丸"沿用了肾气丸古方中的生地黄与桂枝。可见,卫生部药品标准收载的"肾气丸"与《中国药典》收载的"肾气丸"属于同方异名类方剂。

《全国医药产品大全》及《广东省药品标准》收载的"肾气丸"处方少了八味肾气丸处方中的山茱萸,增加了金樱子与女贞子,保留了济生肾气丸方中的牛膝与车前子。

2. 标注"八味"的方名

标注方剂为"八味"的名称主要有清代《医宗金鉴·删补名医方论》中收载的"八味地黄丸";唐代《崔氏(纂要)方》中记载的"崔氏八味丸";唐代《备

急千金要方》中的"八味肾气丸",《千金翼方》则又称作"张仲景八味肾气丸";宋代《太平惠民和剂局方》的"桂附八味丸"(方用肉桂及熟地黄);元代朱震亨《丹溪心法》中的"八味丸"。另外还有制附子八味丸、金匮八味丸等方名。

名称中标明"八味"或"八味肾气丸"的方剂大多传承与保留了张仲景肾气丸的基本组成,是肾气丸流传至今名称改变而处方较为一致的方剂。所以,以"八味"标明处方药味数的方名多属于肾气丸的同方异名方剂。

3. 标注"地黄丸"的方名

北宋时期的儿科医家太医丞钱乙由张仲景"肾气丸"减去方中的制附子、桂枝两味药,创制了滋补肾阴的名方"地黄丸"(亦称"六味地黄丸")。钱乙的"六味地黄丸"流传至后世,名声渐大,出现了反以"地黄丸"为主来命名"肾气丸"的现象。如八味地黄丸、清代《医宗金鉴》收载的"桂附地黄丸"、《中国药典》2005年版收载的"桂附地黄丸"等。

济生肾气丸是对肾气丸的发展,六味地黄丸则是对肾气丸的提炼,认为肾气丸是在六味地黄丸的基础上加入桂枝、制附子两味药组成,并反用"地黄丸"来命名"肾气丸",颠倒了两者的主次关系,是一种本末倒置的说法。

三、药物组成

干地黄八两,山茱萸四两,薯蓣(又称"山药",下同)四两,泽泻三两,茯苓三两,牡丹皮三两,桂枝一两,制附子(炮)一两。(现代通常用"肉桂"代"桂枝")

四、使用方法

古代用法:上八味,末之,炼蜜和丸梧子大,酒下十五丸,加至二十五丸,日再服。

现代用法:将以上八味中药,混合研磨为细粉,炼蜜和丸,每丸9g,早、晚各服一丸,黄酒或温开水送下;或根据原方用量比例酌情增减,水煎服。

五、方歌

金匮肾气治肾虚,熟地淮药及山茱;

丹皮苓泽加附桂,引火归原热下趋;

济生加入车牛膝,二便通调肿胀除;

钱氏六味去附桂,专治阴虚火有余;

六味再加五味麦,八仙都气治相殊;

更有知柏与杞菊,归芍参麦各分途。(《汤头歌诀》)

第二节　经方集注

虚劳腰痛,少腹拘急,小便不利者,八味肾气丸主之。(血痹虚劳病脉证并治第六)

尤在泾

下焦之分,少阴主之,少阴虽为阴脏,而中有元阳,所以温经脏,行阴阳,司开阖者也。虚劳之人,损伤少阴肾气,是以腰痛,少腹拘急,小便不利。程氏所谓"肾间动气已损"者是矣。八味肾气丸补阴之虚,可以生气,助阳之弱可以化水,乃补下治下之良剂也。(《金匮要略心典》)

崔氏八味丸:治脚气上入,少腹不仁。(中风历节病脉证并治第五)

尤在泾

肾之脉,起于足而入于腹,肾气不治,湿寒之气,随经上入,聚于少腹,为之不仁,是非祛湿散寒之剂所可治者,须以肾气丸补肾中之气,以为生阳化湿之用也。(《金匮要略心典》)

夫短气有微饮,当从小便去之,苓桂术甘汤主之。肾气丸亦主之。（痰饮咳嗽病脉证并治第十二）

尤在泾

气为饮抑则短,欲引其气,必蠲其饮。饮,水类也。治水必自小便去之,苓、桂、术、甘益土气以行水,肾气丸养阳气以化阴,虽所主不同,而利小便则一也。（《金匮要略心典》）

男子消渴,小便反多,以饮一斗,小便一斗,肾气丸主之。（消渴小便不利淋病脉证并治第十三）

程　林

小便多则消渴,《经》曰:饮一溲二者不治。今饮一溲一,故与肾气丸治之。肾中之动气,即水中之命火,下焦肾中之火,蒸其水之精气,达于上焦,若肺金清肃,如云升而雨降,则水精四布,五经并行,自无消渴之患。今其人必摄养失宜,肾水衰竭,龙雷之火不安于下,但炎于上而刑肺金,肺热叶焦,则消渴引饮,其饮入于胃,游溢渗出,下无火化,直入膀胱,则饮一斗,溺亦一斗也。故用桂附肾气丸,助真火蒸化,上升津液,何消渴之有哉!（《订正仲景全书金匮要略注》）

沈明宗

"男子"二字,是指房劳伤肾,火旺水亏而成消渴者。（《订正仲景全书金匮要略注》）

妇人病,饮食如故,烦热不得卧而反倚息者,何也? 师曰:此名转胞,不得溺也,以胞系了戾,故致此病。但利小便则愈,宜肾气丸主之。（妇人杂病脉证并治第二十二）

尤在泾

饮食如故,病不由中焦也。了戾与缭戾通,胞系缭戾而不顺,则胞为之转,胞转则不得溺也。由是下气上逆而倚息,上气不能下通而烦热不得卧。治以肾气者,下焦之气肾主之,肾气得理,庶缭者顺,戾者平,而闭乃通耳。（《金匮要略心典》）

第三节 类方简析

历代医家在此方的基础上灵活运用,斟酌化裁,创制了许多补肾等著名方剂。特别是宋代医家钱乙去肾气丸之桂枝、制附子化裁为六味地黄丸,成为专补肾阴的方剂。从而开创了补肾阴的先河,给后世医家倡导养阴补肾之说奠定了基础,使"壮水之主,以制阳光;益火之源,以消阴翳"之论附诸于临床。本文就后世善用肾气丸及六味地黄丸等著名医家,将其肾气丸的衍化发展和临床意义论述如下。

一、六味地黄丸

出处:宋代钱乙《小儿药证直诀》。

组成:熟地黄八钱,山萸肉、干山药各四钱,泽泻、牡丹皮、白茯苓(去皮)各三钱。

用法:上为末,炼蜜丸,如梧子大,空心,温水化下三丸。

功用:滋阴补肾。

主治:小儿行迟、脚软、囟开不合、肾怯失音、神倦、目睛白多等先天不足之证。

现代认为凡肾阴不足、精液枯少所致的腰膝酸软、头晕目眩、耳聋耳鸣、骨蒸潮热、夜寐盗汗、手足心热、咽干舌燥、虚火牙痛、咽喉痛、足跟痛、舌红少苔、脉细数等症,皆可治之。

鉴别:在《颅囟经》的影响下,认识到小儿在生理上为纯阳之体,在病理上"易虚易实,易寒易热"。因而,用药切忌香窜,补之多以柔润,故去肾气丸中的桂枝、制附子之温燥,取六味之滋润,以补肾阴,创为六味地黄丸。

方解:方中熟地黄滋肾填精,为主药;辅以山药补脾固精,酒山茱萸养肝涩精,称为三补。又用泽泻清泻肾火,并防熟地黄之滋腻;茯苓淡渗脾湿,以助山药之健运,牡丹皮清泄肝火,并酒山茱萸之温,共为使药,谓之三泻。六药合用,补中有泻,寓泻于补,相辅相成,补大于泻,共奏滋补肝肾之效。

方歌: 六味地黄山药萸,泽泻苓丹"三泻"侣,

三阴并补重滋肾,肾阴不足效可居。

滋阴降火知柏需,养肝明目加杞菊。

都气五味纳肾气,滋补肺肾麦味续。(《方剂学》)

二、加味肾气丸

出处: 宋代严用和《济生方》。

组成: 附子(炮)二个,白茯苓、泽泻、山茱萸(取肉)、山药(炒)、车前子(酒蒸)、牡丹皮各一两,官桂(不见火),川牛膝(去芦酒浸)、熟地黄各半两。

用法: 上为细末,炼蜜为丸,如梧子大,每服七十丸,空心,米饮下。

功用: 温肾化气,利水消肿。

主治: 肾虚水肿,腰膝酸重,小便不利,痰饮喘咳。

现代用以治疗肾元大亏、精气不足之证。如面色黧黑,腰部冷痛酸重,或全身浮肿,腰以下为甚,动辄气喘,肢冷寒,下半身欠温,少腹拘急,小便不利或小便反多,大便溏,舌质淡胖,脉沉细或虚弱。

鉴别: 加味肾气丸不但专为补剂,也兼行水。但以之治水又嫌利之不足,故加牛膝、车前子,以引水下趋,而达气化水行之效。后世称为"济生肾气丸",用来治疗肾虚水肿、腰重脚肿、小便不利等。肾为水火之宅,肾水不足,火必浮越,故肾虚火旺者,当引火归原。严用和又以肾气丸去制附子加鹿角、沉香、五味子为加减肾气丸,取其同气相求,而引无根之浮火归其窟宅之意,治疗劳伤肾经、肾水不足、心火自炎、口舌焦干、多渴而利、精神恍惚、面赤心烦、腰痛脚弱、肢体羸瘦等症。

方解: 方中熟地黄滋肾阴,益精髓;山茱萸、山药滋补肝脾,增强补益肾阴的作用;并以少量肉桂、附子温肾助阳,化气行水,与滋补肾阴药两相配合能补水中之火,温肾中之阳;泽泻、茯苓、车前子渗湿利水消肿;牡丹皮清泻

肝火;牛膝引药下行,直趋下焦,强壮腰膝。诸药相合,共奏温肾化气,利水消肿之功。

方歌:丹苓膝地合车前,泽药山萸桂附全,

癃闭阴阳俱不化,妙方服后病能痊。(《方剂学》)

三、益阴肾气丸

出处:金代李东垣《兰室秘藏》。

组成:泽泻、茯苓各二钱五分,生地黄(酒洗)、牡丹皮、山药、山茱萸、当归梢(酒洗)、五味子、干山药、柴胡各五钱,熟地黄二两。

用法:上为细末,炼蜜为丸,如梧桐子大,朱砂为衣,每服五十丸,淡盐汤下,空心。

功用:补肾明目。

主治:诸脏亏损,发热晡热,潮热盗汗;或寒热往来,五心烦热;或口干作渴,月经不调;或筋骨酸倦,饮食少思;或头目不清,痰气上壅,咳嗽晡甚,胸膈痞闷;或小便赤数,两足热痛;或脚足痿软,肢体作痛。

现代认为凡肾阴不足、精液枯少所致的腰膝酸软、头晕目眩、耳聋耳鸣、骨蒸潮热、夜寐盗汗、手足心热、咽干舌燥、虚火牙痛、咽喉痛、足跟痛、舌红少苔、脉细数等症,皆可治之。

鉴别:金代的李东垣,去肾气丸中的桂枝、附子加当归、生地黄、柴胡、五味子取其养肝调肝之旨,创益阴肾气丸,变为肝肾同治的方剂,以治肝肾虚弱,目暗不明。因精生气,气生神,肾精不足则阳光独治,壮火食气,无以生神,故使人目暗不明。

方解:方用六味滋填肾阴,当归、生地黄、五味子濡养肝阴。滋阴火自降,养肝血自生,柴胡疏肝气而载精上行于目,精升火降目自明。清代医家高鼓峰,在本方中加朱砂去山茱萸,变为滋阴肾气丸,其治与此略同,主治神水宽大、目生黑花、神水淡白、如雾中行等。

四、八物肾气丸

出处：元代朱丹溪《丹溪心法》。

组成：熟地半斤，山药、山茱萸各四两，桂二两，泽泻三两，牡丹皮、白茯苓各三两，五味二两。

用法：上为末，蜜丸服。

功用：平补肾气，坚齿驻颜。

主治：肾气不足、腰膝酸软、面色不华、牙齿松动、消渴等症。

现代认为凡肾虚火浮、神疲乏力，或发热时作、口舌生疮、牙龈溃烂、咽喉作痛、肢体消瘦、面色憔悴、夜寐汗出等症可用之。

鉴别：肾气不足，虚火浮动者，则恐肾气丸过于辛温，故去肾气丸中制附子，易五味子为八物肾气丸，具有平补肾气、坚齿驻颜、引火归原的作用。

方解：方中熟地黄滋肾填精，山茱萸养肝涩精，山药滋补肺脾肾以固精，五味子敛肺滋肾涩精，泽泻、茯苓健脾渗湿，桂枝交通心肾。

五、滋肾生肝饮

出处：明代薛已《校注妇人良方》。

组成：山药、山茱萸各一钱，熟地黄二钱（自制），泽泻、茯苓、牡丹皮各七分，五味子五分（杵，炒），柴胡三分，白术、当归、甘草（三分）。

用法：水煎服。

功用：滋肾疏肝。

主治：妇人肝肾阴虚，致患转胞，小腹急痛，不得小便；肝火郁于胃中，倦怠嗜卧，饮食不思，口渴咽燥；小便自遗，频数无度；伤寒后，热已退而见口渴者。主要用于治疗肾阴亏虚、肝郁肝热之证。

现代认为可用于治疗慢性肾炎、高血压病、糖尿病、神经衰弱、小儿发育不良、男子性功能障碍、习惯性便秘等病症。

鉴别：明代薛已，则为善用肾气丸、六味地黄丸和十补丸之巨匠。此三方经他斟酌化裁，治疗杂证，多获效验。如治发热，察其无火，便用肾气丸，

"益火之源,以消阴翳";察其无水,便用六味地黄丸,"壮水之主,以制阳光"。左尺脉虚弱而细数者,是肾水真阴不足,宜用六味地黄丸,右尺脉迟软沉细而欲绝者,是命火亏虚,宜用肾气丸;至其两尺微弱,是阴水阳火俱虚,宜用十补丸。由此可见薛氏对此三方运用圆熟,颇有见地。其治妇女肝郁阴虚者,用六味地黄丸合逍遥丸加五味子创滋肾生肝饮。

方解:方用三补三泻的六味地黄丸,合以白术、当归、甘草、五味子、柴胡等,滋养阴血、清热疏肝,为其配伍特点。

六、右归丸

出处:明代张景岳《景岳全书》。

组成:大怀熟八两,山药(炒)四两,山茱萸(微炒)三两,枸杞(微炒)四两,鹿角珠(炒珠)四两,菟丝子(制)四两,杜仲(姜汤炒)四两,当归三两(便溏勿用),肉桂二两(渐可加至四两),制附子(自二两渐可加至五六两)。

用法:先将熟地蒸烂,杵膏,加炼蜜丸,如弹子大,每嚼服二三丸,以滚白汤送下,其效尤速。

功用:温补肾阳,填精止遗。

主治:用于肾阳不足,命门火衰,腰膝酸冷,精神不振,怯寒畏冷,阳痿遗精,大便溏薄,尿频而清。

现代认为肾阳不足,命门火衰,神疲气怯,畏寒肢冷,阳痿遗精,不能生育,腰膝酸软,小便自遗,肢节痹痛,周身浮肿;或火不能生土,脾胃虚寒,饮食少进;或呕恶鼓胀,或翻胃噎膈;或脐腹多痛,或大便不实,泻痢频作。

鉴别:本方系从《金匮要略》肾气丸加减衍化而来,所治之证属肾阳不足,命门火衰,或火不生土所致。方中除用肉桂、附子外,还增入鹿角胶、菟丝子、杜仲,以加强温阳补肾之功;又加当归、枸杞子,配合熟地黄、山药、山茱萸以增益滋阴养血之效。其配伍滋阴养血药的意义,即《景岳全书》所说"善补阳者,必于阴中求阳"之意。

方解:方中以附子、肉桂、鹿角珠为君药,温补肾阳,填精补髓;臣以熟地黄、枸杞子、山茱萸、山药滋阴益肾,养肝补脾;佐以菟丝子补阳益阴,固精缩尿;杜仲补益肝肾,强筋壮骨;当归养血和血,助鹿角珠以补养精血。诸药配合,共奏温补肾阳,填精止遗之功。

方歌:右归丸中地桂附,山药茱萸菟丝归,

　　　　杜仲鹿胶枸杞子,益火之源此方魁。(《方剂学》)

七、左归丸

出处:明代张景岳《景岳全书》。

组成:大怀熟八两,山药(炒)四两,枸杞四两,山茱萸四两,川牛膝(酒洗,蒸熟)三两(精滑者不用),菟丝子(制)四两,鹿胶(敲碎炒珠)四两,龟胶(切碎炒珠)四两(无火者不必用)。

用法:上先将熟地黄蒸烂,杵膏,加炼蜜丸,桐子大。每食前用滚汤或淡盐汤送下百余丸。

功用:滋阴补肾,填精益髓。

主治:头目眩晕,腰酸肢软,舌光少苔,脉细。

现代认为遗精、早泄、精子少或无精子等男性不育症属真阴不足者。

鉴别:本方系从《小儿药证直诀》六味地黄丸加减衍化而成。方中熟地黄、山药、山茱萸补益肝肾阴血;龟板胶、鹿角胶均为血肉有情之品,二味合用,峻补精血,调和阴阳;复配菟丝子、枸杞子、川牛膝补肝肾,强腰膝,健筋骨。合用具有滋阴补肾,益精养血之功。

证治机制:本方治证为真阴不足,精髓亏损所致。肾藏精,主骨生髓,肾阴亏损,精髓不充,封藏失职,故头目眩晕,腰酸腿软,遗精滑泄。治以壮水之主,以培肾之真阴。

方解:方中重用熟地黄滋肾益精,以填真阴,为君药;山茱萸养肝滋肾,涩精敛汗;山药补脾益阴,滋肾固精;枸杞子补肾益精,养肝明目;龟板胶、鹿角胶为血肉有情之品,峻补精髓,龟板胶偏于补阴,鹿角胶偏于补阳,在补阴之中配伍补阳药,取"阳中求阴"之意,均为臣药;菟丝子、川牛膝益肝肾,强腰膝,健筋骨,俱为佐药。诸药合用,共奏滋阴补肾,填精益髓之效。

方歌:左归丸内山药地,萸肉枸杞与牛膝,

菟丝龟鹿二胶合,壮水之主方第一。(《方剂学》)

八、大补元煎

出处:明代张景岳《景岳全书》。

组成:人参(补气补阳,以此为主。少则用一二钱,多则用一二两),山药(炒)二钱,熟地(补精补阴,以此为主。少则用二三钱,多则用二三两),杜仲二钱,当归二三钱(若泄泻者去之),山茱萸一钱(如畏酸吞酸者去之)。枸杞二三钱,炙甘草一二钱。

用法:水二盅,煎七分,食远温服。

功用:救本培元,大补气血。

主治:气血大亏,精神失守之危急病症。

鉴别:温补大师张景岳认为肾气丸、六味地黄丸是为正虚而邪不衰,水湿内存而精不足的证候而设,乃补中有泻之剂。对"精气大损,年力俱衰,真阴内乏,虚痰假火等症",当从纯补,于是他在肾气丸和六味地黄丸的基础上,"推广其义,用六味之义,不用六味之方"创右归丸、右归饮以补元阳,生命火;左归丸、左归饮以补真阴,滋肾水。此外张氏还在肾气丸的基础上创大补元煎,大补元煎治男女气血大亏、精神失守等危重证候,称之为回天赞化救本培元第一方。

方解:方用人参、炙甘草补气回阳,熟地黄、山茱萸、枸杞子以补肾养阴,杜仲补肾强膝固本,当归养血补血。

九、七味都气丸

出处:清代张璐《张氏医通》。

组成:熟地黄八两,山茱萸四两,山药四两,牡丹皮三两,茯苓三两,泽泻三两,五味子一两。

用法:上七味,为末,炼白蜜丸,梧子大,每服五七十丸,空心淡盐汤,临卧时温酒下,以美膳压之。

功用:补肾纳气,涩精止遗。

主治:用于肾虚不能纳气,呼多吸少,喘促胸闷,久咳咽干气短,遗精盗汗,小便频数。

方解:七味都气丸是在六味地黄丸的基础上加上五味子而成,五味子敛肺滋肾、敛精止泻、生津敛汗,全方补中有泻,寓温于清,以通为涩,气化斡运,化机鼓荡,故其常用于肾阴不足,偏于无以收敛所致的咳嗽、虚喘、遗精、盗汗等症。

第二章 临床药学基础

第一节 主要药物的功效与主治

本方由干地黄、山茱萸、山药、泽泻、茯苓、牡丹皮、桂枝、制附子共8味药物组成,用量最大的是干地黄,但制附子在本方中具有重要作用,现将制附子药证总结如下:

一、制附子

当代医家临床运用制附子最常见的疾病是心悸、水肿、泄泻和痹证等;临床症状最常见的是疼痛、形寒怕冷、神疲乏力、精神萎靡、食欲不振、面色㿠白、眩晕、便溏和浮肿等。张仲景为善用制附子第一人,《伤寒论》和《金匮要略》中用制附子者有53条,31方。其用制附子的指征主要是"少阴病,脉微细,但欲寐",以脉、神两点作为制附子的应用纲领。阳气不足,机体兴奋力降低,出现精神萎靡、神疲乏力等一派神情倦怠症状,这类症状即可以"但欲寐"统之。张景岳云:"人之大宝,只此一息真阳。"又曰:"凡阳气不充,则生意不广。"阳虚为阳气的进一步不足,体失温煦则形寒怕冷。阳虚的严重阶段阳衰则出现水肿、面色㿠白。

据此,我们从患者神色形态诸方面归纳了制附子的应用指征:①神:精神萎靡,目光无神,面带倦容即神情倦怠;②色:面色㿠白、晦暗或暗黄,无光泽;③形:浮肿、腠理疏松、自汗或多汗;④态:喜静厌动、容易疲倦,但欲寐;

⑤平素表现:畏寒喜暖,四肢冰凉,便溏,小便清长,喜热饮,食欲不振。有上述指征中的一二点即可考虑使用制附子。

（一）止痛之功

疼痛,有因寒主收引而冷痛;有因火邪引起的灼痛;气滞不通引起的胀痛、闷痛;湿邪所致的重痛、酸痛;瘀血所致的刺痛;风邪引起的窜痛;因虚而致的隐痛等。最常见的疼痛是由风寒湿邪引起的冷痛、重痛、酸痛;其次为胀痛、闷痛和隐痛;其他刺痛等。冷痛常见于腰脊、脘腹、巅顶及四肢关节处,因寒邪侵入脏腑、经络所致者,多属实寒证;因阳气不足,脏腑形体失于温煦所致者,多属虚寒证。无论实寒虚寒,制附子配伍其他药物应用或单独应用都有很好的祛寒、温阳之功,因而临床广泛使用。重痛因寒湿邪气留滞肌肉、气血运行不畅,用制附子散寒止痛、助阳通脉。隐痛其疼痛较轻微,但绵绵不休,多属虚证,由精血亏损或阳虚生寒,脏腑、形体失于充养、温煦所致,故制附子用于隐痛亦有良效。

（二）畏寒肢冷

这是含制附子复方最常见的临床症状之一,是阳虚的显著特征。内寒的产生,以阳气虚衰为根本。阳主热,以火为征兆。人体阳气主温煦,蒸化布达,激发脏腑功能活动。若阳气不足,或阳气虚衰,其温热之性减退,鼓舞之机衰弱,从而产生一系列阳虚寒盛之象,如畏寒肢冷、面色苍白、便溏、神疲倦卧、脉微等。《本草汇言》云:"制附子,回阳气,散阴寒,逐冷痰,通关节之猛药也。"《伤寒蕴要》提出:制附子,乃阴证要药,凡伤寒传变三阴及中寒夹阴,或厥冷腹痛,脉沉细,甚则唇青囊缩者,急须用之,有退阴回阳之力,起死回生之功。可见制附子温阳祛寒之功卓著。肾阳为一身阳气之本,"五脏之阳气,非此不能发"。肾阳充盛,脏腑形体官窍得以温煦,其功能活动得以促进和推动,各种生理活动得以正常发挥,同时机体代谢旺盛,产热增加,精神振奋。若肾阳虚衰,温煦、推动等功能减退,则脏腑功能减退,机体的新陈代谢减缓,产热不足,则精神萎靡、神疲乏力。所谓"益火之源,以消阴翳",肾阳不足,温补肾阳,其代表方是由制附子、桂枝等组成的肾气丸。

（三）痹证的要药

痹证之病机为闭阻不通,多因风寒湿邪合而杂至,阻遏经脉,流注关节,临床上常以关节疼痛、肿胀，肢体麻木发凉，或关节屈伸不利为主症。"阳气者，精则养神，柔则养筋"。寒湿为阴邪，易伤人体阳气，痹证日久不愈，体内阳气渐虚，故临床证属阳气亏虚，寒湿阻络的痹证多见。医案之痹证以寒痹为主，寒邪凝滞，不通则痛，气不足筋脉失养则屈伸不利。当用制附子配伍桂枝、细辛、生姜等温阳散寒止痛。风湿热痹者配伍白术、黄柏、薏苡仁、蚕沙等，一则因本有湿邪存在，湿为阴邪，湿盛则阳微；一则因湿热蕴结，阳气被遏，故借制附子之辛热温通阳气。不同的是风寒湿痹须用大剂量（15g以上），而风湿热痹只需小剂量（3～6g）即可。

综上所述，含制附子复方医案的病机主要是以诸脏腑阳虚为本，痰饮水湿停留、外寒内寒侵袭、经脉痹阻不通为标；证候主要以疼痛、畏寒肢冷、神疲乏力、精神萎靡、食欲不振等为主；舌脉主要是以舌淡，苔薄白，脉沉细为主。

二、肉桂

（一）温肾暖肝、行气止痛

因寒为阴邪，易伤阳气，其主收引，其性凝滞，往往凝结气血、阻滞经脉，可使气机收敛。经络作为人体运行气血的主要通道而具有运输渗灌气血的作用，若被寒邪所侵，可致关节冷痛、少腹或阴部冷痛、经脉挛急作痛等症。故对下焦肝肾的寒凝气滞经络之证，常于行气剂中添加温里药，从而增强温经通络、行气止痛之功。肉桂辛散可温通，偏入血分，温营血，散寒凝，《得配本草》载其："入血药，即温行。"

张介宾有言"血有寒滞不化及火不归原者，宜温之，以肉桂、附子、干姜、姜汁之属"，故《景岳全书》中暖肝煎配伍亦取肉桂辛、甘、大热之性，伍以枸杞子、小茴香等温肾暖肝、祛寒行气，可治疗因寒凝肝肾经脉所致的小腹或少腹胀痛、睾丸冷痛、痛经等症状。

（二）温补肾元、纳气平喘

肺主气而司呼吸，肾藏精而主纳气，张景岳谓之"肺为气之主，为气之根"。故对咳喘短气时久，兼有肾不纳气之证，每于降气的同时，必配伍温肾纳气之品，以增强疗效，如汪昂在《医方集解》中所言："苏子、前胡、厚朴、橘红、半夏皆能降逆上之气，兼能除痰，气行则痰行矣……下虚上盛，故又用肉桂引火归原也。"肺为痰涎所困，失宣发肃降之职，气机上逆壅滞而致咳嗽气喘、胸膈满闷。肾虚则不可纳气并气化不利，故短气不足以息及水液内停。在苏子降气汤中配伍肉桂，既可温肾助阳、纳气平喘，又可通阳化气、温化痰饮。

（三）宣导百药、鼓舞气血

《名医别录》于肉桂有言"宣导百药，无所畏"。后世医家继承并发展了肉桂可宣导百药的观点，如刘完素所著《黄帝素问宣明论方》，善将少量肉桂伍于群药之中，借肉桂辛、大热之性，鼓舞气血，通导诸药，从而加强治疗效果。清代严洁言肉桂："补命门之相火，通上下之阴结，升阳气以交中焦，开诸窍而出阴浊"，"肉桂，入阳药，即汗散；入血药，即温行；入泄药，即渗利；入气药，即透表。"《本草求真》亦指出肉桂可治血脉不通，有鼓舞血气之功能，不同于附子，只固真阳。故气血不和者，欲令其流畅，不宜用附子，只在理气剂中加入味辛、甘、性大热之肉桂，其色红入血分，以温养气血，宣导百药，鼓舞气血之运行。

（四）佐制寒凉、以防伤阳

《素问·调经论》载："血气者，喜温而恶寒，寒则泣不能流，温则消而去之。"《灵枢·本脏》载："人之血气精神者，所以奉生而周于性命者也。"故寒凉之药过量使用易致人体气血凝滞而关门留寇，寒邪在内则伤人体正气而变生他证，病将难治。肉桂辛而大热，如在橘核丸中可以温暖肝肾而驱散寒邪，同时佐制川楝子、木通之偏寒。取其辛热之性与大量寒凉药物相伍，以防寒性太过反而损伤人体正气。

三、生地黄

最早见于南北朝的《雷公炮制论》，性微温，味甘，功用滋阴，补血。用于阴虚血少，腰膝痿弱，劳嗽骨蒸，遗精，崩漏，月经不调，消渴，溲数，耳聋，目昏，用法多以入汤药或配伍。

历代医家都认为生地黄经用酒等为辅料蒸或炖后，药性由寒凉转温，由苦化甘，入肝肾，补血，填精髓，安五脏，和血脉，润肌肤，养心神，宁魂魄。从而达到调益荣卫，滋养气血，治诸虚不足之目的。现代认为熟地黄是养血滋阴，补精益髓的要药，主要应用于：血虚萎黄、眩晕、心悸、失眠、月经不调、崩漏等症状。与当归、川芎、白芍同用为四物汤，是补血调经的基本方剂；肾阴不足、潮热、盗汗、遗精、消渴等，为滋阴的主药。与山药、山茱萸、泽泻等配伍组成六味地黄丸治肾阴不足引起的各种证候；补精益髓，与枸杞子、锁阳、桑螵蛸、地骨皮等配伍，用于腰酸膝痛、头晕眼花、耳鸣耳聋、须发早白等症状。

四、山茱萸

（一）滋补肝肾

本品味酸性微温，温而不燥，补而不峻，为平补阴阳之要药。治肝肾阴虚引起的头晕目眩、腰酸耳鸣者，常与熟地黄、山药等配伍，如六味地黄丸；治命门火衰引起的腰膝冷痛、小便不利者，常与肉桂、附子等同用，如肾气丸。

（二）固崩止血

本品入于下焦，能补肝肾、固冲任以止血。治妇女肝肾亏损、冲任不固之崩漏及月经过多者，常与熟地黄、白芍、当归等同用，如加味四物汤；治脾气虚弱、冲任不固而致漏下不止者，常与龙骨、黄芪、白术、五味子等同用，如固冲汤。

（三）收敛固涩

本品既能补肾益精，又能固精缩尿，为固精止遗之要药。治肾虚精关不固之遗精、滑精者，常与熟地黄、山药等同用，如六味地黄丸；治肾虚膀胱失约之遗尿、尿频者，常与覆盆子、金樱子、沙苑子、桑螵蛸等药同用。

（四）补虚固脱

本品味酸涩性温，能收敛止汗、固涩滑脱，为防止元气虚脱之要药。治大汗欲脱或久病虚脱者,常与人参、附子、龙骨等同用,如来复汤。

五、山药

(一)健脾益胃、助消化

山药含有淀粉酶、多酚氧化酶等物质,有利于脾胃消化吸收功能,是一味平补脾胃的药食两用之品。不论脾阳亏或胃阴虚,皆可食用。临床上常用治脾胃虚弱、食少体倦、泄泻等病症。

(二)滋肾益精

山药含有多种营养素,有强健机体,滋肾益精的作用。大凡肾亏遗精,妇女白带多、小便频数等症,皆可服之。

(三)益肺止咳

山药含有皂苷、黏液质,有润滑、滋润的作用,故可益肺气,养肺阴,治疗肺虚痰嗽久咳之症。降低血糖:山药含有黏液蛋白,有降低血糖的作用,可用于治疗糖尿病,是糖尿病患者的食疗佳品。

(四)延年益寿

山药含有大量的黏液蛋白、维生素及微量元素,能有效阻止血脂在血管壁的沉淀,预防心血管疾病,取得益志安神、延年益寿的功效。

六、牡丹皮

牡丹皮始载于《神农本草经》,列为中品。古今所用之牡丹皮,其原植物品种基本一致。清热凉血;活血散瘀。温热病热入血分,发斑,吐衄,热病后期热伏阴分发热,阴虚骨蒸潮热,血滞经闭,痛经,痈肿疮毒,跌仆伤痛,风湿热痹。

七、茯苓

茯苓的主要功效在于平惊恐忧恚,降逆气,止烦满,安魂魄也。而其利小便之功,临证用之亦有佳效者,何也? 盖肾主水司二便,肾气蒸化,小便乃出。小便之不利者,多由于肾不化气也。茯苓能降逆气,使气降归于下焦,将一身之气收纳于下焦之中,下焦之气充足,则肾气蒸化水气之功可复,而小便可利矣。此即茯苓所以利小便有佳效也,其非以利小便而利小便,而是使气归下焦,肾气充足而复其主水之职,使小便恢复如常也。从本以治小便不利,故其效佳。《本草备要》言茯苓能治"泄泻遗精,小便结者能通,多者能止"。若非纳气归肾,使肾气充足,焉有此能通能止之功效哉。《神农本草经》尚称茯苓治"口焦舌干",以其能使肾气充而恢复主水之职,使水气能达上焦而解其渴也。

八、泽泻

(一)泻有余之水湿

《本草衍义》云"泽泻其功尤长于行水",《本草蒙筌》曰"泽泻泻伏水",《名医别录》言其"逐膀胱三焦停水"。可见泽泻利水是泻体内既停之水及已伏之水。水液之停伏,咎由肺、脾、肾三脏之功能失调,乃体内有余之水湿。以泽泻利水,正如《药品化义》所云:"以此清润肺气,通调水道,下输膀胱……则脾气自健也,因能利水道,令邪水去。"验之临床,泽泻擅治痰饮、水肿、鼓胀、子肿、痢下、泄泻、眩晕、癃闭、蓄水诸症,有渗湿、利水、消肿、蠲饮、化痰、定眩、止痢等诸多功效。早在《伤寒杂病论》中张仲景就用泽泻配桂枝等组成五苓散治水停下焦之蓄水证;治水肿停饮,有《素问病机气宜保命集》之白术散,借其淡渗行水之功,增强健脾渗湿之力。泽泻利水,尚具有化痰定眩之效。《本草正义》云:"其兼能滑痰化饮者,痰饮亦积水停湿为病。"《金匮要略》之泽泻汤以泽泻五两、白术二两相伍,善治"心下有支饮,其人苦冒眩"之痰饮眩晕。近年来,用泽泻汤治疗梅尼埃病而获效者屡见报道,其实也是取泽泻利水渗湿以引痰饮下行之力。治疗耳源性眩晕,泽泻可用至30~60g,量小则不达;若与苓桂术甘汤合用或加川牛膝10~15g以引水下行,则疗效尤佳。泽泻利水,还可用于治疗妊娠水肿、羊水过多之症,如《校注妇人大全良方》用泽泻散治阳虚湿停水聚之候,效验彰著;以泽泻治泄泻下利,可考《伤寒论》猪苓汤,其证也有小便不利,治用泽泻亦取其利小便而实大便、利前阴而实后阴之意。上述诸症,水湿为患,以泽泻泻水渗湿,则其症自愈。

（二）导过盛之物质

张景岳云:"泽泻以利阴中之滞。"《本草蒙筌》言其"去留垢",可泻体内过盛之物质、壅遏之痰浊。张仲景在《金匮要略》中以肾气丸治消渴,《名医别录》亦载泽泻"止消渴"。然消渴每见多尿,以利尿之泽泻治疗多尿岂不相悖? 李时珍释曰:"仲景地黄丸用茯苓、泽泻者,乃取其泻膀胱之邪气。"可见泽泻用治消渴,乃借其泻邪之功而导血中过盛之浊邪(血糖)。《医学启源》谓泽泻"治小便淋沥",《药性赋》亦云能"治五淋,宣通水道",取泽泻排石通淋,意在祛除贼邪,排出结石,利水通淋,增水行舟。在组方之际,恒与石韦、萆薢等为伍,使之分清别浊,则痰浊、膏淋、砂石自去。

（三）通壅塞之水道

人体之津液贵在滑利流通,若失其流畅之性,停则为饮,止则为涩,聚则为痰,凝则为石。泽泻乃渗湿滑利之品,为历代医家所推崇。诚如《本草正义》云泽泻:"最善渗泄水道,专能通行小便……此药功用唯在淡则能通。"故当津液运行壅滞之际,可借泽泻滑利之性予以疏通。柯琴云:"泽泻以疏水道之滞也。"《神农本草经》曰:"泽泻主风寒湿痹、乳难。"《本草汇言》言其能治"癃闭结胀"。叶天士诠解其机制云:"其主风寒湿痹者,痹则血闭而肌肉麻木也。泽泻味甘益脾,脾湿去则血行而肌肉活,痹证瘳矣;其主乳难者,脾统血,血不化,乳所以难也。味甘益脾,脾湿行则血运而乳通也。"从叶天士所论,可见泽泻治此关键在于益脾、健脾以助运,通阳以行水,疏其壅塞之水液而滑利关节,通利乳汁,颇有见地。综上所述,皆系湿郁气滞或阳虚水停致水道壅塞,宜伍以扶阳通利之剂,以发挥通滞之效,如治癃闭纳肉桂、乌药,通乳配通草、王不留行,蠲痹佐羌活、桂枝等。

（四）利下焦之湿热

泽泻性寒味甘淡,利水渗湿,尤具清热之功。其泄热之功效除与其性寒有关,更借助其利水渗湿之性,寓釜底抽薪之意。如李时珍曰:"脾胃有湿热……泽泻渗去其湿,则热也随去。"朱丹溪曰:"泽泻能泻膀胱包络之火,膀胱包络有火,行水则火降矣。"均借泽泻利湿泄热之功,以治下焦湿热之淋、带、遗、泄、癃及湿热黄疸等诸多疾病。《千金方》以泽泻一两,配伍茵陈、滑石,治湿热黄疸,证验临床。以此加味治疗黄疸型肝炎,效果显著。

第二节 功效与主治

肾气丸首见于张仲景所著《金匮要略》一书,一般认为其功效在于温补肾阳,历版方剂学教科书也将其作为温补肾阳的代表方而归于补阳剂中。但由于对肾气丸的组方用药和配伍意义的认识一直有不同的观点,因而对肾气丸的功效也有不同的认识。那么,究竟应该怎样认识肾气丸的功效呢?肾气丸的功效不在温补肾阳,顾名思义当为补益肾气。若其功效为温补肾阳,那方名似以肾阳丸或温肾丸更妥。肾气丸具有补益肾气的功效,可以从以下几个方面分析得知。

一、从肾气丸的配伍意义分析

肾气乃由肾精所化生,即精化为气。若肾气不足,气因精而虚者,当补精化气。肾气丸的配伍特点是重用干地黄八两,干地黄滋补肾阴、益精填髓;又用山茱萸四两,山茱萸不仅能补肾固精,又有收敛固涩的功效。因为肾中之精气还赖于水谷精微的补充与化生,方中同时佐以山药四两、茯苓三两,其作用在于健脾益肾,助后天之本。以上诸药可充肾气化生之形质,使肾气化生有源。然而仅用滋肾益精之品,未免缺乏生机,肾气不能由之自动化生,所以,方中加入桂枝、制附子各一两,以温肾助阳。制附子味辛、性大热,主入肾经,能入下焦峻补肾阳,《本草求真》称之为"补先天命门之火第一要剂"。桂枝辛热之性虽不如制附子,但不可否认其同样有温阳之功。

然而从方中用药比例来看,温阳药所占较小。这种配伍,其目的不在峻补肾阳,而是通过温阳以化气,也就是取其少火以生(肾)气之意。即《医宗金鉴》所论:"此肾气丸纳桂、附于滋阴剂中十倍之一,意不在补火,而在微微生火,即生肾气也。故不曰温肾,而名肾气。"

肾气丸方配伍的精妙之处,不仅在于滋肾填精药物和温补肾阳药物的配伍,更在于此两类药物用量的轻重不同。方中倘若仅用滋肾填精之味,则甘味之药往往会阻碍脾运,不仅难以化生成肾中精气,而且易成阴寒之邪损伤元气。同样,倘若方中重用温补肾阳之桂附,或许能获一时之效,但因桂附气厚性烈,日久势必耗损精血,不仅使肾气化生无源,而且会使虚损加重。而肾气丸剂型为丸剂,丸者缓也,有一个缓慢取效的过程,需长期给药,此其一;其二,肾气丸在《金匮要略》中所治有五:曰虚劳,曰脚气,曰痰饮,曰消渴,曰转胞,皆不属于急切之间即可痊愈的急性病症,也需持续治疗。由此可见,也正是由于肾气丸中此两类药物的巧妙配伍,才使肾气得以不断地化生。

应该指出的是,认为肾气丸有温补肾阳的功效,很重要的一点就是从"阴中求阳"的配伍方法来认识的。如第五版《方剂学》教材就认为:本方配伍之法,属于"阴中求阳"之类,正如张景岳说:"善补阳者,必阴中求阳,则阳得阴助而生化无穷。""阴中求阳""阳中求阴",是张景岳根据阴阳互根的原理提出的阴阳偏衰的治疗方法。张景岳并为"阴中求阳"法创制代表方右归丸。分析右归丸和肾气丸的药物组成两方补阳药和滋阴药的配伍比例有明显的区别。肾气丸中以滋阴填精药物为主,温补肾阳之品仅桂枝和制附子两味,且在全方中所占的比例很小,方中补阳药和滋阴等其他药物的用量之比为1∶12.5;而在右归丸中,补阳药为鹿角胶、制附子、肉桂、杜仲和菟丝子5味,不仅所用药物的温阳作用得到了加强,而且其用量也明显加大了,方中温阳药和滋阴等其他药物的用量比为1∶(0.85~1.4)。从中可以看出,右归丸中温阳药的用量几乎相等,甚至超过滋阴等其他药物。右归丸体现了"阴中求阳"义。只有通过这样的配伍使阴阳相互资生、相互转化,从而达到具有温补肾阳的功效。"阴中求阳"用于治疗阳衰之证,目的是为了"求阳"。联系方剂的药物组成,其中虽不一定以温阳药为主,但温阳药必须占较大的比例。而对于肾气丸来说,温阳药(桂枝、制附子)的用量较小,很难起到明显的补阳作用。肾气丸配伍的意义不在于"求阳",而在于"精中求气",即张景岳所言:"气因精而虚者,自当补精以化气。"所以,用来解释肾气丸的配伍意义应该说是不妥的。

二、从《金匮要略》肾气丸证的相关原文分析

从《金匮要略》原书中肾气丸所治病症的病机,也可反证其功效在于补益肾气。原书中肾气丸主治虚劳、痰饮、消渴、妇人转胞和脚气等5种病症。从原文可知,此5种病症症状各异,分别为短气有微饮;虚劳腰痛,少腹拘急,小便不利;妇人转胞不得溺,烦热不得卧而饮食如故;男子消渴,小便反多,以饮一斗,小便一斗;脚气上入,少腹不仁。从症状分析均无明显的寒象,其病机也很难归属于肾阳虚。根据"异病同治"的原则,此5种病症的病机是应该相同的。从上述所有的临床表现看,探究其病机,均应为肾气不足,水失摄纳,或气不化水。具体而言,肾气虚弱不能化气利水,饮邪泛于心下则见短气;肾气虚不能温养肾之外府则腰痛,肾气不足,不能化气利水则少腹拘急、小便不利;肾气虚弱,膀胱气化不利,水气不行,浊阴上逆,虚阳上扰,则烦热不得卧,小便不利。总之,肾气虚则诸病生。然而通过肾气丸补益肾气,肾气足则可化气利水,微饮当去;肾气足则可温养肾之外府,腰痛乃解;肾气足则可蒸化水气,小便通利,转胞当治;肾气足则可蒸津化气,消渴自除;肾气足则可生阳化湿,脚气上入可愈。由此可见,肾气充足则诸病向愈。

三、从肾气丸的现代临床运用分析

肾气丸作为一首经典名方,为历代医家所推崇,在临床的运用十分广泛。许多现代临床报道称,肾气丸主治肾阳虚诸病症有良好的治疗效果,似乎可以从临床的角度证实其温补肾阳的功效。其实现代临床运用肾气丸时,在药味和药量上已经有很大的变化。有文献研究表明,现代临床上用肾气丸原方或以肾气丸加减运用时,使用熟地黄和肉桂的比例分别为64%和60%。另外,制附子和肉桂的用量也有了较大的增加。这可能是肾气丸具

有所谓温补肾阳作用的原因,也是临床报道肾气丸治疗肾阳虚证具有良好疗效的原因所在。

从临床报道来看,也不乏运用肾气丸原方治疗肾气虚证取得良好疗效的报道。如有人以肾气丸加减治疗糖尿病气(阴)虚证,均可改善肾虚的症状,"治疗无不效"。此外,肾气丸作为补肾抗衰老剂的祖方,常用于延缓衰老。因为生理性衰老之老年人都可表现为肾气的不足,通过长期服用肾气丸补益肾气,则能达到延缓衰老的目的。如其功效为温补肾阳,则并非适宜所有老年人长期服用,因为不是所有的老年人都具肾阳虚的见证。

四、从肾气丸药物组成的演变分析

方剂功效主要取决于药味和剂量,药味和剂量的改变无疑会导致方剂功效的改变。从肾气丸而言,后世在运用时药味和药量都做了变化,有悖张仲景制方的原义,从严格意义上说已非《金匮要略》所论之肾气丸了。应该提出的是,后世医家将肾气丸列为补肾阳的方剂,可能与方中药物和剂量的变化有关。首先,肾气丸中的干地黄,后世以熟地黄代替;桂枝以肉桂代替。张仲景时代均用干地黄,熟地黄的运用要到唐代以后,唐代以前尚无熟地黄的制法。如清代徐大椿云:"古方只有干地黄、生地黄,从无熟地黄者,熟地黄乃唐以后制。"其次,加大了肉桂、附子的用量。如《千金要方》中用桂、附各二两,《普济方》中用桂、附各三两。通过药物改变和剂量的增大,大大增强了方剂温阳的作用,因而也就改变了原方的功用和主治。也可以从另外一个方面来理解,后世之所以要对肾气丸做药物和药量的改变,正是由于肾气丸温阳功效不足的缘故。倘若肾气丸确实具有较好温补肾阳的功效,也就无须再作药物和药量的改变了。改变药物和药量,无非是为了增强肾气丸温阳的功效。

综合以上的分析,将肾气丸的功效称为温补肾阳,既不符合张仲景立方的原旨,难以解释其组方意义,也不符合临床实际。因此,肾气丸的功效应是补益肾气。

方中药物肾阴肾阳并治,双管齐下。一是补肾阴以熟地黄、山茱萸为本方的主药。熟地黄味甘性微温,功用有三:①补肾阴,善滋肾水,凡肾阴亏虚,皆能调之,且气雄而力缓,量要大些才显效,正如《珍珠囊》所载:"滋肾水,益真阴。"②能生精血,若阴精不足导致之肝肾虚损,本品有一定的疗效,正如《本草纲目》所曰:"填骨髓……生精血,补五脏内伤不足。"③有明显的镇静作用,能有效地缓解高血压患者的症状。山茱萸味甘酸性温,功用也有3种:①有明显的补肾益精的作用,不但在《名医别录》中有载"强阴,益精,安五脏",而且在《药性论》中又赞其曰:"补肾气,兴阳道,添精髓。"②能收敛固涩止小便,若年老体衰或久病肾气亏虚而尿频数,或夜尿,山茱萸能补而固涩之,正如《药性论》云:"能止老人尿不节。"③有双向调节的作用,能平衡肾阴肾阳。既能补肾之阴,又能补肾之阳,一药二用,一箭双雕。若用于肾阴阳两虚的腰腿酸软,疼痛最为适宜。二药合用,滋阴补肾、填精髓的作用明显加强。二是山药与茯苓合用。山药味甘性平,功用有三:①能补肾固精,凡肾精不足导致之疲倦乏力、阳痿早泄,皆能调之,正如《本草纲目》所载"益肾气""主泄精"(《大明本草》)。②能健脾益气和降血糖的作用,若脾虚运化无力导致的胃肠病、水肿病、糖尿病,或寒湿蕴结损及任带的带下症,都可用山药治疗,疗效肯定。③"久服耳目聪明,轻身,不饥,延年"(《神农本草经》)。而茯苓味甘淡性平,功用也有三:①有利水渗湿的作用,若肾阳亏虚所致的下肢浮肿,小便不利,茯苓是首选药,利水而不伤阴。正如《神农本草经》曰:"利小便,久服安魂,养神,不饥延年。"②"长阴,益气力,保神守中"(《名医别录》)。③有镇静和抗病毒的作用。二药配伍,健脾阴而利湿,利水而不伤阴。三是泽泻与牡丹皮配伍。泽泻味甘淡性寒,功用有三:①能利水渗湿,若水湿内停下焦,能清而利之,正如《名医别录》所曰:"逐膀胱三焦停水。"②能泄热,若肾阴不足,虚火上扬,本品能清而泄之。③能止头昏,若痰湿壅盛上逆所致的头昏,泽泻能发挥其所长,正如《大明本草》所载:"主头眩耳虚鸣。"而牡丹皮味苦辛性微寒,"治血中伏火,除烦热"(《本草纲目》)。二药合用,清热祛湿的作用明显加强。还有补肾阳的制附子和肉桂二者配伍。制附子味辛甘性大热,其功用有三:①能"温暖脾胃,除脾湿肾寒,补下焦之阳虚"(《珍珠囊》),凡肾阳亏虚之症,本品是首选药。②能补肾强筋骨,若肾阳亏虚,精亏不能养骨,骨失所养,腰腿酸软,制附子能"坚肌骨,强阴"(《名医别录》)。③有温经止痛的良好作用,若风寒湿邪所侵的腰背疼痛,转身不利或步行艰难,常采用制附子于方药中,其作用明显而迅速。还有治风湿麻痹、肿满脚气的作用。肉桂味辛甘性大热,功用也有三:①能温补肾阳,其气雄而厚,其力大而猛,对肾阳不足引起的四肢冰冷、夜尿频数,本品疗效满意。②有温经通阳、散寒止痛的作用,凡肾阳亏虚导致的腰痛,均可选用。③"养精神,和颜色……久服轻身,不老,面生光华,媚好常如童子"(《神农本草经》)。诸药合用,通过温补肾阳药可改善糖、脂类的代谢,以免机体内糖和脂类物质大量消耗;通过益少阴肾水,补命门相火,从而达到温补肾阳、强壮筋骨或化气行水的目的。

第三章　源流与方论

第一节　源　流

　　肾气丸方出张仲景《金匮要略》,自问世以来,由于组方严谨、配伍得当、疗效确切,故而在中医临床被广泛应用。从中医方剂学发展可以看出,历代医家在反复实践的基础之上,一方面,扩展了本方的临床适用范围;另一方面,在原方基础之上,随证化裁并创新出了许多行之有效的方剂,在中医学发展史上产生了深远的影响,成为方剂学百花园中一朵灿烂瑰丽的奇葩。

一、肾气丸的历代演变

　　晋代葛洪《肘后备急方·卷四·治虚损羸瘦不堪劳动方》八物肾气丸:干地黄、茯苓、薯蓣、桂枝、牡丹皮、山茱萸、泽泻、五味子。主治虚劳不足、大伤饮水、腰痛、小腹急、小便不利等症。(本方原书无方名,现据元代许国桢《御院方·卷六·补虚损门》补入,此方宋代朱佐《朱氏集验方·卷二·消渴》名八味丸)

　　唐代孙思邈《备急千金要方·卷十九·肾脏方》无比薯蓣圆:薯蓣、肉苁蓉、五味子、菟丝子、杜仲、牛膝、山茱萸、干地黄、泽泻、茯神、巴戟天、赤石脂。主治诸虚劳百损。(此方宋《太平惠民和剂局方·卷五·治诸虚》名无比山药丸)

　　唐代孙思邈《备急千金要方·卷十九·肾脏方》肾气丸:干地黄、远志、防风、干姜、牛膝、麦门冬、葳蕤、薯蓣、石斛、细辛、地骨皮、甘草、制附子、桂心、茯苓、山茱萸、苁蓉、钟乳粉、公羊肾。主治虚劳肾气不足,腰痛阴寒,小便数,囊冷湿,尿有余沥,精自出,阴痿不起,忽忽悲喜。

唐代孙思邈《备急千金要方·卷十九·肾脏方》肾气丸:干地黄、茯苓、玄参、泽泻、薯蓣、山茱萸、桂心、芍药、附子。"主治虚损诸疾。

唐代孙思邈《备急千金要方·卷十九·肾脏方》肾气丸:桂心、干地黄、泽泻、薯蓣、茯苓、牡丹皮、半夏。主治肾气不足,赢瘦日剧,吸吸少气,体重耳聋,目暗百病。

唐代孙思邈《千金翼方·卷十五·补益》十味肾气丸:桂心、牡丹皮、泽泻、薯蓣、芍药、玄参、茯苓、山茱萸、附子、干地黄。"主补虚损诸疾。

唐代王焘《外台秘要·卷十七·肾气不足方》肾气丸:羊肾、细辛、石斛、肉苁蓉、干地黄、狗脊、桂心、茯苓、牡丹皮、麦门冬、黄芪、人参、泽泻、干姜、山茱萸、附子、薯蓣、大枣。主治丈夫肾气不足,阳气虚衰,风痹虚损,腰脚疼痛,耳鸣,小便余沥,风虚劳冷。

宋代钱乙《小儿药证直诀·卷下》地黄丸:熟地黄、山茱萸、山药、泽泻、牡丹皮、茯苓。主治失音、囟开不合、神气不足、目白睛多、面色㿠白以及肾疳、骨疳、筋疳及肝疳等症。(此方宋代刘昉《幼幼新书·卷六·禀受诸疾》名补肾地黄丸)

宋代李迅《集验背疽方·痈疽用药大纲·加减八味丸》加减八味丸:熟地黄、山药、山茱萸、肉桂、泽泻、牡丹皮、白茯苓,北五味子。主治痈疽作渴。
(此方清代吴谦《医宗金鉴·卷二·外科心法要诀》名加味地黄丸)

宋代严用和《济生方·卷一·虚损》十补丸:炮制附子、茯苓、泽泻、山茱萸、熟地黄、炒山药、牡丹皮、肉桂、鹿茸、五味子。主治肾脏虚弱、面色黧黑、足冷足肿、耳鸣耳聋,肢体赢瘦、足膝软弱、小便不利及腰脊疼痛。

宋代严用和《济生方·卷四·水肿》加味肾气丸:熟地黄、炒山药、山茱萸、牡丹皮、茯苓、泽泻、制附子、官桂、车前子、川牛膝。主治肾脏虚弱、腰重脚肿、小便不利。(此方清代吴谦《医宗金鉴·卷二十七·删补名医方论》名资生肾气丸)

宋代严用和《济生方·消渴门·消渴论治》加减肾气丸:山茱萸、白茯苓、牡丹皮、熟地黄、泽泻、鹿角、沉香、山药、五味子、官桂。主治劳伤肾经,肾水不足,心火自用,口舌焦干,多渴而利,精神恍惚,面赤心烦,腰痛脚弱,肢体赢瘦,不能起止。

金代刘完素《黄帝素问宣明论方·卷二·诸证门》地黄饮子：熟干地黄、巴戟天、山茱萸、石斛、肉苁蓉、制附子、五味子、官桂、白茯苓、麦门冬、菖蒲、远志。主治瘖痱，虚弱厥逆，语声不出，足废不用。

金代李杲《兰室秘藏·卷上·眼耳鼻门》益阴肾气丸：泽泻、茯苓、生地黄、牡丹皮、山茱萸、当归梢、五味子、干山药、柴胡、熟地黄。主治肾脏虚亏，神水宽大，视物初觉昏暗，渐睹空中有黑花，物成二体，久则光不收，及内障神水淡绿色或淡白色。

明代薛己《校注妇人良方大全·卷八·妇人胞转小便不利方论第二》滋肾生肝饮：山药、山茱萸、熟地黄、泽泻、茯苓、牡丹皮、五味子、柴胡、白术、当归、甘草。主治肾虚肝郁，症见月经不调，小便淋沥不利，或两胁胀闷，或小腹作痛等。

明代龚信《古今医鉴·卷九·眼目》明目壮水丸：人参、当归、熟地黄、生地黄、天门冬、麦门冬、石枣、枸杞子、五味子、菟丝子、白茯神、干山药、川牛膝、柏子仁、泽泻、牡丹皮、家菊花、黄柏、知母、白豆蔻。主治肝肾不足，眼目昏暗，常见黑花，多有冷泪。

明代龚廷贤《寿世保元·卷四·吐血》清火滋阴汤：天门冬、麦门冬、生地黄、牡丹皮、赤芍、栀子、黄连、山药、山茱萸、泽泻、赤茯苓、甘草。主治阴虚，先吐血而后见痰者。

明代龚廷贤《寿世保元·卷四·老人》八仙长寿丸：生地黄、山茱萸、山药、茯神、牡丹皮、益智仁、辽五味子、麦门冬。主治年高之人，阴虚筋骨痿弱无力，面无光泽或暗惨，食少痰多，或嗽或喘，或便溺数涩，阳痿，足膝无力，以及形体瘦弱、无力多困、肾气久虚、憔悴寝汗、发热作渴等症。

明代龚廷贤《寿世保元·卷九·外科诸证》加减八味丸：生地黄、山药、桂心、石枣、泽泻、白茯苓、辽五味子、牡丹皮。主治痈疽疮疡痊后及将痊，肾水枯竭，不能上润，以致心火上炎，水火不能既济，心中烦躁，口干渴甚，小便频数；或白浊阳痿，饮食不多，肌肤渐削；或腿肿脚先瘦，口舌生疮不绝。

明代龚廷贤《万病回春·卷五·耳病》滋阴地黄汤：熟地黄、山药、山茱萸、牡丹皮、泽泻、白茯苓、酒黄柏、石菖蒲、酒知母、远志、酒当归、川芎、煨白芍。主治色欲动相火及耳右聋，或大病后耳聋者。

明代龚廷贤《鲁府禁方·卷二·补益》坎离既济丸:熟地黄、生地黄、天门冬、麦门冬、山茱萸、山药、甘枸杞、肉苁蓉、黄柏、知母、当归、白芍药、白茯苓、牡丹皮、泽泻、五味子、拣参、远志。主治虚损证属心血肾水不足者。

明代方广《丹溪心法附余·卷十九·虚损门》三一肾气丸:熟地黄、生地黄、山药、山茱萸、牡丹皮、赤茯苓、白茯苓、泽泻、锁阳、龟板、牛膝、枸杞子、人参、麦门冬、天门冬、知母、黄柏、五味子、肉桂。主治心肾诸脏精血不足,心肾诸脏火淫偏盛。

明代方广《丹溪心法附余·卷十九·虚损门》古巷心肾丸:熟地黄、生地黄、山药、茯神、山茱萸、枸杞子、龟板、牛膝、鹿茸、当归、泽泻、黄柏、辰砂、黄连、生甘草。主治发白无子、惊悸怔忡、遗精盗汗、目暗耳鸣、腰痛足痿、失眠健忘等肾精亏心火亢之证。

明代方广《丹溪心法附余·卷十九·虚损门》八味丸:熟地黄、泽泻、牡丹皮、白茯苓、山茱萸、山药、制附子、桂心。主治肾气虚乏,下元冷惫,脐腹疼痛,夜多漩溺,脚膝缓弱,肢体倦怠,面皮萎黄或黧黑,及虚劳不足,渴欲饮水,腰重疼痛,小腹急痛,小便不利。

明代方广《丹溪心法附余·卷十九·虚损门》八物肾气丸:熟地黄、山茱萸、山药、泽泻、牡丹皮、白茯苓、五味子、肉桂。主治肾气虚弱,齿牙松动,颜面衰老。

明代傅仁宇《审视瑶函·卷五·目昏》明目地黄丸:熟地黄、生地黄、山药、泽泻、山茱萸、牡丹皮、柴胡、茯神、当归身、五味子。主治肾虚目暗不明。

明代傅仁宇《审视瑶函·卷五·妄见》加减八味丸:熟地黄、山药、山茱萸、白茯苓、泽泻、牡丹皮、五味子、肉桂。主治肾水不足,虚火上炎以致目之神光失序,发热作渴,口舌生疮,或牙龈溃烂,咽喉作痛,或形体憔悴,寝汗发热,五脏齐损,火拒上焦等症。

明代孙一奎《赤水玄珠·卷二十六·耳门》滋阴地黄丸:熟地黄、山茱萸、白茯苓、菊花、牡丹皮、何首乌、黄柏。主治肾阴不足,两耳虚鸣,脓汁不干。

明代王肯堂《证治准绳·类方·第一册》大补地黄丸:黄柏、熟地黄、当归、山药、枸杞子、知母、山茱萸、白芍药、生地黄、玄参、肉苁蓉。主治精血枯涸燥热。

明代王肯堂《证治准绳·类方·第八册》加味地黄丸：干山药、山萸肉、牡丹皮、泽泻、白茯苓、熟地黄、生地黄、柴胡、五味子。主治肝肾阴虚疮证，或耳内痒痛出水，或眼昏痰气喘嗽，或作渴发热，小便赤涩等症。（此方清代高鼓峰《四明心法·方论》名抑阴地黄丸）

明代张介宾《景岳全书·卷五十一·新方八阵》滋阴八味丸：山药、丹皮、白茯苓、山茱萸、泽泻、黄柏、熟地黄、知母。主治阴虚火盛、下焦湿热等症。（此方清代江涵暾《笔花医镜·卷二·脏腑证治》、清代顾世澄《疡医大全·卷九·痈疽溃疡门主方》名知柏八味丸，清代吴谦《医宗金鉴·卷二十七·删补名医论》名知柏地黄丸，明代吴昆《医方考·卷五·痿痹》称之为六味地黄丸加黄柏知母方）

明代张介宾《景岳全书·卷五十一·新方八阵》右归饮：熟地黄、山药、山茱萸、枸杞、炙甘草、杜仲、制附子、肉桂。主治命门之阳衰阴盛者。

明代张介宾《景岳全书·卷五十一·新方八阵》右归丸：大怀熟地、山药、山茱萸、枸杞、鹿角胶、菟丝子、杜仲、当归、肉桂、制附子。主治元阳不足，或先天禀弱，或劳伤过度，以致命门火衰，不能生土，而为脾胃虚寒，饮食少进，或呕恶鼓胀，或翻胃噎膈，或怯寒畏冷，或脐腹多痛，或大便不实，泻痢频作，或小水自遗，虚淋寒疝，或寒侵骼骨，而肢节痹痛，或寒在下焦，而水邪浮肿，以及神疲气怯、心跳不宁、四体不收、眼见邪祟、阳衰无子等真阳不足之症。

明代张介宾《景岳全书·卷五十一·新方八阵》大补元煎：人参，山药、熟地黄、杜仲、当归、山茱萸、枸杞、炙甘草。主治男、妇气血大坏、精神失守危急之症。

明代张介宾《景岳全书·卷五十一·新方八阵》归肾丸：熟地黄、山药、山茱萸、茯苓、当归、枸杞、杜仲、菟丝子。主治肾水真阴不足、精衰血少、腰酸脚软、形体憔悴、遗泄阳衰等症。

明代张介宾《景岳全书·卷五十一·新方八阵》当归地黄饮：当归、熟地黄、山药、杜仲、牛膝、山茱萸、炙甘草。主治肾虚腰膝疼痛等症。

明代张介宾《景岳全书·卷五十一·新方八阵》左归饮：熟地黄、山药、枸杞子、炙甘草、茯苓、山茱萸。主治命门之阴衰阳盛者。

明代张介宾《景岳全书·卷五十一·新方八阵》左归丸：大怀熟地、山药、枸杞、山茱萸、川牛膝、菟丝子、鹿角胶、龟板胶。主治真阴肾水不足，不能滋养营卫，渐至衰弱，或虚热往来，自汗盗汗，或神不守舍，血不归原，或虚损伤阴，或遗淋不禁，或气虚昏运，或眼花耳聋，或口燥舌干，或腰酸腿软等精髓内亏、津液枯涸之症。

明代秦景明《症因脉治·卷二·吐血咳血总论》归芍地黄汤：当归、白芍药、生地黄、牡丹皮、茯苓、山药、山茱萸、泽泻。主治外感吐血，脉芤而涩者。

明代秦景明《症因脉治·卷四·疟疾总论》加减地黄汤：熟地黄、牡丹皮、茯苓、山茱萸、山药、泽泻、柴胡、白芍药。主治少阴经疟，三日一发。

明代秦景明《症因脉治·卷三·肿胀总论》纳气丸：熟地黄、山茱萸、泽泻、茯苓、山药、牡丹皮、益智仁。主治气散腹胀，气不归原者。

清代傅山《傅青主女科·产后编上·出汗》八味地黄丸：山茱萸、山药、牡丹皮、茯苓、泽泻、熟地黄、五味子、炙黄芪。主治产后虚脱，汗多不止，手足发冷。

清代傅山《傅青主女科·下卷·妊娠》润燥安胎汤：熟地黄、生地黄、山萸肉、麦门冬、五味子、阿胶、黄芩、益母草。主治妊娠至三四个月，自觉口干舌燥，咽喉微痛，无津以润，以至胎动不安，甚则血流如经水者。

清代傅山《傅青主女科·下卷·产后》转气汤：人参、茯苓、白术、当归、白芍、熟地黄、山茱萸、山药、芡实、补骨脂、柴胡。主治产后四肢浮肿，寒热往来、气喘咳嗽、胸膈不利、口吐酸水、两胁疼痛等症。

清代陈士铎《辨证录·卷十·恼怒门》润肝汤：熟地黄、山茱萸、白芍药、当归、五味子、炒栀子、玄参、牡丹皮。主治多怒怫抑、心烦意躁、至夜口干舌燥、寐少等症属肾水不足者。

清代张璐《张氏医通·卷十五·目门》加减地芝丸：生地黄、天门冬、枸杞子、甘菊、熟地黄、麦门冬、山茱萸、当归身、五味子。主治肾水不足，目能远视，不能近视。

清代张璐《张氏医通·卷十六·祖方》纳气丸：熟地黄、山药、山茱萸、牡丹皮、茯苓、泽泻、沉香、砂仁。主治脾肾皆虚、蒸热咳嗽、倦怠少食等。

清代张璐《张氏医通·卷十六·祖方》加减六味丸：熟地黄、山药、牡丹皮、茯苓、泽泻、葳蕤。主治阴虚咳嗽、吐血骨蒸及童劳晡热、消瘦等症。

清代张璐《张氏医通·卷十六·祖方》河车六味丸:"熟地黄、山茱萸、山药、牡丹皮、茯苓、泽泻、紫河车。"主治禀质素虚,将欲成劳。

清代张璐《张氏医通·卷十六·祖方》都气丸:熟地黄、山药、山茱萸、牡丹皮、茯苓、泽泻、五味子。主治肾水不固,咳嗽精滑。（此方清代董废翁《医宗己任编·西塘感症·感症变病·呃逆》名都气丸）

清代张璐《张氏医通·卷十六·祖方》七味丸:熟地黄、山药、山茱萸、牡丹皮、茯苓、泽泻、桂枝。主治肾虚火不归原,游散在上在外。

清代张璐《张氏医通·卷十六·祖方》香茸八味丸:熟地黄、山药、山茱萸、牡丹皮、茯苓、泽泻、沉香、鹿茸。主治肾与督脉皆虚,头旋眼黑。

清代张璐《张氏医通·卷十六·祖方》清金壮水丸:熟地黄、山药、山茱萸、牡丹皮、茯苓、泽泻、麦门冬、五味子。主治肾脏水亏火旺,蒸热咳嗽。

清代程国彭《医学心悟·卷四·痔疮》加减六味丸:大熟地、大生地、山药、茯苓、丹皮、泽泻、当归、白芍、柏子仁、丹参、龟板、远志。主治痔疮。

清代吴谦《医宗金鉴·卷二十七·删补名医方论》八味地黄丸:熟地黄、山药、山茱萸、白茯苓、丹皮、泽泻、肉桂、制附子。主治命门火衰,不能生土,以致脾胃虚寒,饮食少思,大便不实,或下元衰惫,脐腹疼痛,夜多漩溺等症。（此方原书中亦名桂附地黄丸）

清代吴谦《医宗金鉴·卷九·外科心法要诀》滋肾保元汤:人参、白术、白茯苓、当归身、熟地黄、黄芪、山茱萸、丹皮、杜仲、肉桂、制附子、炙甘草。主治鹳口疽(锐疽),气血虚弱,溃而敛迟者。

清代顾世澄《疡医大全·卷九·痈疽溃疡门主方》七味地黄丸:熟地黄、山药、山茱萸、牡丹皮、茯苓、泽泻、肉桂。主治肾水不足,虚火上炎,发热作渴,口舌生疮,牙龈溃烂,咽喉作痛,或形体憔悴,寝汗发热。

清代顾世澄《疡医大金·卷十六·牙宣门主方》加味地黄汤:大熟地、山萸肉、山药、骨碎补、泽泻、牡丹皮、白茯苓。主治肾火外越,齿龃出血,牙宣之症。

清代顾世澄《疡医大全·卷二十一·大肠痈门主论》加味六味地黄汤:熟地黄、山药、山茱萸、丹皮、泽泻、白茯苓、人参、麦冬、黄芪。主治大肠生痛,小腹痛甚,淋沥不已,精神衰少,饮食无味,面色萎黄,四肢无力,自汗盗汗,夜不得卧。

清代顾世澄《疡医大全·卷三十八·八角虱门主方》芦柏地黄丸:熟地黄、丹皮、白茯苓、山萸肉、怀山药、泽泻、黄柏、芦荟。主治阴虱疮,瘙痒难忍,抓破色红,中含紫点。

清代高鼓锋《四明心法·卷一·二十五方主症》滋肾清肝饮:柴胡、白芍、熟地黄、山药、山茱萸、丹皮、茯苓、泽泻、当归身、酸枣仁、栀子。主治肝血虚,胃脘痛,大便燥结。

清代高鼓锋《四明心法·卷一·二十五方主症》疏肝益肾汤:柴胡、白芍、熟地黄、山药、山萸肉、丹皮、茯苓、泽泻。主治肝血虚,胃脘痛,大便燥结。

清代高鼓峰《四明心法·卷二·方论》滋阴肾气丸:熟地黄、山药、丹皮、归尾、柴胡、生地黄、茯苓、泽泻。主治眼目神水宽大渐散,物二体,久则光不收及内障,神水淡白色。

清代董废翁《医宗己任编·西塘感症·感症本病·养阴法》滋水清肝饮:熟地黄、山药、山茱萸、丹皮、茯苓、泽泻、柴胡、白芍药、山栀子、酸枣仁、当归身。主治燥火生风,发热胁痛,耳聋口干,或热甚而痛,手足头面似觉肿起。

清代董西园《医级·卷八·杂病类方》杞菊地黄丸:枸杞子、菊花,熟地黄、山茱萸、山药、泽泻、牡丹皮、茯苓。主治肝肾不足,眼花歧视,或干涩目痛。

清代沈金鳌《妇科玉尺·卷一·求嗣》温肾丸:熟地黄、山茱萸、巴戟天、当归、菟丝子、鹿茸、益智仁、生地、杜仲、茯神、山药、远志、续断、蛇床子。主治男女无嗣。

清代沈金鳌《妇科玉尺·卷六·妇女杂病》滋阴地黄丸:熟地黄、山茱萸、山药、天冬、麦门冬、生地黄、知母、贝母、当归、香附、茯苓、牡丹皮、泽泻。主治妇女虚劳。

清代沈金鳌《杂病源流犀烛·卷十七·燥病源流》加减地黄丸:熟地黄、山药、山茱萸、丹皮、五味子、百药煎。主治上消,阴亏津伤,舌赤裂,咽如烧,大渴引饮,夜间更甚者。

清代罗国纲《罗氏会约医镜·卷十·论泄泻》温肾汤:"熟地黄、山药、山茱萸、泽泻、茯苓、补骨脂、五味子、菟丝子、肉桂、附子。主治五更及天明泄泻,多年不愈。

清代马培之《马培之外科医案·龟背》加减左归饮:熟地黄、龟板胶、山茱萸、茯苓、山药、菟丝子、鹿角胶。主治真阴不足,不能滋养荣卫,腿腰酸痛。

清代马培之《(马培之外科医案·龟背》加减右归饮:熟地黄、枸杞子、当归、肉桂、杜仲、菟丝子、山茱萸、怀牛膝。主治三阳不足,腰腿冷痛,脊驼足弱。

清代汪蕴谷《杂症会心录·卷下·吐屎》救肾安逆汤:熟地黄、牡丹皮、泽泻、山药、山茱萸、沙参、五谷虫。主治吐屎,久病体虚脉虚者。

清代林佩琴《类证治裁·卷二·虚损》右归饮:人参、白术、山药、枸杞子、杜仲、山茱萸、炙甘草、炮姜、制附子、肉桂、熟地黄。主治肾中真阳虚者。

清代林佩琴《类证治裁·卷二·汗症》益阴汤:地黄、山茱萸、牡丹皮、白芍、麦门冬、五味子、山药、泽泻、地骨皮、莲子、灯心草。主治里虚盗汗有热。

清代林佩琴《类证治裁·卷五·痿证》滋阴大补丸:熟地黄、山药、山茱萸、茯苓、牛膝、杜仲、五味子、巴戟天、小茴香、肉苁蓉、远志、石菖蒲、枸杞子、大枣。主治肝肾阴虚,足热枯萎。

清代何廉臣《重订广温热论·卷二·验方》耳聋左慈丸:熟地黄、山萸肉、淮山药、丹皮、建泽泻、浙茯苓、煅磁石、石菖蒲、北五味。主治温热病后期肾虚精脱之耳鸣耳聋。

清代鲍相璈《验方新编·卷十·小儿科》荆防地黄汤:荆芥、防风、山茱萸、牡丹皮、茯苓、生甘草、熟地黄、山药。主治血虚出痘初起。

清代梁希曾《疬科金书·证治·阴火疬》)加减六味地黄丸:熟地黄、茯苓、枸杞子、山茱萸、泽泻、半夏、牡丹皮、炙甘草、青皮、煅龙骨、煅牡蛎、炒杜仲、白芥子。主治寒痰凝结而致的阴火疬,颈际夹起,大如卵形,坚硬异常,或一边,或二边,或带小核数粒。

清代梁希曾《疬科全书·证治·伤肺疬》加减左归饮:熟地黄、山茱萸、枸杞子、茯苓、陈皮、山药、半夏、三七、炙甘草、郁金。主治内伤而致的伤肺痨。

民国张锡纯《医学衷中参西录·医方·治阴虚劳热方》既济汤:熟地黄、山茱萸、生山药、生龙骨、生牡蛎、茯苓、白芍药、制附子。主治大病后阴阳不相维系,阳欲上脱,或喘逆,或自汗,或目睛上窜,或心动悸;阴欲下脱,或失精,或小便不禁,或大便滑泄等一切阴阳两虚,上热下凉之证。

徐荣斋整理《重订通俗伤寒论·六经方药·清凉剂》(清代俞根初《通俗伤寒论》)龟柏地黄汤:生龟板、白芍药、山药、朱茯神、熟地黄、砂仁、黄柏、牡丹皮、山茱萸、陈皮。主治阴虚阳亢,虚火上炎,颧红骨蒸,梦遗滑精。

《全国中药成药处方集》(上海方)明目地黄丸:熟地黄、茯苓、牡丹皮、泽泻、怀山药、山茱萸、白芍药、白菊花、当归、枸杞子、白蒺藜、石决明。主治肝肾阴虚,目涩怕光,视物模糊,迎风流泪。

《北京市中药成方选集》耳鸣丸:大黄、制山茱萸、茯苓、泽泻、黄连、龙胆草、黄柏、炒栀子、黄芩、当归、炙龟板、熟地黄、山药、炙五味子、芦荟、煅磁石、木香、青黛、麝香。主治肾水不足,肝热上升,耳鸣重听,大便秘结,小便黄赤。

《北京市中药成方选集》归芍地黄丸:熟地黄、山药、山茱萸、丹皮、茯苓、泽泻、白芍、当归。主治肝肾不足,耳痛耳鸣,骨蒸潮热,阴虚自汗。

《北京市中药成方选集》坎离丸:生地黄、山药、泽泻、杜仲炭、炙山茱萸、牡丹皮、茯苓、知母、黄柏。主治肾气亏损,虚火上炎,心血不足,夜不安眠。

综上所述,可以看出,古方金匮肾气丸自问世之后,在中医方剂学发展史上产生了深远的影响。观其大致,其影响约略可概括为如下两个方面:一方面,受该方滋阴药与助阳药并用以求阴中求阳治疗思想的影响,后世医家又分别以各自的临床实践为基础,随之而创造出了许多以填精化气、滋阴涵阳、阴生阳长为立方法则的衍生方剂;另一方面,由于宋代钱乙于其所著《小儿药证直诀》中将肾气丸减桂枝、附子而得六味地黄丸,致使后世医家又在六味地黄丸的基础之上加减变化而生成诸多类生方及衍生方剂。但溯其源头,寻其根底,应该说古方肾气丸与上述诸多方剂的形成之间有着源与流的先后关系。纵观中医方剂学发展演变,找寻肾气丸历史沿革,对于充实丰富中医学虚损病方药证治的研究内容具有十分重要的意义。

二、演变的若干问题及分析

1. 药味改动及比例变化

从肾气丸后世演变方的分析中可以看出,自葛洪、孙思邈始,肾气丸中桂枝已然改作桂心,并增加了剂量,在《太平惠民和剂局方》中改为肉桂,由此彻底改变了肾气丸的功效主治——补益肾气的肾气丸变成了温补肾阳的"八味肾气丸""肾气丸",而此"肾气"非彼"肾气"了。因为,药物是方剂的"骨骼",比例是方剂的"灵魂"。

（1）桂枝与桂心、肉桂

药物的质地、气味的厚薄、取材的部位、采集的时令等对药物的四气五味、升降沉浮及归经及功效影响很大。以历代肾气丸中的桂枝（或肉桂、桂心）即因上述因素,功效归经有极大的差异。关于"桂"的记载最早在《神农本草经》中,记载的只有"菌桂"（实为"筒桂",形近而讹）和"牡桂",无桂枝、肉桂名。（注:张仲景所用桂枝当源于《神农本草经》）李时珍引张元素云:"桂即肉桂,厚而辛烈,去粗皮用,其去内外皮者,即为桂心。"李时珍经考证,提出:"牡桂即木桂也,薄而味淡,去粗皮用其最薄者为桂枝……味辛、甘,气微热,气味俱薄,体轻而上行,浮而升,阳也。"而对于肉桂,陶弘景在《本草经集注》中提出"味甘、辛、大热,有毒""下行,益火之源",从这些论述,桂枝与当时的"牡桂"较相似,肉桂应为当时的"筒桂",二者有别。桂枝取材自枝条,肉桂取材自主干,部位、气味薄厚不同,功效迥别。不可简单地认为牡桂即肉桂,致使桂枝、肉桂随意互换。

（2）制附子

关于肾气丸中的制附子,李时珍引戴原礼云"附子无干姜不热,得甘草则性缓,得桂则补命门",引陶氏别录云制附子"温暖脾胃,除脾湿肾寒,补下焦之阳虚"。从具有代表性的戴、陶两位医家的论述可以看出,至少有很大一部分医家认为制附子可温,可补。由此可理解为何后世医家为增加肾气丸温阳效果而增加制附子的用量。但就制附子是否能"补",又有诸多医家提出了针锋相对的反对意见,如朱丹溪认为制附子在肾气丸中仲景用为"少阴之向导,其补自是地黄,后世因以附子为补,误矣。附子走而不守,取健悍走下之性,以行地黄之滞,可致远"。李时珍亦提出,制附子"辛、温,有大毒","非危病不用,而补药中少加引导,其功甚捷"。制附子善行经络之寒湿,用治风湿痹痛,在肾气丸证,水湿不化致小便不利、少腹拘急伴腰痛时,用少量制附子即起到温煦肾气、气化湿行的疗效。从另一个侧面,也正说明肾气丸并非纯补无泻而为攻补兼施之方。如此,患者属于单纯肾阳不足之证,多量使用制附子是否有益值得商榷。

2. 肾的精气阴阳

肾气丸通过补精化气,调补肾气之阴阳以复肾气。关于阴中求阳、阳中求阴,后世医家多有将肾气丸作为"阴中求阳"的代表方。此说发展自明代著名医家张景岳,张氏提出:"善补阳者,必于阴中求阳,则阳得阴助而生化无穷。"然而欲"求阳"必是阳虚见证,当以补阳为主,主力补阳,佐以少量补阴药物,一来避免温燥伤阴,又可阴阳互补,才能真正"阴中求阳"。这是必须明确的,其实仍不脱方中药物的比例问题,中医不传之秘在于量。

第二节　古代医家方论

肾气丸作为一首较有代表性的名方受到了历代医家的普遍重视,有从理论方面探讨其立方本意者,有从临床方面拓展其治疗应用者,有从辨治心得体悟其方义功效者,有从药性搭配论理其组方奥妙者,其间或取类比象,或引经据典,或寓意哲理,或据证剖析,力求使方义名、功效确切。因此,诸家对于古方肾气丸的阐释及注解有助于深刻领会该方的组方思想,透彻理解该方的构思精神。

赵以德

腰者肾之府。腰痛为肾气之虚寒可知矣。唯虚寒,故少腹拘急,而膀胱之气亦不化也。苟非益火以助真阳、以消阴翳,恐无以生土,而水得泛溢,不至上凌君火不止矣。主以八味,固补益先天之至要者也。(《金匮玉函经二注》)

赵以德

医和云女子,阴物也,晦淫则生内热惑蛊之疾。仲景独称男子,倘亦此意?肾者主水,主志,藏精以施化。若惑女色以丧志,则泄精无度,火扇不已,所主之水,所藏之精无几,水无几,何以敌相火?精无几,何以承君火?二火乌得不炽而为内热惑蛊之疾耶?二火炽则肺金伤;肺金伤,则气燥液竭,内外腠理因之干涩而思饮也。且肾乃胃之关,通调水道,肺病则水不复上归下输;肾病则不复关键,不能调布五经,岂不饮一斗而出一斗乎?用八味丸补肾之精,救其本也。不避桂、附之热,为非辛不能开腠理,致五脏精输之于肾,与其施化四布以润燥也……肾气丸内有桂、附,治消渴恐有水未生而火反盛之患,不思《内经》王注:火自肾起为龙火,当以火逐火,则火可灭;以水治之,则火愈炽。如是,则桂、附亦可从治者矣。(《金匮玉函经二注》)

王　履

张仲景八味丸用泽泻,寇宗奭《本草衍义》云:不过接引桂、附等归就肾经,别无他意,而王海藏匙之。愚谓八味丸以地黄为君,而以余药佐之,非止为补血之剂,盖兼补气也。气者血之母,东垣所谓"阳旺则能生阴血"者,此也。若果专为补肾而入肾经,则地黄、山茱萸、白茯苓、牡丹皮皆肾经之药,固不待夫泽泻之接引而后至也。其附子、官桂,虽非足少阴经本药,然附子乃右肾命门之药,况浮、中、沉无所不至,又为通行诸经引用药;官桂能补下焦相火不足,是亦右肾命门药也。易老亦曰补肾用肉桂,然则桂、附亦不待夫泽泻之接引而后至矣。唯干山药虽独入手太阴经,然其功亦能强阴,且手太阴为足少阴之上源,源既有滋,流岂无益?夫其用地黄为君者,大补血虚不足与补肾也;用诸药佐之者,山药之强阴益气,山茱萸之强阴益精而壮元气,白茯苓之补阳长阴而益气,牡丹皮之泻阴火而治神志不足,泽泻之养五脏,益气力,起阴气而补虚损五劳,桂、附之补下焦火也。由此观之,则余之所谓兼补气者,非臆说也。且泽泻也,虽曰"咸以泻肾",乃泻肾邪,非泻肾之本也,故五苓散用泽泻者,讵非泻肾邪乎? 白茯苓亦伐肾邪,即所以补正耳。是则八味丸之用泽泻者,非他,盖取其泻肾邪,养五脏,益气力,起阴气,补虚损五劳之功而已。寇氏何疑其泻肾,而为接引桂、附等之说乎? 且泽泻固能泻肾,然从于诸补药群众中,虽欲泻之,而力莫能施矣……夫八味丸,盖兼阴火不足者设;六味地黄丸,则惟阴虚者用之也。(《医经溯洄集》)

吴 昆

渴而未消者,此方主之。此即前方六味地黄丸加附子、肉桂也。渴而未消,谓其人多渴,喜得茶饮,不若消渴之求饮无厌也。此为心肾不交,水不足以济火,故令亡液口干。乃是阴无阳而不升,阳无阴而不降,水下火上,不相既济耳! 故用肉桂、附子之辛热壮其少火,用六味地黄丸益其真阴。真阴益,则阳可降;少火壮,则阴自升。故灶底加薪,枯笼蒸溽,槁禾得雨,生意维新。惟明者知之,昧者鲜不以为迂也。昔汉武帝病渴,张仲景为处此方,至圣玄关,今犹可想。

入房太甚,宗筋纵弛,发为阴痿者,此方主之。肾,坎象也。一阳居于二阴为坎,故肾中有命门之火焉。凡人入房甚而阴事作强不已者,水衰而火独治也;阴事柔痿不举者,水衰而火亦败也。丹溪曰:天非此火不足以生万物,人非此火不能以有生,奈之何而可以无火乎? 是方也,附子、肉桂,味厚而辛热,味厚则能入阴,辛热则能益火,故能入少阴而益命门之火;熟地黄、山茱萸,味厚而质润,味厚则能养阴,质润则能壮水,故能滋少阴而壮坎中之水;火欲实,则泽泻、丹皮之咸酸,可以引而泻之;水欲实,则山药、茯苓之甘淡,可以渗而制之。水火得其养,则肾官不弱,命门不败,而作强之官得其职矣。(《医方考》)

赵献可

君子观象于坎,而知肾中具水火之道焉。夫一阳居于二阴为坎,此人生与天地相似也,今人入房盛而阳事易举者,阴虚火动也;阳事先痿者,命门火衰也。真水竭,则隆冬不寒,真火熄,则盛夏不热,是方也,熟地、山萸、丹皮、泽泻、山药、茯苓,皆濡润之品,所以能壮水之主;肉桂、附子,辛润之物,能于水中补火，所以益火之原，水火得其养，则肾气复其天矣。益火之源，以消阴翳，即此方也。盖益脾胃而培万物之母，其利溥矣。（《医贯》）

喻　昌

《金匮》用崔氏八味丸成方，治脚气上入，少腹不仁者。脚气即阴气，少腹不仁，即攻心之渐，故用之以驱逐阴邪也。其虚劳腰痛，少腹拘急，小便不利，则因过劳其肾，阴气逆于小腹，阻遏膀胱之气化，小便自不能通利，故用之以收摄肾气也。其短气有微饮者，饮亦阴类，阻其胸中空旷之阳，自致短气，故用之引饮下出，以安胸中也。乃消渴病，饮水一斗，小便亦一斗，而亦用之者，何耶？此不但肾气不能摄水，反从小便恣出，源泉有竭之势，故急用之以逆折其水，不使顺趋也。夫肾水下趋之消，肾气不上腾之渴，舍此曷此治哉？后人谓八味丸为治消渴之圣药，得其旨矣。（《医门法律》）

汪　昂

治相火不足，虚羸少气，王冰所谓"益火之原，以消阴翳"也，尺脉弱者宜之（李士材曰：肾有两枚，皆属于水，初无水火之别）。《仙经》曰：两肾一般无二样，中间一点是阳精。两肾中间，穴名命门，相火所居也。一阳生于二阴之间，所以成乎坎而位于北也。李时珍曰：命门为藏精系胞之物，其体非脂非肉，白膜裹之，在脊骨第七节，两肾中央，系着于脊，下通二肾，上通心肺，贯脑，为生命之源，相火之主，精气之府，人物皆有之，生人生物，皆由此出，《内经》所谓"七节之旁，中有小心"是也。以相火能代心君行事，故曰"小心"。昂按：男女媾精，皆禀此命火以结胎。人之窍通寿夭，皆根于此，乃先天无形之火，所以主云为而应万事，蒸糟粕而化精微者。无此真阳之火，则神机灭息，生气消亡矣。惟附子、肉桂，能以入肾命之间而补之，故加入六味丸中，为补火之剂。有肾虚火不归经，大热烦渴，目赤唇裂，舌上生刺，喉如烟火，足心如烙，脉洪大无伦，按之微弱者，宜十全大补汤吞八味丸。或问：燥热如此，复投附、桂，不以火济火乎？曰：心包相火附于命门，男以藏精，女以系胞，因嗜欲竭之，火无所附，故厥而上炎；且火从肾出，是水中之火也，火可以水折，水中之火不可以水折，桂、附与火同气而味辛，能开腠理、致津液、通气道，据其窟宅而招之，同气相求，火必下降矣。然则桂、附者，固治相火之正药欤？八味丸用泽泻，寇宗奭谓其接引桂、附，归就肾经。李时珍曰：非接引也，茯苓、泽泻皆取其泻膀胱之邪气也。古人用补药必兼泻邪，邪去则补药得力，一合一辟，此乃玄妙。后世不知此理，专一于补，必致偏胜之害矣。张仲景用此丸治汉武帝消渴，喻嘉言曰：下消之证，饮水一斗，小便亦一斗，故用此以折其水，使不顺趋。夫肾水下趋则消，肾水不上腾则渴，舍此安从治哉。《金匮》又用此方治脚气上入，少腹不仁；又治妇人转胞，小便不利；更其名为肾气丸，盖取收摄肾气归原之义。（《医方集解》）

张志聪

肾气丸，乃上古之圣方，藏之金匮，故名金匮方。夫人秉先天之阴阳水火，而生木火土金之五行。此方滋补先天之精气，而交通于五脏，故名肾气丸……若欲调摄阴阳，存养精气，和平水火，交通五行，益寿延年，神仙不老，必须恒服此金丹矣。元如曰：精生于五脏，而下藏于肾，肾气上升，以化生此精，是以五脏交通，而后精气充足。（《侣山堂类辩》）

程云来

腰者，肾之外候，肾虚则腰痛。肾与膀胱为表里，不得三焦之阳气以决渎，则小便不利，而少腹拘急矣，与是方益肾间之气，气强则便溺行，而小腹拘急亦愈矣。（《金匮要略直解》）

吴　谦

柯琴曰命门之火，乃水中之阳。夫水体本静，而川流不息者，气之动、火之用也，非指有形者言也。然火少则生气，火壮则食气，故火不可亢，亦不可衰。所云火生土者，即肾家之少火，游行其间，以息相吹耳。若命门火衰，少火几于熄矣。欲暖脾胃之阳，必先温命门之火，此肾气丸纳桂、附于滋阴剂中十倍之一，意不在补火，而在微微生火，即生肾气也。故不曰温肾，而名肾气。斯知肾以气为主，肾得气而土自生也。且形不足者，温之以气，则脾胃因虚寒而致病者固瘥，即虚火不归其原者，亦纳之而归封蛰之本矣。（《医宗金鉴·删补名医方论》）

吴　谦

李彣曰，方名肾气丸者，气属阳，补肾中真阳之气也。内具六味丸，壮肾水以滋小便之源,附、桂益命门,火以化膀胱之气,则熏蒸津液,水道以通,而小便自利。此所以不用五苓散,而用肾气丸也。（《医宗金鉴·订正金匮要略注》）

王子接

肾气丸者,纳气归肾也。地黄、萸肉、山药补足三阴经,泽泻、丹皮、茯苓补足三阳经。脏者,藏精气而不泄,以填塞浊阴为补;腑者,如府库之出入,以通利清阳为补。复以肉桂从少阳纳气归肝,复以附子从太阳纳气归肾……独取名肾气者,虽曰乙癸同源,意尤重于肾也。（《绛雪园古方选注》）

费伯雄

附桂八味,为治命肾虚寒之正药,亦导龙归海之妙法。然虚阳上浮,火无所附者,必于脉象细参,或脉洪大,而重按甚弱;或寸关洪大,而两尺独虚细者宜之。否则抱薪救火,必成燎原之势矣。（《医方论》）

徐大椿

肾脏阳虚不能统湿,而淫溢中外,泌别无权,故浮肿,泄泻,小便短少焉。熟地补肾滋阴,山萸肉涩精秘气,茯苓渗湿和脾,车前利水道,泽泻通溺闭,丹皮凉血利阴血,牛膝下行疏窍道也。俾肾脏阳回则湿不妄行,而蓄泄有权,浮肿、泄泻无不退矣。此补火利水之剂,为肾虚肿泻之方。（《医略六书》）

陈士铎

人有年老遗尿者,不必夜卧而遗也,虽日间不睡而自遗,较前症更重,此命门寒极不能制水也。夫老人孤阳,何至寒极而自遗乎？盖人有偏阴、偏阳之分,阳旺则有阴虚火动之忧,阳衰则有阴冷水沉之患。少年时,过泄其精,水去而火又亏。夫水火必两相制者也,火无水制则火上炎,水无火制则水下泄。老人寒极而遗,正坐水中之无火耳。惟是补老人之火,必须于水中补之,以老人火衰而水亦不能甚旺矣。方用八味地黄汤……八味地黄汤,正水中补火之圣药。水中火旺,则肾中阳气,自能通于小肠之内,下达于膀胱。膀胱得肾之气,能开、能合,一奉令于肾,何敢私自开关,听水之自出乎？气化能出,即气化能闭也。惟是八味汤中,茯苓、泽泻过于利水,老人少似非宜。丹皮清骨中之热,遗尿之病,助热而不可助寒,故皆略减其分量,以制桂、附之横,斟酌得宜,愈见八味汤之妙。然此方但可加减,而不可去留,加

减则奏功,去留则寡效也。(《辨证录》)

罗美

张景岳曰,水肿乃脾、肺、肾三脏之病。盖水为至阴,故其本在肾;水化于气,故其标在肺,水惟畏土,故其制在脾。肺虚则气不化精而化水,脾虚则土不制水而水泛,肾虚则水无所主而妄行,以致肌肉浮肿,气息喘急。病标上及脾、肺,病本皆归于肾。盖肾为胃之关,关不利,故聚水而不能出也。膀胱之津,由气化而出。气者,阳也,阳旺则气化,而水即为精;阳衰则气不化,而精即为水。水不能化,因气之虚,岂非阴中无阳乎? 故治肿者,必先治水,治水者,必先治气。若气不能化,水道所以不通,先天元气亏于下,则后天胃气失其本,由脾及肺,治节不行,此下为胕肿腹大,上为喘呼不得卧,而标本俱病也。惟下焦之真气得行,始能传化;真水得位,始能分清。必峻补命门,使气复其元,则五脏皆安矣。故用地黄、山药、牡丹皮以养阴中之真水;山茱萸、桂、附以化阴中之阳;茯苓、泽泻、车前、牛膝以利阴中之滞。能使气化于精,即所以治肺也;补火生土,即所以治脾也;壮水利窍,即所以治肾也。补而不滞,利而不伐,治水诸方,更无出其右者。(《古今名医方论》)

齐秉慧

愚谓八味丸以地黄为君,而以余药佐之,非止为补血之剂,盖兼补气也。若专为补肾而入肾经,则熟地、山萸、茯苓、丹皮皆肾经之药,固不待泽泻之接引而后至也。其附子乃右命门之药,浮中沉无所不至,又为通行诸经引用之药。肉桂能补下焦相火不足,是亦右肾命门药也。然则桂、附亦不待夫泽泻之接引而后至矣。则泽泻虽曰咸以泻之,乃泻肾邪,非泻肾之本也,故五苓散中用之。白茯苓亦泻肾邪之品也。八味用泽泻者,非但为引经泻邪,盖取其攻邪即以补正,能养五脏,益气力,起阴气,补虚损五劳之功。(《齐氏医案》)

张璐

《金匮》八味肾气丸治虚劳不足,水火不交,下元亏损之首方。专用附、桂蒸发津气于上,地黄滋培阴血于下,萸肉涩肝肾之精,山药补黄庭之气,丹皮散不归经之血,茯苓守五脏之气,泽泻通膀胱之气化原。夫此方《金匮》本诸崔氏,而《千金》又本诸南阳,心心相印,世世相承,洵为资生之至宝,固本之神丹,阴阳水火各得其平,而无偏胜之虑也。(《千金方衍义》)

魏荔彤

肾气丸,以附、桂入六味滋肾药中,益火之源以烘暖中焦之阳,使胃利于消而脾快于运,不治水而饮自无能留伏之患。是治痰饮,以升胃阳、燥脾湿为第一义,而于命门加火,又为第一义之先务也。(《金匮要略方论本义》)

高鼓峰

此方主治在化元,取润下之性,补下治下制以急。茯苓、泽泻之渗泻,正所以急之使直达于下也。肾阴失守,炀燎于上,欲纳之复归于宅,非借降泄之势,不能收摄宁静。故用茯苓之淡泄,以降阴中之阳;用泽泻之咸泻,以降阴中之阴,犹之补中益气汤用柴胡以升阳中之阴,用升麻以升阳中之阳也。升降者,天地之气交,知仲景之茯苓、泽泻,即东垣之升麻、柴胡,则可与言立方之旨矣。(《医宗己任编》)

唐宗海

肾为水脏,而其中一点真阳,便是呼吸之母。水足阳秘,则呼吸细而津液调。如真阳不秘,水泛火逆,则用苓、泽以行水饮,用地、萸以滋水阴,用淮药入脾,以输水于肾,用丹皮入心,以清火安肾,得六味以滋肾,而肾水足矣。然水中一点真阳,又恐其不能生化也,故用附子、肉桂以补之。(《血证论》)

张山雷

仲师八味,全为肾气不充,不能鼓舞真阳,而小水不利者设法。故以桂、附温煦肾阳,地黄滋养阴液,萸肉收摄耗散,而即以丹皮泄导湿热,茯苓、泽泻渗利膀胱,其用山药者,实脾以堤水也。立方大旨,无一味不从利水着想。方名肾气,所重者在一气字。故桂、附极轻,不过借其和熙,吹嘘肾中真阳,使溺道得以畅遂。(《小儿药证直诀笺正》)

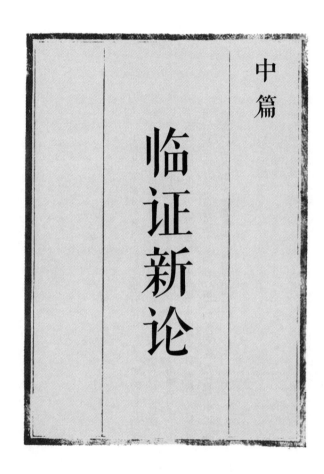

中篇

临证新论

本篇从三个部分对肾气丸的临证进行论述：第一章临证概论对古代和现代的临证运用情况进行了梳理；第二章介绍经方的临证思维，从临证要点、与类方的鉴别要点、临证思路与加减、临证应用调护与预后等方面进行展开论述；第三章为临床各论，从内科、外科、妇科、儿科等方面，以临床研究和医案精选为基础进行细致的解读，充分体现了中医「异病同治」的思想，为读者提供广阔的应用范围。

第一章 肾气丸临证概论

第一节 古代临证回顾

肾气丸在《金匮要略》中凡五用:治脚气入腹、虚劳腰痛、短气有微饮、男子消渴和妇人转胞。上述病症虽各不相同,然究其病机则一,均可用未济卦释之。该卦坎下离上。离者,火也;坎者,水也。火性炎上,水性润下。今火上水下,水火不能相交,是为未济。在人身,心为离属火,肾为坎属水,水火不交即心肾不交。

未济一卦,坎下离上,即火在上,水在下,以烹饪来说则食物不能熟,以救火来说则火不能灭,故象征心火肾水不相交济之象。而造成心肾不交的原因在于肾之阴阳俱不足。阴无阳而不升,水不足以济火,则病消渴,烦热不得卧。阳无阴而不降,火不足以温水,则见水肿脚气,小便不利或短气有微饮诸证。故《千金方衍义》认为本方为"治虚劳不足,水火不交,下元亏损之首方"。

《摄生众妙方》则曰本方"阴阳双补"。本方张仲景冠之以肾气丸,不曰补肾,而曰肾气,其义深刻。盖气即为易学之关键,也是中医学的根本。人之一身,不外乎一气之旋转。肾位居下,为黄泉之分,于象为水,于卦为坎。坎卦外阴内阳,一阳陷于二阴之中,恰似阳气藏于黄泉之中,暖暖而生辉,是阴平阳秘之象。故古人以肾为水火之宅,元气之根,精气之海,生死之窦。肾气强则高下相召,水火既济,金木和谐,升降不息,斡旋脾土,灌溉四旁。肾气常盛不衰,则康泰健壮,生命常驻。所谓"神与形俱,度百岁乃去",祛病延年两得之。所以肾气丸实为一首着眼于肾,放眼全方位的千古名方。

肾气丸方药组成:地黄八两,山茱萸、山药各四两,泽泻、牡丹皮、茯苓各三两,桂枝、制附子各一两。纵观全方,以小剂温阳药置于十倍之滋阴剂之中,恰似坎卦一阳交藏于两阴受之中,取象于火涵水中,藏而不露。又以山药厚其土以藏之,山茱萸敛其气以秘之,泽泻、牡丹皮、茯苓引亢火以归之。如此则肾复其封蛰之职,水中之火,不亢不衰,缓缓蒸腾,温养五脏六腑,四肢百骸,成水火既济之象。乾坤天地交,后天坎体成方中用地黄八两滋阴补肾。八为先天坤数。地黄享甘寒之性,制熟地黄味更厚,《黄帝内经》曰:味厚为阴中之阴。而坤为纯阴之体,故地黄乃坤药。先天坤位正当北方,与后天坎位同,可见坎实源于坤。坎卦二阴一阳,以阴为体,阳为用。其阴体即为坤体所化。仲师重用地黄八两,意在取坤体以化坎体也。然坤体纯阴,凝而不流,其象如履霜坚冰。冰必得日光方可化而为水。干为天,为阳。唯有乾坤相交,则干得坤阴而成离,坤得乾阳方成坎。如《理虚元鉴》所云:盖阴阳者,天地之二气,为先天震卦之数。震木归肝。震之为卦,一阳二阴,厥阴之体,少阳之用。山茱萸味酸、山药味甘,二者合用,酸甘化阴,以养厥阴之体。山药还能益中州,复其升降之职,以防土奎木郁。而张锡纯谓山茱萸能收敛元气,振作精神,固涩滑脱,并且收敛之中兼具调畅之性,与少阳之性相合,用之能大补肝中生阳之气,以助少阳之用。少阳之气,至春始动,阳气动则冻解水释,阴化气腾,肾水之上济于心,亦赖此气之吸引。何梦瑶《医碥》云:“肾水上升,由肝木之汲引,地道左旋而上于天也。”万物得此之力而振生机,脏腑十二经之气化得此始能调畅而不病。周学海《读医随笔·卷四·平肝者舒肝也非伐肝也》谓:“凡脏腑十二经之气化,皆必借肝胆之气化以鼓舞之,始能调畅而不病。”皆言此也,肾将水火之用附于肝胆,借少阳疏泄气化之职,而运敷和之德。故奉此少阳生气,可司水火之职。水升火降,坎离既济人体肾气左旋上升,由肝而至心。阳气上升至心而盛,阳盛即是火。离卦属火应心,而盛极必衰,升已必降。“心火下降,由肺金之敛抑,天道右旋而入于地也”(何梦瑶《医碥》)。方中牡丹皮、茯苓、泽泻之属皆取火数(三两),旨在肃肺降火。牡丹皮味辛气寒,得金味以散心肝之郁热,以免木火刑金之虞,以助金气之降;又享水寒之气而入肾,善导心火下交于肾;泽泻能使在上之水,倾泻而下,是谓"天气下为雨"。肺为水之上源,泻水即是泻肺,泻肺则火自降。故《药品化义》谓其能"清润肺气,通调水道,下输膀胱"。茯苓善渗土中湿热,土生金,土清则金肃。张锡纯云本药"虽为渗利之品,实能培土生金,有益于脾胃及肺"。即言此也,又"善敛心气之浮越",能令炎上之心火下伏而调达于肾。如此诸药相伍,则水升火降,心肾相交,坎离既济矣。

肾气丸,药虽仅8味,但组方用药精妙,内容博大精深,囊括乾坤天地之道,阴阳气血升降之机,脏腑气化之理,五行制化之妙。倘能潜心揣摩,认真体会,明了其中滋味,则医道思过半矣。正因为本方内涵丰富,疗效确切,其临床应用范围日益扩大。凡肾之阴阳不足,水火不交诸症均可选用。

第二节 现代临证概述

一、肾气丸新解

(一)现行教材对肾气丸之误解

《金匮要略·血痹虚劳病脉证并治第六》第15条云:"虚劳腰痛,少腹拘急,小便不利者,八味肾气丸主之。"《金匮要略讲义》在释义中云"本条论述肾阳不足的虚劳证治",而用肾气丸之意在于温补肾阳,以助气化。然在辨证分析中又云"肾阳虚则腰痛;肾气不足,则膀胱气化不利,故少腹拘急,小便不利",忽言肾阳,忽言肾气,此方究竟是补肾气还是补肾阳,治疗的证型到底是肾气虚还是肾阳虚?书中解释晦涩难明。而新世纪全国高等中医药院校规划教材《金匮要略》(简称《金匮要略》七版教材)虽将病机纠正为"肾气虚",在方义分析中也明确了"用八味肾气丸益气补肾"的功效,但在言及桂枝及肉桂区别时又云用肉桂意在引火归原,针对命门火衰、虚火上浮、真阳亏损等,对张仲景配用少许肉桂、附子,以"少火生气"一言代之,对肾气丸用大量补阴药和少量补阳药的方义尚未做出较透彻的分析,故未能体现仲景制方之妙的医圣风范。而《方剂学》七版教材更是把肾气丸放在补肾阳的方剂中，明言肾气丸主治肾阳不足诸症，而用肉桂、附子意在"阴中求阳"，以致后世临床把肾气丸作为治疗肾阳虚的方剂在广泛使用，完全违背了张仲景制肾气丸，并冠名为"肾气丸"的本意。

（二）肾气丸乃张仲景补肾气之方，而非补肾阳之方

要明确上述问题，首先当明肾气与肾阳之区别。虽然气属阳，而在言及肾之气时常云"阳气"，但实际肾气与肾阳是有区别的。肾气的作用重在助膀胱之气化，固纳收涩小便，故肾气虚是以小便余沥不尽、小便频繁失禁等小便不利的现象为主，伴腰膝酸软、耳鸣、舌质淡红、苔薄白、脉沉弱(尺脉尤明显)。而肾阳之作用重在温煦，故肾阳虚以小便清长、夜尿频多为主症，伴腰膝冷痛，四肢冷，得温则减，耳鸣，舌质淡嫩，舌体胖，边有齿痕，苔薄白或白润，脉沉迟无力。既然肾气虚和肾阳虚所致病症各有差异，因此治法、方药也就各不相同，然放眼中药领域，真正专门补肾气的药物几乎没有，基本以补肾阳的药物为主，那么如何体现补肾气呢？这就是张仲景制肾气丸的高明之处，试想，肾气的化生需要什么条件？正如水要化生为水蒸气需要水与火一样，肾气的化生当然既需要肾中阴液，也有赖于肾中之阳，且要使肾气源源不断地化生，肾中阴液必须充足，所以仲景重用三味补肾阴、益精血的药物(干地黄八两、山药四两、山茱萸四两)以滋肾阴，助生气之源；而肾中之阳虽必不可少，但不可过盛，因若火过盛则会炙烤肾阴，使肾阴干涸而无以生气，所以用少量补肾阳的药物(制附子一两、桂枝一两)以助少火，使肾阳可以温煦蒸腾肾阴，使肾阴转化为肾气，以此达到补肾气、助气化的目的。正如柯琴所谓："此肾气丸纳桂、附于滋阴剂中十倍之一，意不在补火，而在微微生火，即生肾气也。"如此才能真正体现《黄帝内经》云"少火生气"而不谓"少火生阳"之意。

（三）肾气丸并非"阴中求阳"之代表方

明确了肾气丸功在补肾气、助气化，乃张仲景用治肾气虚的方剂这一思想后，则可纠正后世将肾气丸作为"阴中求阳"的方剂理解的谬误，让后世学者真正理解"阴中求阳""阳中求阴"的含义。如不能明确肾气丸非阴中求阳

的代表方,则将与张景岳之意混淆不清,无法于临床中很好地运用张景岳的这一学术理论。因为后世张景岳体现"阴中求阳"思想的方剂乃右归丸,而仔细探究右归丸,不难发现,右归丸中乃使用大量补阳药,少量补阴药来达到"阴中求阳"的目的;而若将肾气丸也作为"阴中求阳"的方剂,肾气丸中又是用大量补阴药,少量补阳药,如此则会让后学者难以理解究竟是使用大量补阴药、少量补阳药来达到"阴中求阳"的目的,还是用大量补阳药、少量补阴药来达到"阴中求阳"的目的呢? 如此则会影响临床上很好地运用这一学术思想。要弄清这个问题,必须首先理清何谓"阴中求阳"? 既为"求阳",当然针对的是阳虚病症,既然阳虚,就当主力补阳,而不该主力补阴,因为若为阳虚,则易生内寒,阳虚内寒再重用补阴药之滋腻,则易壅遏阳气,加重病情;而若主以补阳为主,佐以补阴,则才能体现"治病求本""阴阳互根"的思想。因此"阴中求阳"是指针对阳虚病症,用大量的补阳药,佐以少量补阴药进行治疗的一种治法,正如张景岳所言:"善补阳者,必于阴中求阳,阳得阴助则化生无穷。"后世张景岳正是发现使用仲景之肾气丸治疗真正肾阳虚的患者难有良效,才另制右归丸重用补阳药来达到补肾阳的目的,又根据《黄帝内经》"阴阳互根""阳生阴长"的理论指导,佐加少量补阴药达到阴中求阳的目的,且又可避免纯阳辛燥伤阴的弊端,因此可以说张景岳"阴中求阳"的学术思想是受到了张仲景的启发。

(四)肾气丸也可补肾阳

前才言及肾气丸乃补肾气的方剂,非补肾阳的方剂,此又言肾气丸可以补肾阳,是否前后矛盾呢? 其实不然,"中医不传之秘在于量",一个方剂由于方中药物剂量的变化则会导致方剂主治、功效发生变化,而张仲景作为一代医圣,将此更是运用得炉火纯青,如厚朴三物汤、厚朴大黄汤、小承气汤均用大黄、厚朴、枳实这三味药,但由于药物剂量不同,则治法、主证大相径庭,厚朴三物汤主治气滞偏重的腹满病症,厚朴大黄汤主治饮热交结成实之痰饮病症,而小承气汤则用治燥屎内结之阳明腑实病症。作为后世研习张仲景学说者,更该学习张仲景灵活变方的思维,通过灵活加减,将相同的药物通过不同的药物剂量组合,运用于不同的病症,如此才更能体现中医"辨证论治""异病同治"的特色。就肾气丸而言,如若将桂枝、制附子用量增加,将干地黄、山药、山茱萸用量减轻,或再加上温补肾阳的药物,则可将肾气丸由补肾气转变为补肾阳,而用于治疗肾阳虚病症。但此时方名就不该再叫"肾气丸",而该改作"肾阳丸"了。

二、单方妙用

◎案

姜某,女,15岁。1975年11月1日初诊。患者于1年前因高热住院,按风湿热、急性肾炎治疗,随后又行扁桃体摘除术。但未能控制发热,一直间断高热不退。后曾在西安某医院住院治疗,住院期间经心电图、肝功能、肾功能等检查均属正常,尿抗酸菌培养阴性,狼疮细胞(-),多次化验尿蛋白(++),白细胞及颗粒管型(+)。最后确诊为隐匿型慢性肾炎,应用环磷酰胺、倍他米松以及中药治疗3月余,减轻出院。但回来后仍间断发热而求诊中医。近3天来发热不退,T 39℃左右,颜面潮红,口干不喜饮,神倦乏力,大便自如,小便清长,下肢不肿发凉。其脉沉细而弱,两尺如丝,舌苔薄白。中医诊断为发热。辨证为真寒假热。宜从反治。方用肾气丸加味。

处方:制附子9g(先煎),肉桂6g,熟地黄12g,茯苓15g,牡丹皮9g,泽泻12g,炒山药15g,山茱萸12g,牛膝12g,白芍9g,五味子9g,生牡蛎24g。3剂,每日1剂,水煎服。

二诊:服上药后,已不发热,下肢渐温,继服6剂。

三诊:继服上药6剂后,口略干。

处方:上方去制附子、肉桂,加菟丝子12g、淫羊藿12g、巴戟天9g、肉苁蓉8g,共服30余剂,再未复发,终以益肾健脾而告愈。

◎案

周某,男。半年前患紫癜性肾炎,经用泼尼松每日40mg,持续55天病情好转,但出现精神异常,神经科诊断为"激素诱发精神症状",经用地西泮等药及针刺治疗无效,被迫将泼尼松逐步减至每日15mg,精神异常减轻,但高度浮肿,加用呋塞米、吲哚美辛效果不满意。复将泼尼松增至每日35mg,精神症状又出现,故邀中医协助治疗。症见:坐立不安,抱足痛泣,怀疑医生要分割其躯体,不寐或寐中惊叫,健忘,面色㿠白,发少质柔,腰疲膝软,四肢颤抖,难以持筷,尿频且多,浮肿不显,舌苔薄白而滑,质偏淡,尺脉细弱。小便常规:红细胞(++),蛋白(+~++),BP(140~150)/(110~118)mmHg(1mmHg=0.133kPa)。肾气不足,则志气衰,不能上通于脑,故疑虑善忘。中医诊断为郁证。辨证为肾气不足。治以补肾为主。方用肾气丸,佐以宁心镇惊之品。

处方:生地黄15g,山药10g,山茱萸10g,牡丹皮9g,茯苓9g,泽泻9g,桂枝5g,制附子5g,磁石20g(先煎),煅龙骨、煅牡蛎各25g(先煎)。6剂,每日1剂,水煎服。

二诊:服上药6剂后,夜能入睡4小时左右,啼哭未作,疑虑之状明显改善,再服14剂,诸症消失,尿常规正常,BP 140/98mmHg。至此泼尼松逐步减量,转以中成药肾气丸每日12g,分2次服。连服60天,泼尼松减至每日5mg,患者一切如常,带药出院。

◎案

张某,男。2个月前患疱疹样天疱疮,经服泼尼松每日60mg,2个月后病情控制,唯头目眩晕难忍,血压偏高,曾服复方降压片、罗布麻片等无效。后将泼尼松减量,头眩随之好转,但旧病发作,将泼尼松用量恢复至每日60mg后原病治愈,然眩晕又作,故请中医同治。症见:头目昏眩,如坐车行舟,天旋物倾,起则欲仆,不能行走,伴神萎,健忘耳鸣,腰膝酸软,食少,两足略肿,舌苔薄白,脉细无力,两尺难寻。中医诊断为眩晕。辨证为肾气不足,髓海空虚,不能上充于脑。治以补益肝肾。方用肾气丸加味。

处方:生地黄15g,山药15g,山茱萸15g,茯苓8g,泽泻6g,牡丹皮8g,桂枝4g,制附子4g,陈皮6g,冬瓜皮30g,炙黄芪30g。7剂,每日1剂,水煎服。

二诊:服上药7剂后,足肿先消,腰酸头昏稍轻,血压略有下降(168/108mmHg)。继以原方去冬瓜皮,加党参10g,连服15剂,昏眩大减,行走自如,血压渐降(152/104mmHg),舌苔薄。原方又进55剂,诸症皆除(血压降至138/94mmHg)。此时泼尼松逐步减至每日15mg,疱疹样天疱疮的症状未见,续用上方去黄芪、党参,40剂,泼尼松减为每日5mg,临床症状消失,血压正常(132/85mmHg),转以肾气丸每日10g分2次服,以巩固疗效。

三、多方合用

本方在临床中应用广泛，常与其他经方、后世方合方应用。与经方合方举例如下：

本方合真武汤加减治疗治疗以畏寒肢冷，倦怠乏力，气短懒言，食少纳呆，腰酸膝软为主证的脾肾阳虚型慢性肾衰竭。

本方合玉屏风散治疗咳嗽变异性哮喘疗效显著，对肺通气功能改善有确切疗效；治疗慢性肺源性心脏病失代偿期恶风怕冷、形寒背冷、脉象沉迟，甚至出现牢脉等阳虚型。

本方合参蛤散治疗小儿肾不纳气型咳嗽变异性哮喘疗效好，可明显改善患儿肺功能，有效缓解症状同时避免典型哮喘的转变。

本方合并逍遥丸治疗以眼睑颜面及躯干四肢轻中度浮肿，时发时消，时轻时重，常因劳累、精神郁怒及经期加重为主要临床表现的特发性水肿。

本方合逍遥散加减治疗以尿频尿急尿痛等症状，但多次检查均无真性细菌尿，每遇劳累或心情不畅则病情加重，病势缠绵，反复发作的肝郁肾虚为主的女性非感染性尿道综合征。

本方合四君子汤治疗早期糖尿病性肾病蛋白尿。

本方合六君子汤治疗心肺气虚，痰浊壅肺，水气凌心，脾不制水，肾失蒸化，水邪泛滥之肺心病危重症。

本方合六君子汤治疗肾脏病腹膜透析相关营养不良。

本方合参苓白术散为主治疗痛风性肾痛病。

本方合萆薢渗湿汤治疗以尿次稍多，排尿时尿道内有烧灼感及尿不尽感，或有骶部、会阴、下腹部、腹股沟区、尿道或睾丸不适或胀痛，有时合并虹膜炎、关节炎或神经炎，可有性功能紊乱，如性欲减退、早泄、遗精等主要临床表现的慢性前列腺炎。

本方合五苓散联合西药人血白蛋白、注射用还原型谷胱甘肽治疗肝硬化腹水，还可治疗尿崩症。

本方合补阳还五汤治疗中风后神经性膀胱炎，取得满意疗效。

本方合麻子仁丸治疗以大便4~5天甚或1周以上1次,努责也不能畅通排大便,伴肛门及尾骶部坠胀不适、腹部胀满、形寒肢冷、腰膝酸痛、下肢软弱无力、小便不利或小便频数,舌质淡苔白润,脉沉迟等主要表现的老年便秘,取得良好疗效。

本方合血塞通治疗以肢体出现感觉和运动神经病变表现,如沉重无力、麻木束缚感、自发性疼痛等,深浅感觉明显减退、腱反射减弱或消失,及除外其他原因所致的周围神经病变为主要病变的糖尿病末梢神经病变。

本方合复方血栓通胶囊治疗以膝酸痛,畏寒肢冷或倦怠乏力,气短懒言,口干口渴,或口中黏腻,颜面及下肢轻度浮肿,夜尿多,手足麻木、舌下静脉曲张、皮下瘀血,舌质紫暗或有瘀斑瘀点,舌苔黄腻,脉沉涩或沉弱为主要临床症状的早期糖尿病肾病。

本方合六味地黄丸加味治疗以难以入睡,睡后易醒、醒后难以再入睡,睡眠不深,头胀头晕,记忆力减退等症状;脑电图、颅脑CT检查排除其他颅内病变等表现的顽固性失眠。

本方合缩泉丸治疗以咳嗽、打喷嚏、大笑,或体位改变,或提举重物、登高等活动时,引起腹腔内压力突然增加,使患者出现不自主的尿液外溢为主要症状的女性中老年张力性尿失禁。

本方合缩泉丸治疗以尿频尿急、小便不利、乏力倦怠、腰膝酸软,舌淡苔白、脉细为主要临床证候表现的膀胱频动症(又称膀胱过度活动症或尿道综合征),获得较满意疗效。

本方合补中益气汤治疗以小便频数,时时欲溲,且无尿急、尿痛,尿常规无异常的尿频,包括儿童和成年人。

本方合补中益气丸、灸贴法治疗四肢关节扭伤后肿胀不消,包括手部关节,腕关节,肘关节,足部关节,踝关节,膝关节;肿胀一直不消失或时愈时发者,疗效满意。

本方合补中益气汤及开塞露治疗以产妇产后6小时膀胱胀满而不能自解小便,或产后数天小便不能解尽,测残余尿≥100ml者为主要临床症状的产后尿潴留。

本方合泽泻汤治疗以眩晕,如坐舟车,视物旋转,不能站立,左侧耳鸣,听力减退,胸脘痞闷,恶心呕吐,动则眩晕呕吐更甚,闭目呻吟,腰痛肢冷,小便不利,下肢浮肿。面色苍白,舌淡而胖,苔白厚腻,脉沉细为主要临床证候的内耳眩晕病。

本方合血脂康胶囊治疗以畏寒肢冷、眩晕、倦怠乏力、便溏为主症,以食少、脘腹作胀、面肢浮肿、舌淡质嫩、苔白、脉沉细为次症,证属脾肾阳虚型的老年高脂血症。

本方合抵当汤加减治疗糖尿病脑梗死证属阴虚血瘀者。本方合《金匮要略》人参汤加减治疗克罗恩病。

本方合黄芪刘寄奴治疗前列腺肥大引起癃闭证属肾阳不足之证。

本方合针刺治疗肾虚痰瘀型多囊卵巢综合征。

本方合三金片、抗生素治疗老年慢性前列腺炎。

本方合腹针治疗肾虚型神经源性膀胱炎。

本方合透明质酸钠治疗肝肾亏虚型膝关节骨性关节炎病。

本方合归脾丸通过滋补肝肾、通阳化气、健脾利水、益气安神治疗非酒精性脂肪性肝病。

本方合替硝唑治疗以全身可伴乏力、腰酸、腿软、耳鸣、脱发、夜尿频多、平素怕冷、阳痿、月经不调、舌质淡苔少、脉沉细迟弱等为主要证候的肾气亏损型牙周病。

本方合奥美拉唑治疗老年性反流性胃食管炎。

本方合硝苯地平控释片治疗以眩晕、头痛、腰酸、膝软、畏寒肢冷为主症,以耳鸣、心悸、气短、夜尿频、舌淡苔白、脉沉细弱为次症的老年脾肾阳虚型高血压。

本方合防己黄芪汤、别嘌醇片治疗慢性尿酸性肾病。

本方合二甲双胍治疗老年 2 型糖尿病,能够将患者的血糖控制在正常范围,降低心脑血管疾病发生率。

本方合清肺调血汤联合西药沙美特罗替卡松粉(250μg:60 吸),1 吸/次,1~2 次/天,治疗以咳嗽气短,咳痰清稀,偶有咯血,神疲乏力,自汗盗汗,或食少腹胀,便溏;舌质红,苔薄,脉弱而数为主要临床证候的慢性阻塞性肺疾病稳定期。

本方合苓桂术甘汤治疗以主症为咳嗽、咳痰色白质稀量多、喘促,次症为胸闷气短、神疲乏力、自汗及畏寒肢冷等以肾阳虚为临床证候的慢性阻塞性肺疾病,临床效果显著,推荐在临床上应用。

本方合诺迪康胶囊治疗慢性心力衰竭,可提高疗效,其机制可能与抑制神经内分泌和细胞因子的过度激活、降低炎症反应有关。

本方合止痛化症胶囊治疗慢性盆腔炎,具有很好的临床效果。

本方合通心络胶囊、白带丸治疗慢性盆腔炎,疗效确切,值得推广应用。

本方合五子衍宗丸对动物生精具有较强的、明确的促进生精功能恢复的作用。

本方合当归鸡血藤汤加减外洗治疗跟痛症,疗效确切,值得推广应用。

本方合汞撒利治疗疑难晚期血吸虫病腹水,疗效确切。

四、治法优化

（一）治法优化的方法

1. 辨证立法

辨证是确立治疗法则或治病方法的前提,肾气丸体现了异病同治的辨证思想。因肾虚不能温养肾之经脉,故腰痛,气化功能减退不能化气行水,故小便不利,蒸化减弱,津液停聚,故上泛为痰,水湿下注则为脚气,肾中阴阳俱虚则成消渴。所以确定病位在肾,病性为肾气亏虚,故立温补肾中阳气一法。然而张仲景又独出心裁,补阳则于阴中求阳,补气则从阴中生气,故后世医家张景岳赞曰"善补阳者必于阴中求阳,阳得阴助而生化无穷",可见辨证立法是治法优化的核心。

2. 常变宜机

立法用药关键在于紧扣病机,知常达变,肾气丸始终围绕肾气不足这一机制,熔补、泻、温、化四法于一炉,既补肾气,又助气化,后世医家以此为基础,随证进行动态变化,治疗肾虚诸病。若肾阴不足则去附桂,为六味地黄丸(钱乙《小儿药证直诀》),成为滋补肾阴的祖方,主治肾阴不足,虚火上炎的证候。肾阳不温则去泽泻加杜仲、枸杞子则为右归饮(张景岳《景岳全书》),变为专门补火之剂,主治一切命门火衰之证。肾虚不能化气行水,加车前子、牛膝为(济生)肾气丸(严用和《济生方》),令其利水之功加强,主治脾肾阳虚之水肿等症。由是观之,治法优化不能离开病机,必须以病机为中心,常变宜机而立法、组方、用药,方能有的放矢。

3. 整体平调

人的生命现象与疾病现象都在不停地变化,"夫物之生从于化,物之极从于变,变化相薄,成败之所由也"(《黄帝内经》)。因此治法优化必须从整体观出发,从变化中求平衡。从肾气丸的用量比例来看,补、泻、温之比为2.6:1.3:1。其首先考虑阴阳协调,五脏相关。因肾之于肝,同属于下焦,精血相生,乙癸同源,肾之于脾,一为先天之根,一为后天之本,先天资后天,后天养先天,所以主用熟地黄补肾;次用山茱萸、山药,既助熟地黄之填补又兼补肝脾,为防补而不滞,故再配泽泻泄肾浊,茯苓运脾湿,牡丹皮清肝热;善补阳者则从阴中求阳,故更用少量制附子、肉桂补肾之阳,旨在微微生长少火,化生肾气,合而用之,既协调阴阳,又兼顾脏腑,达到整体平调的目的。

4. 证法统一

辨证与立法是一个统一体。临证时,医者必须根据四诊所获,进行归纳、分析、确定证候,并依证制定相应治法,选方用药,肾气丸治"少腹不仁","腰痛,少腹拘急,小便不利""消渴,小便反多,饮一斗,小便一斗""转胞不得溺""短气"这五种病症,虽其表现不同,而病变均在下焦,肾阳不足,命门火衰,下元虚衰,肾气不化,气化紊乱则一,所以仲景确立补肾为主,泄浊为辅,补泻(2:1)兼施,生化(2.6:1)相助共成温补良剂。

5. 法统方药

方从法出,法随证立,以法统方用药是中医治疗疾病的基本原则,从肾气丸的命名来看,不名温肾,而名肾气,意不在补火,而在生火,正体现了"阴中求阳"的治法,《医宗金鉴》谓其"从阴养其阳,使肾阴摄水,则不直趋下源,肾气上蒸则能生化津液",譬如釜盖,釜虽有水,必釜底有火,盖乃润而不干,故以法名曰"肾气"。后世医家雷少逸深谙仲景之意,其著《时病论》时诸方皆以法名之,如清宣金脏法、金水相生法、两解太阳法、却暑调元法等,旨在随证立法以法统方用药。

（二）治法优化的意义

1. 治病求本

治法优化的首要意义就是治病求本。本者本于阴阳,因人之脏腑气血,天之风寒暑湿,疾病之上下表里,脉之浮沉迟数,药之温平寒热,均可以阴阳括之。《黄帝内经》云:"阴阳者,天地之道也,万物之纲纪,变化之父母,生杀之本始,神明之府也。"故治病必须根据阴阳变化规律,探讨疾病的发生、发展、转归,辨证立法时必须结合阴阳盛衰,消长转化,分析病情,抓住疾病本质,确定最精当的治法,方能提高疗效。肾气丸始终抓住"肾气不足"之本质,审度疾病,凭脉辨证,临床收效良好。

2. 承先启后

肾气丸治法优化具有承先启后的特点。徐灵胎云:"其论病皆本于《内经》,而神明变化之,其用药皆本于《神农本草经》,而融会贯通之,其方则皆上古圣人,历代相传之经方,仲景间有随证加减之法……真乃医方之经也。"它既为中医临床奠定了基础,又促进后世中医学术的发展,至今仍有效地指导着临床实践。如钱乙六味地黄丸,严用和肾气丸、十补丸,张景岳左、右归(丸)饮等名方均导源于此。且后世张璐于本方加肉桂、芦根治血淋;加补骨脂、鹿茸治尿数而多;加人参、鹿茸或巴戟天、肉苁蓉、锁阳、枸杞子治阳痿;合生脉散治呕血。现代学者将本方广泛用于哮喘、肾病、甲状腺功能减退症、前列腺炎、男科诸病属肾气亏虚者,效果显著。

第二章　肾气丸临证思维

第一节　肾气丸临证规律

　　肾气丸出自《金匮要略》,是《金匮要略》中出现次数最多的证,其总体病机为肾精亏耗,肾阳虚衰,温煦与蒸腾气化失职。论述本证的原文共 5 条,分别在"中风历节病""血痹虚劳病""痰饮咳嗽病""消渴病""妇人杂病"等篇章中,出现"腰痛""少腹拘急""小便不利""脚气上入""少腹不仁""短气有微饮""消渴""小便反多,以饮一斗,小便一斗""饮食如故,烦热不得卧而反倚息""不得溺"症状,表明本证在杂病辨证中占有重要地位。

一、古代医家证治规律

　　探讨肾气丸证治规律,发现古代医家用本方治疗 85 种各类病症,频次超过 5 次者,有水肿、泄泻、痰饮、疟疾、消渴、鼓胀、哮喘、痢疾、虚劳、血证、癃闭、痿证、咳嗽、中风、淋证、噎膈;古代医案共出现症状 242 个,频次超过 10 次以上者,有咳吐痰涎、下肢浮肿、不思饮食、下肢痿软、少腹拘急、腹大如鼓、形寒肢冷、四肢逆冷、胸膈痞满、腹痛、小便不利、寒热往来、咳喘、气喘、咳嗽、眩晕、形体消瘦、多食多饮、全身浮肿、饮食不进、体倦乏力、呕吐、脘腹痞闷、小便淋涩、大便秘结、口渴、泄泻等;古代医案中共出现舌苔脉象 95 个,频次超过 12 次以上者,舌:舌淡白、舌质胖大、舌淡红、舌淡胖、舌淡嫩、苔薄白、苔白腻、苔白、苔白滑;脉象:脉沉弱无力、脉沉细、脉弦细、脉细弱。看似繁多,但要把握住"但见一证便是"这一原则。这里的一证,需牢牢把握肾气虚证。

综上,古代医家应用肾气丸治疗疾病的症状位于前六位者分别是咳吐痰涎、不思饮食、少腹拘急、形寒肢冷、胸膈痞满、小便不利等,其中少腹拘急和小便不利与张仲景原方所论相同,同时,形寒肢冷位于第四位,表明肾气丸已从治疗肾气虚之剂逐步扩展用于肾阳虚证的治疗。日本医家对于张仲景所说的"少腹不仁"或"少腹拘急"做了进一步阐释,认为使用肾气丸时其腹证当为"腹部、脐下软弱无力,下腹部腹直肌呈拘挛、发硬状。下腹部发冷,发胀,麻木不仁"。如《类聚方集览》(日本尾台元逸撰于日本永嘉六年)中云:"八味丸之症,其一,按脐下没指,无抵抗者;其二,少腹拘急及拘急牵引阴股者。"《腹证奇览》(日本稻叶克和久田寅撰于十八世纪下叶)中亦云"脐下不仁或少腹不仁,小便不利者"可用肾气丸。从舌脉而言,患者多表现为舌淡白、质胖,苔薄白,脉沉弱无力。舌淡白、质胖主阳气虚弱,水湿不化,痰饮内停;脉沉无力主里主虚;脉弱主虚。所以上述舌苔乃肾气(阳)虚,气化失常,水湿内停之征象。

肾气丸证的证治规律,总结如下:①肾气丸证男女均可发病,男女发病比例相当。各个年龄组均有发病,以 46～60 岁发病最多,15 岁以下发病最少。发病季节以冬季最少,秋季最多,四季均有发病。②主要诊断指标:手足不温少腹冷、腰膝酸软、神疲乏力、夜尿频多、小便不利、下肢浮肿、短气、消渴,舌质淡,舌苔薄白或滑腻,脉沉、细、弱,尺脉尤甚。③肾气丸证的病理演变机制为肾精不足,肾阳虚衰,而以命门火衰为主,主要见于虚劳等内伤杂病或妇科经带胎产等症。④肾气丸以地黄为主,补肾养精为先,少入附子、肉桂,激发肾气,转化肾阳。若欲温煦阳气,则用肉桂引火归原,若欲化水,则用桂枝通阳化气。方中三补三泻皆不可少,实为补泻兼施之剂。服用可用汤剂,可用丸剂,入丸剂当以酒服或淡盐水送服。

二、现代医家应用指征

赵献可崇尚"命门"学说而著称,其对肾气丸的应用脉象进行了描述:

"易老云：八味丸治脉耗而虚，西北二方之剂也，金弱木胜，水少火亏。或脉鼓按之有力，服之亦效，何也？答曰：诸紧为寒，水亏也，为内虚水少，为木胜金弱，故服之有效。""若左尺脉虚弱而细数者，左肾之真阴不足也，用六味丸；右尺脉迟软，或沉细而数欲绝者，是命门之相火不足也，用八味丸；至于两尺微弱，是阴阳俱虚，用十补丸。"由此可见，该方的适应脉象有虚大、紧，右尺脉迟软，或沉细而数、两尺微弱，根据临床观察，以上基本可以涵盖肾气丸的脉象表现。

和田正系对肾气丸的证候做了探讨，他认为：脐下不仁是本方证的主症，虚劳和脚气均为次症。项背强、头重、夜尿、睡眠障碍等为客症，也是决定本方证有力的证据。客症不能代替主症，中医对八味丸症状的记载可谓言简意赅。判断八味丸证，要分别主次，去伪存真。

另外，张家玮制定了诊断标准：根据古今文献记载及临床报道统计分析，将服用肾气丸病症的临床症状按出现频次的多少，分为特异性主症及一般性主症。其中，特异性主症包括畏寒肢冷、神疲倦怠、腰膝酸软、气短而喘、性功能减退及夜尿频数等6项；一般性主症包括水肿、足跟疼痛、小便清长、遗尿或癃闭、健忘、眩晕耳鸣、面色㿠白或黧黑、脱发及纳差食少等9项。对于特异性主症，每症按病情轻重及持续时间长短分别评计为6/4/2/0分；对于一般性主症，有是症者计为2分，无是症者计为0分。将特异性主症与一般性主症的评计分值累加达到24分者，即可诊断为肾气丸证。

总之，肾气丸为补肾助阳的常用方剂，临床以腰痛脚软，小便不利或反多，舌淡而胖，尺脉沉弱或沉细而迟为该方的临证要点。

第二节　肾气丸与其类方

一、《金匮要略》中的肾气丸

肾气丸首现于张仲景的《金匮要略》，书中凡五见，用以治疗脚气、虚劳、消渴、痰饮及妇人转胞的疾患。肾气丸方之治脚气，见于书中《中风历节病脉证并治篇》内，系附方，方名"崔氏八味丸"。或有因此而疑本方非仲景首用者。查《外台秘要》所载崔氏（崔知悌）方五首的第四首，有"又若脚气上入少腹，少腹不仁，即服张仲景八味丸方"者，由此段记载看来，肾气丸必是先见于仲景著作中，而崔氏则是后来加以引用的。

　　肾气丸以"肾气"命名，其主要作用重在温化肾气。从上述《金匮要略》的肾气丸五个主治条文中，不难看到肾气丸的主症，多有肾气不足而不能化水的表现，如小便不利、不得溺、小便反多、短气有微饮等；有的是尿少，有的是停饮，有的是口渴尿多而有降无升。由于下焦为阴位，需阳助化，而本方的目的也在于要产生"少火生气"与"温之以气"的作用，所以本方的方药配伍意义，有"阴以抱阳"的特点。张仲景所以取"肾气"名此方，当更与其著述谓"撰用《素尚·九卷》"引用《上古天真论》的"肾气"之义有关。至于后世以桂心（或肉桂）易桂枝，用本方于阳虚以温补肾阳，名为桂附地黄丸或八味地黄丸。

二、张仲景的"常服肾气丸"加减法

　　有些患者需要常服肾气丸。关于常服肾气丸的加减法，《肘后方》与《千金方》均有所征引，如《千金方》于本方的方下载"仲景云：常服，去制附子加五味子；姚公云：加五味子三两，肉苁蓉四两；张文仲云：五味子、肉苁蓉各四两"。这一加减法很有参考价值，颇有一定的道理，因为制附子为越阳药，而肾恶燥，久服制附子恐因其辛燥反而伤胃，所以常服者宜减去制附子，加入消胃强阴的五味子、肉苁蓉等药。

　　除《肘后方》《千金方》以外，《千金翼方》与《太平惠民和剂局方》也均征引了张仲景《金匮要略》的肾气丸方。《千金方》于肾气丸外，更有由本方化裁出的"无比山药丸"，治虚劳百损。《千金方》关于肾气丸的其他加减法也很可取，如加玄参伍熟地黄以滋肾，加芍药伍牡丹皮以滋肝等便是。

三、济生肾气丸之古今不同

宋代严用和论疾制方,很重视阴阳平调,故《济生方》中之用制附子,主张与柔药并进而制其刚,以期刚柔相济,取效速而无后患。所以他所使用的制附子剂常有参附、茸附、沉附等的配伍。如十补丸治虚损,为八味肾气丸加鹿茸、五味子;加减肾气丸治劳伤肾经而弱甚者,为八味丸加鹿角、五味子、沉香,兼进黄芪汤。《济生方·水肿门》载:治肾虚腰重脚肿小便不利,用加味肾气丸(即桂附八味丸加车前子、牛膝,今称济生肾气丸)亦其例,车前子利小便而不走气,与茯苓同功,牛膝又有补中续绝壮阳益精之用,所以本方对脾肾阳虚水邪为患小便不利者有一定疗效,后世颇习用。

四、钱乙地黄丸与小儿肾虚

宋代不少临床家喜欢使用香燥的方药,是有其流弊的;尤其对于小儿,由于小儿为稚阳之体,阴气未充,阳气柔弱,过多地用香窜药,非但耗阴,且易抑阳。钱乙注意到这个事实,因而便在柔润药方面进行钻研以补其偏,所以有泻白散、导赤散、阿胶散及地黄丸(今称六味地黄丸)的创制和改革。地黄丸是肾气丸减桂附而成,治小儿各种肾虚见证,如《小儿药证直诀》载:用以治肾怯失音,囟开不合,神不足,目中白睛多,面色㿠白及肾疳、骨疳、筋疳等病。这是钱乙化裁古方的杰作,与变四君子汤为异功散收温而不燥、补而不滞的效果,有异曲同工之妙。地黄丸的创制,一方面为后世滋阴学派树立先声,影响丹溪、薛己的学术思想;一方面也指出了认为"小儿无肾虚"的说法是值得商榷的。现在我们临床上所看到的小儿佝偻病、大脑发育不全等,有一些病例的症状,确属于地黄汤(丸)证,用此方治疗有一定效用。

五、宋金元的其他肾气丸与地黄丸类方

宋金元医家,也习用肾气丸与地黄丸类方剂,如陈自明《妇人大全良方》载:治妇女病也主滋养肝肾法,喜用六味丸、八味丸、加减济生肾气丸、十补

丸等,且益阴肾气丸(六味丸加当归、生地黄、五味子)治妇人诸脏亏损,潮热盗汗、月经不调等症。刘河间也在肾气丸的基础上化裁出地黄饮子以滋肾阴、补肾阳、安神开窍,治肾阴不足、肾气不制暴盛之心火等症。

朱丹溪除了也使用八味丸、济生肾气丸、无比山药丸等方以外,由于他跌于《太平惠民和剂局方》多燥剂、温热补阳之弊,立"阴常不足,阳常有余,血常不足、气常有余"之论;主张多用滋阴降火方药,所以他在六味丸加味而成之杨氏还少丹中去枳实,名为滋阴大补丸(《丹溪心法》),为养阴名方,实则也是地黄丸类方。

李杲的益阴肾气丸(陈自明"益阴肾气丸"中加柴胡),也是地黄丸类方;《兰室秘藏》用以治"内障眼",这是由于李杲认为内伤发病多起于元气不足、阴火独旺的缘故,后世亦常以本方治肾虚目疾,名为明目地黄丸者。此外,李杲的弟子王好古也开始用都气丸(六味丸加五味子)及泻肾丸(《斑论萃英》),皆地黄丸类方。

六、薛立斋的地黄丸与多方的合用法

明代有不少名医如戴思恭等,曾从学于丹溪,因而受丹溪的学术思想影响颇大。薛立斋则不然,偏于温补,主培元气、补胃水以固本,所以常用四君子汤、四物汤、八珍汤、十全大补汤、六味丸及八味丸等药剂。同时,由于他治阴虚用丹溪补阴丸效果不够理想,便更多地应用六味地黄丸(汤),奉为补阴的剂,并认为肝肾得治,使君相二火可以自安。

他在临床运用地黄丸方面有一定创造性,如培元气补肾水,用地黄丸合补中益气汤,现在临床医生也常喜这样遣方。他治妇女郁怒伤肝脾、血虚气滞而出现月经不调、两胁胀闷等症,用地黄汤合小逍遥散加减,称滋肾生肝饮,较之丹溪的越鞠丸,则有和而不峻的妙处。又如治肾水不足、虚火上炎、咳唾浓血、发热作渴、小便不调,用六味地黄汤合生脉散加减,称人参补肺汤。此外,更有九味地黄丸及抑阴地黄丸等的应用,可谓灵活有识。

七、张景岳化裁的肾气丸与地黄丸类方

薛立斋虽然倡导温补于先,但以"阴常不足,阳非有余"等理论,论证温补固本的原则,并由此而形成温补学派的,还是张景岳。他在治疗上认为要慎用寒凉以免伤阳气,慎用攻伐以免伤阴,辨证着重了解命阳水火的虚损轻重,而左右化裁温补的方药。《景岳全书·新方八阵》中的左归丸、右归丸、左归饮、右归饮,就是代表性的方剂,这四首方剂,均属地黄丸与肾气丸类方,亦即皆由后二者所化裁而出。左归丸系在地黄丸中去渗泄之牡丹皮、泽泻、茯苓,加枸杞子、菟丝子、牛膝、鹿胶、龟胶等滋养药,故左归丸较地黄丸滋补过之,变平补肝肾为峻补肾阴。右归丸系在肾气丸中去牡丹皮、泽泻、茯苓,加枸杞子、菟丝子、鹿胶、杜仲、当归,故右归丸较肾气丸多温壮药而温补过之,变温化肾气为温壮元阳;是临床应用肾气丸与地黄丸上的一大发展。

张景岳的左归饮、右归饮与左归丸、右归丸的药味不同,但皆自地黄丸与肾气丸蜕化而来;左归饮治阴衰阳胜,右归饮治阳衰阴胜。左归饮与右归饮方中皆有炙甘草,有些学者颇不以为然,如尤在泾、陈修园等,认为左归饮、右归饮,乃下焦药剂,用甘草恐药力不能下达,同时,许多下焦方剂如六味、八味、还少,肾气、美髯等方,亦皆未用甘草。

八、《医贯》中肾气丸与地黄丸类方

《医贯》作者赵献可认为命门为一身之主,强调人身真水真火,真阴真阳二气的重要,辨证须自水火阴阳二气的盛衰着眼;指出火之有余者,乃由于具水不足,不可去火,宜补水以配火,可用六味丸"壮水之主,以制阳光";火之不足者,因而反见水之有余,不必泻水,但于水中补火,可用八味丸"益火之源,以消阴翳"。极力推崇六味丸与八味丸,并谓"不能用六味丸、八味丸之神剂,其于医理尚欠大半"强调了二方的药效。

《医贯》中六味丸与八味丸之应用范围甚广,不但内伤杂病用之,且亦用之于外感时病。如书中举伤寒口渴一症为例,谓邪热入于胃府,消耗津液,

徒知用黄芩、黄连、黄柏、五味子、天花粉、石膏、知母止渴无益,必须用六味大剂滋其真阴,渴自可愈,而病也就不会再传入少阴。在杂病领域中的应用方面,如以六味丸、八味丸治痰证、血证、喘证、中满、消渴等,甚验。

九、高鼓峰肾气丸与地黄丸类方

高鼓峰亦常用肾气丸与地黄丸类方,见于《医宗己任编》,并提出"先天之阴虚,六味左归之类是也,先天之阳虚,八味右归之类是也。如书中肾虚不能纳气者用都气丸,过服乌、附者用六味加黄柏、知母,无根之火狂越于外者用人参桂附八味,伤寒发热、胁痛、耳聋、口干、舌黑、邪不清,用疏肝益肾汤,鼓症用加减济生肾气丸等皆是。

高鼓峰灵活应用肾气丸与地黄丸类方。如治"咳嗽"有二补法,以六君子汤与六味丸并用,前者补土生金,后者滋水生木。治"弱症"命阴虚损,脾土不运,生气不旺者,用大剂养荣汤加制附子吞八味丸;阴虚而为劳怯弱症者,用归脾汤加麦冬、五味子、白芍,去木香,合六味丸。

十、其他肾气丸与地黄丸类方

肾气丸与地黄丸类方,除以上所举者外,尚有肺肾同治的八仙长寿丸(即麦味地黄丸),以及参麦地黄丸(地黄丸加西洋参、麦冬);治肝肾不足而有目疾的杞菊地黄丸(地黄丸加枸杞子、菊花);治目病火衰的益阴地黄丸,目病有火的滋阴地黄丸;《三指禅》的鹿茸桂附丸以及六味加杜仲、牛膝方;《医学妙谛》的桑麻六味汤;《感证宝筏》的加味都气汤;《产科心法》的五子六味丸等。各有其证治范围,均可作为肾气丸与地黄丸的类方,在加减药味方面也各具特色。

第三节　临证思路与加减

一、肾气丸加减变化规律

由于疾病病因病机的复杂性与多样性,故本方临床应用时多随证加减,以适合疾病的变化。概言之,不外乎药量、药味与剂型三方面的变化。

（一）药量增减

古代医家记录医案时,多以"肾气丸治之"而未注明药物具体剂量,故本文试从古代方书对于肾气丸的记载探讨本方药物剂量的变化。古代医家应用本方时,多根据病情需要而对肾气丸中部分药物进行了加减,主要表现在桂枝和制附子二味药,如《肘后备急方》中桂枝用二两;《外台秘要》中桂心三两、制附子二两;《太平惠民和剂局方》肉桂二两、制附子二两;《医方集解》桂枝三两、制附子四两。这种趋势反映了医家认为肾气丸原方中桂枝、制附子各用一两,温补肾阳的力量不足,故加重制附子和桂枝的用量,且多易桂枝为肉桂,易干地黄为熟地黄,以冀提高本方温补肾阳的功效。通过上述变化,使肾气丸由一首温补肾气之剂衍变成为温补肾阳之方。

（二）药味加减

古代医家对于本方的加减变化主要是通过辨证论治,选用适当的药物,以适合病情的需要,提高疗效。脾为后天之本,肾为先天之本。脾之健运,化生精微,须借助于肾中精气的蒸腾气化作用,而肾中精气亦有赖于后天水谷精微的培育和充养,才能不断充盈和成熟,因此,脾与肾在生理上相互资助、相互促进,在病理上亦常相互影响,互为因果。古代医家在临床应用本方,常合补中益气汤、六君子汤、人参等补气方药以补益脾气,使脾气充则运化有权,五脏得养,以助肾气丸来温补肾气。"脾阳根于肾阳",如肾脏阳气虚弱不能温煦脾阳,则可见腹部冷痛,下利清谷,或五更泄泻,水肿等症,故医家亦常合用制附子理中丸温补脾阳,以助肾气丸温补之效。

（三）剂型变化

因肾虚病症需久服、多服方能奏效,故张仲景原方用为丸剂,以图用丸剂缓补。李杲言:"丸者缓也,舒缓而治之也。"丸剂与汤剂相比,吸收较慢,药效持久,节省药材,便于携带与服用,适用于慢性、虚弱性疾病。但由于临床疾病的复杂性与多样性,单纯丸剂往往难以适应病情的需要,临床多将其改为汤剂,以便根据病情的变化而随证加减。现在市售成药肾气丸的配方不尽相同。根据《全国中成药处方集》记载:其处方上海、杭州、南昌、西安、呼和浩特等地药厂出品的为《金匮要略》肾气丸原方的药味和剂量（仅济南用肉桂,其余都用桂枝）;北京、天津、南京、沈阳、哈尔滨、重庆、兰州、大同、青岛、承德等地药厂出品的实为济生肾气丸,即肾气丸加牛膝、车前子（用肉桂）。因此成药肾气丸的处方不太一致,临床应用时应当注意选择。

纵观古今医家多对本方随证加减,增加方药频次超过 9 次者,方子有补中益气汤、六君子汤、归脾汤、十全大补丸、八珍汤、制附子理中丸,中药有牛膝、人参、沉香、杜仲、益智仁、麦冬、五味子、车前子。

二、临床加减运用

在医案中体现较多的加减运用为:①畏寒肢冷较甚,可将桂枝改为肉桂,并加重桂枝、制附子之用量,以增强温补肾阳之力;②兼痰饮喘咳,加干姜、细辛、半夏等用以温肺化饮;夜尿较多,可加巴戟天、益智仁、金樱子、芡实等以助温阳固摄之功;③阳痿不举,可加巴戟天、锁阳、淫羊藿等以扶阳振痿;④兼水湿内停,水肿、小便不利明显者,加车前子、川牛膝以温补肾阳,利水消肿;⑤面色黧黑、肢体羸瘦,足膝软弱等肾阳亏损,精血不足之证,加五味子、鹿茸以补肾阳、益精血。

临床上肾气丸的加减运用远不止于此,其总的原则是:观其脉证,知犯何逆,随证治之。

第四节　肾气丸临床应用规律

肾气丸出自《金匮要略》,乃张仲景设立治疗脚气上冲、虚劳腰痛、消渴、短气有微饮、妇女转胞五类病症的方剂,该方制方严谨,配伍精当,疗效显著,故对现今临床起着广泛的指导作用。在临床上根据不同患者的实际情况,灵活加减运用此方,更好地发挥经方的临床效验,必须准确掌握该方所针对的病机、体现的治法、配伍的特点、剂量的比例,真正做到理、法、方、药一线贯通,充分体现中医辨证论治的特色。肾气丸作为最著名的经方之一,临床应用范围极其广泛。

肾气丸证治的理论、临床与实验的国内外研究资料非常丰富,临床应用涉及内、外、妇、儿、五官等临床各科。凡属肾阳虚者,广泛应用治,慢性支气管哮喘、慢性气管炎,尤以老年阳虚喘为好。

本方配合精当,组方合理,协调多脏功能,有补有泻,阴阳并补是肾气丸组方的特点。方中以地黄滋补肾阴,山茱萸补益肝阴,山药补益脾阴,以泽泻泄肾浊而不伤肾气,牡丹皮主阴清肝,合泽泻可降虚元之火,茯苓健脾而渗湿,利水而不伤正。诸药协同,可调整肾、肝、脾三脏功能,有开有合,寓泻于补,使补而不腻,泻邪而不伤正。在大队滋阴药中,佐以桂枝、制附子各一两,意在阴中求阳,阴生阳长,即所谓"少火生气"之义,诸阴药得附桂之温化则滋而不滞,附子、肉桂得阴药之润则温而不燥。故诸药合用可协调肾脏阴阳、激发元气之根。病症迥异,病理本质则一。

肾为先天之本,水火之脏,五脏六腑之根本,五脏阴阳调节中心。肾气盛则五脏得养,肾气衰则五脏阴阳失调,五脏之伤,穷必及肾,故理虚以治肾为本,肾气不足可导致一系列表现不同的症状。如肾主水,合膀胱司气化,肾气不足,则膀胱气化失司,可见诸小便或多或少或频或闭等异常;肾藏龙雷之火,为一身阳气之根,命火不足则脏腑形骨无以温煦,功能下降而体温不升。肾气之虚,虚阳上浮则可见内伤发热;肾司开合,前后不利责之肾,肾气不足,中阳不振,阴寒下迫可见泄泻;阴寒固结则见便秘等。要言之,凡具有肾气虚弱、阴阳两虚这一共同的病理本质,均可用肾气丸治疗。

根据以上理论、临床和实验研究结果,肾气丸临床应用有如下之规律:①无论西医何种系统疾病,只要通过中医辨证表现肾气虚者,皆可用肾气丸治疗。尤其对肾气虚,水液代谢失常而表现小便异常者应用最佳。②气为阳,血为阴。肾气虚,往往表现有虚寒证候,故肾阳虚患者也可用肾气丸治疗。但在应用时将原方干地黄,改为熟地黄为宜。适当加重肉桂、制附子用量,效果更佳。③表现肾阴虚者,去桂枝、制附子。阴虚火旺者,加黄柏、知母、地骨皮等。④以方中干地黄、山茱萸、山药、桂枝、制附子阴阳双补,培补肾气为基本方,对肾虚而表现肾主藏精、主生殖功能下降,有阳痿、遗精、不孕等症状者,加用填补肾精的药物如鹿角胶、阿胶、菟丝子等。⑤"肾主骨生髓",肾虚而表现骨骼方面症状者,如骨质疏松、增生性骨关节炎、股骨头坏死等加用骨碎补、狗骨、猪骨髓、补骨脂等。

由于不同疾病在各自的发生发展过程中可能表现出某种相同的证候,因此中医强调"异病同治";针对不同种疾病的相同的证候而施用同一处方又常常能收到令人满意的治疗结果,肾气丸在内科多系统、多病种的应用也恰恰证明了这一点。

第五节 临证应用调护与预后

肾气丸功能主治温补肾阳,化气行水。用于肾虚水肿,腰膝酸软,小便不利,畏寒肢冷。服用肾气丸的注意事项有:①孕妇忌服。②不宜和外感药同时服用。③服本药时不宜同时服用赤石脂或其制剂。④本品中有肉桂属温热药,不适用于具有口干舌燥,烦躁气急,便干尿黄症状的糖尿病,慢性肾炎,高血压,心脏病的患者。⑤按照用法用量服,小儿及年老体虚者应在医师指导下服用。⑥本品宜饭前服或进食同时服。⑦服药 2 周后症状无改善,或出现食欲不振、头痛、胃脘不适等症状时,应去医院就诊。⑧药品性状发生改变时禁止服用。⑨儿童必须在成人的监护下使用。⑩请将此药品放在儿童不能接触的地方。⑪如正在服用其他药品,使用本品前请咨询医师或药师。

第三章　临床各论

第一节　内科疾病

一、呼吸系统疾病

慢性支气管炎

慢性支气管炎(简称慢支)是气管、支气管黏膜及其周围组织的慢性非特异性炎症。临床上以咳嗽、咯痰为主要症状,或有喘息,每年持续 3 个月,连续 2 年或 2 年以上,并排除具有咳嗽、咯痰、喘息的其他疾病。该病常反复发作,一旦发作,迁延难愈,患者非常痛苦,严重影响工作生活。因此,预防和控制慢性支气管炎发作也是很重要的。急性期治疗多以控制感染、镇咳祛痰、平喘为主;缓解期增强体质、预防感冒等防止病变加重。

慢性支气管炎属于中医"咳嗽"范畴,中医认为咳嗽作为肺系的主要证候之一,病因分外感、内伤。治疗上当辨外感内伤,外感病多属邪实,治当祛邪利肺,内伤多属邪实正虚,治当祛邪止咳、扶正补虚、分别主次处理。另外病有治上、治中、治下之分,治上者,指治肺,主要是温宣、清肃两法;治中者,指治脾,即健脾化痰、补脾养肺等法;治下者,指治肾,咳嗽日久,咳而气短,则可考虑益肾的方法。

医案精选

◎案

李某,男,63 岁。症见:咳嗽、咯痰而清稀,动则气喘,呼多吸少,面唇青紫,遇寒加重,纳食少、夜眠差,舌质淡而润,脉沉弱。中医辨证为喘证。辨证为肺肾气虚。方用肾气丸加减。

处方:熟地黄15g,山药15g,山茱萸15g,泽泻15g,牡丹皮10g,茯苓15g,制附子3g,肉桂6g,陈皮10g,半夏10g,厚朴15g,紫苏子10g,紫菀15g,杏仁10g,甘草6g。5剂,每日1剂,水煎分2次温服。

二诊:服上药后,咳嗽、咯痰减轻,呼吸困难好转,上方加减又进10剂,诸症明显减轻,后以香砂六君子汤调治10余天,病情趋于稳定。

按 慢性气管炎是一种常见病,目前认为与感染、理化因素、过敏有关,多发于中年以上,病程缓慢。中医学认为"五脏六腑皆令人咳,非独肺也"。肺主呼气,肾主纳气,肺的呼吸功能需要肾的纳气作用来协助。肾气充盛,吸入之气方能经肺之肃降而下纳于肾。若肾的精气虚衰摄纳无权,气浮于上,或肺气久虚,久病及肾,均可导致肾不纳气,出现动则气喘等症。本案发病日久,肺肾俱虚,故诸症丛生,用肾气丸补肾阴肾阳,加降气止咳平喘药,切中病机,标本同治,故诸症减轻。

慢性支气管炎中医称为"咳嗽",是因六淫外邪袭肺,或脏腑功能失调,内伤及肺,肺气失宣所致。外感之咳与内伤之咳相互影响为病,病久则邪实转为正虚,易反复感邪,而致咳嗽频作,特别在气候变化时比较明显。肺脏虚弱,阴伤气耗,久则及肾,肾主全身之气,肾气不足更易受外邪的侵袭诱发。治疗上应祛邪止咳,扶正补虚,标本兼顾,除直接治肺外,需从补肾等调护正气入手为宜。

肾气丸是在六味地黄丸的基础上加了制附子和肉桂,肾气丸中的熟地黄能滋肾填精;山茱萸养阴涩精;山药补脾固精。以上三药配合能滋肾阴、养肝血、益脾阴而涩精止遗;泽泻能清泄肾火,并能防止熟地黄之滋腻作用;牡丹皮能清泻肝火,并能制止山茱萸的温燥性;茯苓淡渗脾湿,能助山药健脾之功效,临床上可用于多种慢性病的辅助治疗。久咳多虚,肺病及肾、肝、脾等,导致多脏虚衰,加用肾气丸,可以固护肾、肝、脾从而达到养肺护肺的目的。

二、循环系统疾病

（一）慢性心力衰竭

慢性心力衰竭（简称"慢性心衰"）亦称慢性心功能不全，是各种心脏疾病的终末阶段，是由于慢性心脏病变和长期心室负荷过重，以致心肌收缩减损，因心血液排出困难，静脉系统瘀血，而动脉系统搏出量减少，不能满足组织代谢需要的一种心脏病。近年来随着我国人口老龄化的不断加深，高血压、冠心病作为引起慢性心衰的基础心脏病构成比的比例明显上升，使得该病的发病率呈现出上升趋势。70 岁以上人群患病率更上升至 10% 以上。心力衰竭和恶性肿瘤的 5 年病死率基本相仿，严重危害人类的生命安全和生活质量。慢性心衰正在成为 21 世纪最重要的心血管疾病，其基本治疗方案从"黄金搭档"（ACEI + β 受体阻滞剂）转变为"金三角"（ACEI + β 受体阻滞剂 + 醛固酮受体拮抗剂），在临床中，体液潴留者当使用利尿剂，地高辛应用于开始使用"金三角"但症状没有缓解的严重心衰患者；对于已接受最佳药物治疗仍持续存在心力衰竭患者，建议使用双心室起搏治疗。但长期治疗有明显的不良反应。

慢性心力衰竭属于中医学"心悸""水肿""支饮""喘证"等范畴，其病机属本虚标实，虚实夹杂之证，本虚以气血阴阳亏虚为本，标实以痰浊、血瘀、水停为标。心气不足，则运血无力，心血不足，则出现心悸、气短等症状，而血运不畅，则血脉瘀阻，瘀血内生，痹阻心脉则出现胸闷、胸痛等症，心气虚衰日久，气损及阳，导致心阳不振，水湿运化不利，阻碍津液运行，膀胱气化失司，水溢肌肤，则发为水肿。心力衰竭的病位在心，与肺、脾、肾等密切相关。然而本虚与标实相互影响，相互作用，互为因果。

应用指征：①呼吸困难，喘气，肢体水肿，胸闷憋气，劳动后尤甚；②体检肝脏肿大、肺部湿啰音，颈静脉怒张，心脏听诊奔马律、有杂音；③腰膝酸软，手足冰冷，舌淡胖苔白或腻，脉沉细迟；④胸部 X 线片和超声心动图显示心室增大；⑤同时排除肝、肾等重要器官功能衰竭导致的心衰。凡符合上述指征的患者均可用本方加减治疗。

处方:桂枝 12g,制附子 12g,地黄 12g,山茱萸 10g,山药 15g,茯苓 15g,牡丹皮 15g,泽泻 10g。

加减:大汗出者,加人参、黄芪、煅龙骨、煅牡蛎;水肿者,加葶苈子、车前子、五加皮;夹瘀者加丹参、赤芍、川芎、红花、桃仁;兼阴伤者,加枸杞子、麦冬。

临床研究

◎案

谭梅英等用肾气丸治疗慢性心力衰竭,将 62 例患者分观察组 30 例,对照组 32 例。开始时两组均服利尿剂安体舒通(螺内脂)20mg,3 次/天,连用14 天后,给予观察组患者口服肾气丸(北京同仁堂),5g/次,2 次/天;对照组给予地高辛 0.25mg,1 次/天,两组疗程各 3 个月。结果发现两者在治疗疗效上虽没有明显差异,但心胸比例方面比较,观察组较治疗前明显缩小,对照组变化不大。张杨卿通过加味肾气丸治疗慢性心衰,将 69 例患者随机分为治疗组 35 人和对照组 34 人,给予对照组采用 β 受体阻滞剂、利尿剂和洋地黄等常规西药治疗,8 周为 1 个疗程;而治疗组在对照组基础上加用加味肾气丸治疗。

处方:桂枝 12g,制附子 12g,地黄 12g,山茱萸 10g,山药 15g,茯苓 15g,牡丹皮 15g,泽泻 10g,黄芪 30g,党参 15g,丹参 15g,川芎 10g。煎汤 200ml,每日 2 次。

8 周为 1 个疗程。治疗 1 个疗程后治疗组显效 19 例,有效 14 例,无效 2 例,总有效率 94.29%;对照组显效 10 例,有效 15 例,无效 9 例,总有效率73.53%。两组疗效有显著性差异($P<0.05$)。

按 目前心衰的治疗仍离不开利尿剂和洋地黄类强心剂。利尿剂通过排钠排水对缓解瘀血症状、减轻水肿有十分显著的效果。但长期应用会出现电解质紊乱,特别是高血钾或低血钾均可导致严重的后果。洋地黄类药物的正性肌力作用可增强心肌的收缩力,使心排血量明显增加,是治疗心衰的主要药物。但这类药物的中毒剂量仅是有效剂量的 2 倍,安全系数低,在心肌缺血缺氧及电解质紊乱时极易引起中毒。心力衰竭患者常出现心悸气喘、畏寒肢冷、腰酸无力、尿少、面色苍白或青紫、面浮身肿(腰以下甚并按之凹陷不起)、舌淡苔白、脉沉细或结代等肾阳虚证候。故清代陈士铎《石室秘录评述·本治法》曰:"欲安心者当治肾,欲治肾者当治心。"肾气丸出自《金匮要略》,由地黄、山茱萸、山药、牡丹皮、茯苓、泽泻、桂枝、制附子组成,同仁堂药厂加车前子和牛膝(也称《济生》肾气丸)。方中桂枝、制附子,温补肾中之阳;地黄、山茱萸,滋补肾阴,意在"善补阳者,于阴中求阳";山药、茯苓,利水渗湿;牛膝、车前子,益肾泄浊;全方共奏温补肾阳、化气行水之功。药理研究表明,肾气丸具有明显的强心、抗心肌缺血缺氧、抗心律失常、舒张外周血管、改善肾功能和利尿等作用。该药能抑制或逆转心脏重构的发展,从而增强心脏的代偿能力,延长患者的存活时间。此外,服用该药后,畏寒肢冷、腰酸腿软等肾阳虚症状也消除或减轻;至于不良反应,在观察期间尚未发现。毒理研究也表明,常规剂量的肾气丸是非常安全的。

（二）冠心病

冠状动脉粥样硬化性心脏病(简称"冠心病"),是指冠状动脉发生粥样硬化引起管腔狭窄或闭塞,导致心肌缺血缺氧或坏死而引起的心脏病,也称缺血性心脏病。该病是动脉粥样硬化导致器官病变最常见的类型,也是严重危害人类健康的常见病。本病多见于40岁以上的成人,近年来发病呈年轻化趋势。冠心病常分为隐匿型或无症状型冠心病、心绞痛、心肌梗死、心力衰竭、猝死五种类型;近年来根据发病特点又分为慢性冠脉病(包括隐匿性冠心病、稳定型心绞痛、缺血性心肌病等),急性冠状动脉综合征(不稳定型心绞痛、非ST段抬高型心肌梗死)。由于冠心病病理生理变化的不同,其主要表现不尽相同,多为典型胸痛,即由劳累或情绪激动诱发的心前区绞痛或压榨性痛等,临床重在明确诊断,及时治疗。

冠心病属于中医"胸痹"范畴,中医认为本病的发生多与寒邪内侵、饮食失调、情志失调、劳倦内伤、年迈体虚等因素有关,其病机有虚实之分,实为寒凝、血瘀、气滞、痰浊、痹阻胸阳,阻滞心脉,治以活血化瘀、辛温散寒、泄浊豁痰、宣通心阳等法;虚为气虚、阴伤、阳衰,肺、脾、肝、肾亏虚,心脉失养,治以益气通脉、滋阴益肾、益气温阳等法。临床胸痹常伴有阳虚之象,故在治疗中配合温固阳气之剂,以取温阳散寒之功。

应用指征:胸闷胸痛,心慌气短,动则更甚,面色㿠白,神倦怯寒,四肢欠温或肿胀,舌质淡胖,苔白,脉沉迟。凡符合上述指征的患者均可用本方加减治疗。

处方:熟地黄30g,山药15g,山茱萸15g,泽泻10g,茯苓10g,牡丹皮10g,制附子3g,肉桂3g。

加减:伴水肿、喘促、心悸者加猪苓、黄芪、防己;若兼心血瘀阻者加丹参、桃仁、水蛭;兼痰浊阻滞者加瓜蒌、法半夏、陈皮;兼阴寒凝滞者加薤白、制川乌;心肾阴虚者去肉桂,加玄参、酸枣仁、枸杞子;气阴两虚者加黄芪、麦冬、五味子;阳气亏虚者制附子、肉桂酌情加量。

临床研究

张益康用肾气丸加减治疗冠心病不稳定型心绞痛,将75例患者,随机分为治疗组40例,对照组35例。对照组常规给予阿司匹林抗血小板聚集、硝酸酯类药物扩张血管治疗。治疗组在对照组常规治疗的基础上配合肾气丸为主辨证加减治疗。每天1剂,水煎取汁300ml,分2次口服,早、晚各1次。两组均治疗10天为1个疗程,共2个疗程。结果心绞痛症状疗效总有效率治疗组为92.50%,对照组为74.29%;心电图改善总有效率治疗组为80.00%,对照组为62.86%,两组比较,差异均有显著性意义($P<0.05$)。

按 心绞痛是指冠状动脉粥样硬化、狭窄导致心肌急剧、暂时的缺血、缺氧而引起的心脏病,其中不稳定型心绞痛是介于稳定型心绞痛和急性心肌梗死之间的一种临床综合征。中医学认为,不稳定型心绞痛属"厥心痛""胸痹"等范畴,其主要表现为胸中气塞、心痛、短气,病机关键为胸中阳气虚衰。本病的病机重点是心肾阳虚,病位在心,但其根在肾元。肾阳虚,命门之火衰微,心阳失煦,推动乏力,导致血脉不畅,引起心绞痛。正如《素问·脏气法时论》所言:"肾病者……虚则胸中痛。"故临床治疗本病应用肾气丸补肾助阳,使命门之火充足,心阳得以振奋,血脉畅行于脉道之中,达到温阳活血、通络止痛的效果。现代药理研究表明,方中制附子有强心作用,可以复活衰退的细胞,改善细胞的新陈代谢;肉桂可调节中枢及末梢神经以扩张血管,改善血液循环;牡丹皮可调节血液循环,改善生理功能。另据文献报道,肾气丸有改善微循环、降压、调脂、防治动脉硬化的作用,并可增强机体免疫功能。本观察表明,在常规西药治疗基础上加用肾气丸治疗不稳定型心绞痛在缓解心绞痛症状、心电图改善等方面显示其疗效优于单用西药治疗,提示中西医结合方法疗效确切,值得临床推广。

(三)原发性高血压

原发性高血压是以体循环动脉压升高为主要临床表现的临床综合征,如不能得到及时有效的治疗,可引发心室重构,进而导致患者出现心、脑、肾等系统的病变,病情严重者可能会导致猝死,严重威胁患者的生命安全。因器官功能退化、血管老化等因素,老年人血压的调节能力明显低于年轻人,高血压发病率高,其特点为收缩期血压增高和脉压差增大。目前原发性高血压尚无根治的方法,主要以降压治疗为主,从而减少高血压患者心、脑血管病的发生率和死亡率。

该病属于中医学"头痛""眩晕"等范畴,中医认为本病多属本虚,或本虚标实证,常见病症有肝阳上亢、肾精不足、气血亏虚、痰浊内蕴、瘀血阻络等症型。各证候之间后可出现相互转化,或不同证候相兼出现。针对本病症的不同证候,治疗可根据标本缓急分别采取平肝、熄风、潜阳、清火、化痰、化瘀等法以治其标,补益气血,补益肝肾等法以治其标。

应用指征:①血压≥140/90mmHg;②头痛且空,头晕耳鸣,心慌乏力,情绪激动或劳累后加重;③腰膝酸软,畏寒肢冷,舌淡苔白,脉沉细。凡符合上述指征的患者均可用本方加减治疗。

处方:熟地黄24g,山茱萸12g,山药12g,泽泻9g,茯苓9g,牡丹皮9g,桂枝3g,制附子3g。

加减:遗精滑泄者,加芡实、桑螵蛸;失眠、多梦者,加酸枣仁、柏子仁;耳鸣重听者,加郁金、石菖蒲;眩晕较甚,呕吐频作者,加代赭石、旋覆花。

临床研究

研究观察肾气丸联合依那普利治疗73例原发性高血压病患者,结果表明其降压的同时不增加肾功能损害,还能够明显减少尿微量白蛋白含量,保护肾功能,其机制可能与改善肾脏血流动力学有关,具体机制有待进一步研究。刘旭东用肾气丸联合硝苯地平控释片治疗老年脾肾阳虚型高血压,将96例患者分为对照组和研究组各48人。两组患者停用原有抗高血压治疗2

周后开始治疗。对照组:口服硝苯地平控释片30mg,1次/天,每周测量4次患者的血压,以4次血压的平均值作为本周血压值,如本周血压未能下降,次周增加硝苯地平的用量,最大剂量为90mg/天。研究组:在对照组的基础上加用肾气丸6g口服,2次/天。两组患者在用药期间停用其他可能影响血压的药物,以6周为1个疗程。结果显示,与对照组比较,血压方面,研究组血压下降效果更明显($P<0.05$);血脂方面,TC、TG、LDL-C和HDL-C有明显改善;疗效方面,研究组有效率为100%,对照组为79.17%,差异有统计学意义($P<0.05$)。

按 高血压病的主要临床特征是体循环动脉压升高,国内调查显示,我国目前高血压病的发病率超过20%,患病人口超过3亿,老年人是高血压的高发人群,60岁以上老年人高血压的发病率超过50%,80岁以上的高龄人群高血压的发病率超过70%。中西医结合治疗有助于改善老年高血压患者的临床症状,有利于血压控制,具有重要的临床价值。中医辨证施治,调节阴阳,数千年来积累了丰富的经验,《伤寒论》《金匮要略》为东汉张仲景所著,其中方剂用药精当、配伍严谨、力专效宏,具有很高的应用价值,而肾气丸出自《金匮要略》,可温补肾气肾阳,肾之气阳充足则能温煦脾阳,达到脾肾同治。研究显示,肾阳虚的主要病理生理基础为下丘脑调节功能紊乱,下丘脑-垂体-甲状腺轴异常引发的表现与肾阳虚证符合度较高,肾气丸可升高肾阳虚动物模型TRH,T_3,T_4含量,降低TSH含量,改善阳虚引发的下丘脑-垂体-甲状腺轴异常。钟相根等认为,经方现代应用的关键是不拘病名和紧扣病机,选择脾肾阳虚型老年高血压病患者进行研究,符合肾气丸的主治病机,结果显示,肾气丸不仅能够提高老年脾肾阳虚型高血压的治疗效果,而且能够减轻患者的中医证候,说明肾气丸可改善患者的脾肾阳虚证候。肾气丸可增强降血压效果,可能与以下机制有关:①制附子有效成分乌头碱可阻断α受体,兴奋β受体,可扩张血管,降低血压。②高血压的发病机制中,心排出量和外周血管阻力是主要原因,桂枝的有效成分桂皮醛可降低心排出量,抑制去甲肾上腺素导致的外周血管阻力升高舒张外周血管,降低血压水平。③泽泻可增加前列环素和NO的释放,扩张血管,降低血压,其成分泽泻醇可抑制肾上腺素和血管紧张素导致的血管收缩,发挥降血压的作用。

（四）眩晕

椎基底动脉供血不足的主要原因多由于脑动脉粥样硬化,血黏度增高,血液流动速度减慢以及颈椎病椎动脉受压等原因引起。临床中遇到老年眩晕者较为多数,有报道以滋肾活血熄风法、滋补肝肾活血法治疗效果明显。

椎基底动脉供血不足所致症状多以头晕目眩、站立不稳为主,在中医学属"眩晕""小中风"范畴,主要发生在老年人群。人到老年,肾气虚衰,肾为人体阳气的根本,肾衰则人体的阳气不足。阳虚阴盛,"阳化气阴成形",故气虚不能行血,血行不畅,瘀阻于内。《灵枢·海论》云"脑为髓海""髓海不足则胫酸眩冒"。肾主骨生髓,肾虚则髓海不足,髓海失养,发为眩晕。

临床研究

王萍选择 60 岁以上椎基底动脉供血不足所致眩晕患者 36 例,以肾气丸汤剂随证加减煎服。

处方:制附子 15g,肉桂 3g,熟地黄 10g,山药 10g,山茱萸 10g,茯苓 8g,泽泻 8g,丹参 15g,川芎 15g,赤芍 15g,菟丝子 10g,黄精 10g。以上药物水煎服,每日 1 剂,最少服药 2 周,最多服药 4 周。

结果以症状消失,TCD 检查正常为治愈,本组治愈 9 例,总有效率为 91.7%。TCD 检查治疗后与治疗前比较($P < 0.05$);血液流变学与血脂治疗后与治疗前比较($P < 0.05, P < 0.01$)。

按 以温补肾阳为主治疗老年患者的眩晕病症,以补肾阳的经典方肾气丸为主温阳补肾,配合川芎、赤芍、当归活血化瘀通脉,疗效明显。血黏度的增高是缺血性脑血管病的主要原因,也是椎基底动脉供血不足的重要原因。川芎、赤芍、当归能扩张血管,改善微循环,增加脑血流量,并能抑制血小板聚集,降低血黏度;枸杞子、菟丝子、黄精有抗动脉硬化、降脂作用,因而对血脂、血流变、椎基底动脉血流速度有明显改善。本次临床观察表明,以温补肾阳为主治疗老年性椎基底动脉供血不足切中病机,疗效明显。

医案精选

◎案

某,女,65 岁。2007 年 8 月 7 日初诊。因头晕发热半个月,BP 240/

160mmHg,服卡托普利、珍菊降压片等降压药无效,伴乏力、恶心、腰膝酸软、畏寒、舌淡红苔薄白、脉沉弱。脑 CT:正常。中医辨证为肾阳不足、气血亏虚、虚阳上扰。治以温肾阳,补气血,收敛阳气。方用肾气丸加减。

处方:熟地黄40g,山药30g,山茱萸30g,茯苓15g,泽泻15g,牡丹皮15g,黄芪50g,牛膝30g,车前子20g,生牡蛎50g,制附子10g,肉桂10g。7 剂,每日 1 剂,水煎服。

二诊:8 月 14 日,头晕减轻,BP 160/110mmHg,继服上方加玳瑁 30g、党参20g。每日 1 剂,水煎服,连用 7 剂。

三诊:8 月 21 日,BP 140/100mmHg。患者无头晕,腰膝酸软亦减轻,守方加减,继服 1 月余病愈。

按 该患者年高体弱,肾阳不足,气血亏虚而致虚阳上扰。故用熟地黄、山药、山茱萸、黄芪益气养血,补肝肾;茯苓、泽泻、牡丹皮、车前子泄热利水;牛膝引血下行;生牡蛎收敛阳气;制附子、肉桂加于大剂滋阴药中,能补命门之火而引火归原。诸药合用使气血充足,肾阳得充而虚火归原,病遂渐愈。

◎案

付某,男,49 岁。2006 年 3 月 2 日初诊。患者在 1 年前因外感风寒后出现眩晕,不能行走,恶心呕吐,心悸,持续约 1 天后自行缓解,缓解后觉头昏重,乏力,2 天后恢复正常。每隔 10 天左右发作一次,曾在某医院做 CT,未见异常。脑血流图等诊断为脑供血不足。静脉滴注改善脑供血不足的药物,口服西比灵(氟桂利嗪)等药物,住院 20 余天,仍发作。又服中药(具体不详)疗效差。症见:头昏重、腰背冷痛,畏寒恶风,乏力,精神差,有性冷淡表现,房事时早泄,舌质淡,苔白腻,脉沉细。中医诊断为眩晕。辨证为肾虚、髓海不足。方用肾气丸加减。

处方:制附子15g(先煎),桂枝10g,山茱萸10g,山药30g,生地黄15g,茯苓15g,牡丹皮15g,泽泻15g,淫羊藿30g,仙茅20g,黄芪80g,白术15g,水蛭10g,羌活15g,防风15g。3 剂,每日 1 剂,水煎服。

服药后患者腰背冷痛、畏寒、恶风等症好转,精神较好。在发作周期第11 天眩晕再发作,但持续时间只有 5 小时,症状较以前减轻。继续服药 5剂,在发作周期又有轻微发作,时间 1 小时左右。又继续服药 10 余剂,诸症消失,随访其后未见复发。

按　本案患者辨证属肾虚、髓海不足而眩晕。《素问·上古天真论》曰:"肾者主水,受五脏六腑之精而藏之。"《医方集解》中所述"肾精不足,则志气衰,不能上通于心,故迷惑善忘也"。肾精不足,精不化气,气虚不能帅血而行,血行不畅,久致血瘀阻滞脑络,加重脑部缺血,则眩晕。患者头昏,腰背冷痛,畏寒,恶风,性冷淡,房事时早泄,舌质淡,苔白腻,脉沉细无力,乃肾阳虚衰之征。用桂附地黄丸加二仙温补肾阳,黄芪益气,水蛭活血化瘀,白术、羌活散寒兼健脾除湿,共奏温脾补肾、益气活血除湿之效。

三、消化系统疾病

(一)便秘

便秘是指排便困难或费力、排便不畅、排便次数减少、粪便干结量少。据调查,我国老年人便秘高达15%～20%,女性多于男性,且随着年龄增长,患病率明显增加。导致便秘的原因很多,如结肠肛门疾病、神经精神疾患、不良生活习惯、心理因素等,通常可从饮食、排便习惯、适当活动等来调节,或者酌情选用促进胃肠动力药、泻药或灌肠治疗。

"便秘"中西医病名相同,中医认为便秘发病的原因归纳起来有饮食不节、情志失调、外邪侵犯、年老体虚等;病机主要是热结、气滞、寒凝、气血阴阳亏虚所致;其基本病变属于大肠传导失常,同时与多个脏腑功能失调有关。治疗应予以通下为主,但绝不可单纯用泻下药,应根据不同的病因采取相应的治法。实秘以祛邪为主,给予泄热、温散、通导之法,使邪去便通;虚秘以扶正为先,给予益气温阳、滋阴养血之法,使正盛便通。

应用指征:①便秘间隔时间超过自己的习惯1天以上,或两次排便时间间隔3天以上;②大便干或不干,排出困难,小便清长;③面色㿠白,四肢不温,腹中冷痛或腰膝酸软;④舌淡苔白,脉沉迟。凡符合上述指征的患者均可用本方加减治疗。

处方:制附子10g,桂枝10g,熟地黄15g,山药15g,山茱萸15g,泽泻6g,茯苓6g,牡丹皮10g。

加减:气虚者加党参 30g、白术 20g;血虚者加当归 20g;阴虚者加麦冬 10g、玄参 10g;寒凝气滞腹痛较剧者加木香 10g。

临床应用

张俊强用加味金匮肾气汤治疗老年性便秘 50 例。

处方:肉桂 6g,制附子 10g,山药 30g,山茱萸 15g,熟地黄 30g,牡丹皮 10g,茯苓 15g,肉苁蓉 20g,泽泻 10g,升麻 10g,制何首乌 20g,枳壳 20g,甘草 6g,槟榔 6g。每日 1 剂,用水煎 400ml,分为早、晚服用。

连续服用 10 天为 1 个疗程,疗程间隔 2 天,根据患者病情一般服用 1～4 个疗程。结果显示在治疗第 2 个疗程之后,治疗后有效、治愈剂总治愈率分别为 28%、20% 和 96%;在治疗第 4 个疗程之后,治疗后有效、治愈剂总治愈率分别为 39%、10% 和 98%;另外史珺用肾气丸加减治疗 1 例便秘,仅 3 剂后患者 30 余年的习惯性便秘即通。宋少军等选择阳气虚衰,肠腑动气不足所致老年性便秘患者 110 例,随机分为治疗组 60 和对照组 50 例。治疗组采用金匮肾气丸汤剂随证加减煎服,对照组采用麻子仁丸治疗。2 组均连续用药 10 天为 1 个疗程。结果经 1～4 个疗程治疗,以症状体征消失,大便 1～2 天 1 次,随访 3 个月无复发为治愈,2 个疗程后两组疗效比较:治疗组总有效率 93.3%,对照组总有效率 62.0%;4 个疗程后两组疗效比较:治疗组总有效率 98.3%,对照组总有效率 80.0%。

医案精选

◎案

曹某,女,56 岁。2010 年 7 月 5 日初诊。主诉"便秘 30 余年,加重 5 天"。30 年前出现大便干燥,解出困难。常自服大黄苏打片、三黄片、麻仁丸等泻火通便药治疗,药量逐渐加重。近两年,常出现机械性肠梗阻,需灌肠大便方通。但每次灌肠后觉腹痛短气,异常痛苦。今大便 5 日未行,患者家属惧怕再次灌肠治疗而求诊中医。患者现便秘,腹胀,畏寒,乏力短气,头昏,腰背酸冷,不欲食。舌边齿痕,苔白腻,脉迟。中医诊断为便秘。辨证为脾肾阳虚。治以温补脾肾、滋水行舟。方用肾气丸加减。

处方:制附子 10g,桂枝 10g,熟地黄 15g,山药 15g,山茱萸 15g,泽泻 6g,

茯苓 6g,肉苁蓉 30g,当归 15g,火麻仁 15g,黄芪 15g,红参 6g,大黄 6g(冲服)。3 剂,每日 1 剂,水煎服。

二诊:服上药后,大便通,无腹痛腹胀,食欲好转。原方去大黄、火麻仁,加鹿角胶续服。

按 该患者久病常服泻火药,损伤脾肾阳气。脾主运化,肾主二便,脾肾阳虚故大便不通,以肾气丸温肾阳,参、芪补气,当归补血润肠,肉苁蓉温肾润肠,火麻仁、大黄通便而取效。

◎案

王某,女,53 岁。以下腹痛不能动就诊。血、尿、便常规化验无异常发现。患者便秘 10 余年,每 5~8 天一行,平素靠服番泻叶、三黄片等苦寒泻药排便。近 1 年来服排毒养颜胶囊维持大便。平素下腹胀满如鼓,纳差,畏寒肢冷,面色晦暗,气短乏力,近 10 天未行大便。脉沉细无力,舌体胖大质暗,苔白滑。中医诊断为冷秘。辨证为肾阳虚衰、阴寒固结。方用肾气丸加减。

处方:肾气丸原方倍制附子,加干姜 10g、生大黄 5g,3 剂,每日 1 剂,水煎服。药后患者矢气频频,大便稀,腹胀痛大减,原方再服 2 剂,继改丸服 20 余天,诸症告愈。

按 肾虚所致便秘,称之为冷秘,《医贯》谓:"大便之能开而复能闭者,肾操权也,今肾既虚衰,肠气内攻,喜热恶冷,宜以八味地黄丸料大剂煎之,冷饮即愈。"

中医学认为人体生命活动的原动力是阳气。随着人们年龄的增长,人在中老年之后往往会出现阳气不足的情况,故老年人多见便秘。由于阳气虚衰,不能够温阳化气,使得肠腑动气不足导致便秘。此类便秘属于虚秘,将会对人的生活质量造成极为严重的影响,其表现症状为大便艰涩,排出困难,便质或干或不干,面色无华,喜热畏寒,四肢不温,腹中冷痛,舌淡苔白,腰脊酸冷,脉沉迟。该患者久病常服泻火药,损伤脾肾阳气;脾主运化,肾主二便,脾肾阳虚故大便不通,以肾气丸温肾阳,参、芪补气,当归补血润肠,肉苁蓉温肾润肠,火麻仁、大黄通便而取效,故临床使用加味肾气丸治疗阳虚便秘可以扶阳固本,治病求因,效果较为显著,值得推广。

（二）慢性胃肠炎

慢性胃肠炎指胃黏膜和肠黏膜的慢性炎症,因胃和肠在解剖位置上相邻,且生理结构相似,故通常将慢性胃炎及慢性肠炎合称为慢性胃肠炎,也有称之慢性肠胃炎。多由饮食不洁、微生物(细菌、真菌、病毒等)感染、药物刺激、环境及心理因素等多种原因所致。临床主要表现为食欲减退、上腹部不适、恶心、呕吐、嗳气或反复发作的腹痛、腹泻及消化不良等。

慢性胃炎中医没有具体病名与之对应,但几乎囊括了中医脾胃系病症的所有证名,如"胃痛""痞满""腹痛""泄泻""便秘""痢疾"等。中医没有"肠"的说法,所谓"胃家者"即指胃与肠腑。脾主运化,主升清,主统血,主肌肉、四肢;胃与脾同居中焦,主收纳、腐熟水谷,主通降,与脾相表里,共有"后天之本"之称,五脏六腑均赖以所养。所以脾胃的病理表现主要是收纳、运化、升降、统摄等功能的异常;由于脾胃与肝肾关系密切,以上病症虽属于脾胃,临证中还应注意脏腑之间的关联;此外,脾胃作为人体重要脏腑,气血、津液、痰湿水饮等方面的病症多与之有关,临床应注意整体关系。在治疗上,分别针对每个病症的病因病机设立相应的治法,提高治疗的效果。

应用指征:①腹部胀满或胀痛不适,得温则舒,食欲下降,呕吐清水,肠鸣即泻、完谷不化、泻后则安等胃肠症状;②面色晦暗、形寒肢冷、腰膝酸软;③胃肠 X 线钡餐或电子胃肠镜检查提示慢性胃炎、慢性肠炎病变;④舌淡胖苔白,脉沉细迟弱。凡符合上述指征的患者均可用本方加减治疗。

处方:肉桂 5g(后下),制附子 12g(先煎),熟地黄 12g,山茱萸 12g,茯苓 12g,山药 12g,牡丹皮 10g,泽泻 10g。

加减:腰膝酸软明显者,加补骨脂 10g、枸杞子 10g;脐腹冷痛,加干姜 10g、炒白术 15g;五更泻,加补骨脂 15g、肉豆蔻 12g;积滞未尽,加枳壳 10g、山楂 10g。

临床研究

覃鹏章治疗证属脾肾阳虚型浅表性胃炎 1 例,予以肾气丸(浓缩丸)2 瓶,口服;10 天后,夜尿减少,腰痛、恶冷减轻,胃痛略有好转;再服 1 个月,诸症皆去,随访 2 年未再复发。张荣华等用肾气丸治疗脾肾阳虚型的慢性肠炎,每次 1 丸,每日 2 次,治疗 6 日后好转,继续治疗 10 余日痊愈;另外对于虚寒型的慢性溃疡性结肠炎,他还用肾气丸,每次 1 丸,每日 3 次,服用 40 天后开始显效,继续巩固治疗 2 个月,泻下已愈,水肿减轻,随访半年未复发。郑荣林治疗肾阳虚衰型的五更泻,用肾气丸原方加减。

处方:黄芪20g,制附子12g(先煎),熟地黄12g,山茱萸12g,茯苓12g,山药12g,补骨脂12g,肉豆蔻10g,罂粟壳6g,肉桂5g(后下)。5 剂,每日 1 剂,水煎服。

5 剂后腹泻好转,12 剂后黎明肠鸣腹泻痊愈,嘱其继续服用肾气丸 1 个月,每日 2 丸,分早、晚 2 次服,用淡盐水送服,停药半年后未见复发。

医案精选

◎案

姚某,女,28 岁。2004 年 2 月 4 日初诊。间断性腹泻 1 年余,遇寒加重,每次发作前有腰痛如风吹感,继而肠鸣泻下,大便稀溏,完谷不化,腹痛隐隐,不欲饮食,口淡无味,腰膝酸困乏力,多处以慢性肠炎诊治,口服抗生素治疗,但只能暂时缓解症状,停药后又复发。症见:脉沉迟无力,体形瘦弱,心肺正常,腹平坦,压痛不明显,肠鸣音活跃,两下肢无浮肿,舌质淡、苔薄白、舌体胖大、边有齿痕。查:血常规正常,大便常规水样便,白细胞少数,红细胞(+)。

处方:肾气丸,每次 1 丸,每日 2 次。服用 6 天后,自诉腰腹冷痛好转,大便成形。继以此药巩固治疗 10 余日痊愈。半年后随访,未复发。

◎案

张某,男,69 岁。2005 年 3 月 12 日初诊。大便不成形,有黏液,每日泻下 6 ~ 8 次,伴腹痛,手足肿,小便不利,尿频数,夜尿多半年余,多处求治无效,确诊为慢性溃疡性结肠炎。查舌质淡,苔薄白润,脉沉迟无力。心律整,无杂音,左下腹压痛,两下肢水肿,血、尿常规均正常,大便常规:白细胞(+ +),红细胞(+)。

处方:肾气丸,每次 1 丸,每日 3 次。服用 40 天后精神好转,腰腹冷痛减轻,大便泻下次数 2 ~ 3 次/日,继续巩固治疗 2 个月,泻下已愈,水肿减轻。随访半年未复发。

按 肾阳为诸阳之本,肾阳虚致脾阳不足,水谷不能腐熟,水谷并注肠间,故为泄泻,水湿泛溢肌肤,故见水肿。治病求本,故用肾气丸中的熟地黄、山茱萸补益肾阴而摄精气;山药、茯苓健脾渗湿;泽泻泄肾中水邪;牡丹皮清肝胆相火;而制附子、肉桂则补命门真火,引火归原。肾中真阴真阳皆得补益,阳蒸阴化,肾气充盈,诸症皆消。

(三)呃逆

呃逆即打嗝,指气从胃中上逆喉间频频作声,声音急而短促,属于生理上常见的现象,有横膈膜痉挛收缩引起的。健康人也可发生一过性的呃逆,多与饮食有关,特别是饮食过快、过饱,摄入过热或过冷的饮料、饮酒、过度抽烟等,或外界温度变化都可引起。若呃逆频繁或持续24小时以上,成为难治性呃逆,多见于某些疾病,如胃肠神经官能症、胃扩张、胸腹腔肿瘤、肝硬化晚期、脑血管病、尿毒症及胸腹手术后所引起的膈肌痉挛等。西医没有"呃逆"的单独疾病名,通常作为一种伴随症状出现在上述疾病中。而中医对此"呃逆"有明确的阐述。

中医认为呃逆多由饮食不当、情志不遂或正气亏虚所致;而胃失和降、气逆动膈是呃逆的主要病机,其病位虽在膈、胃,但与肝、脾、肺、肾等诸脏腑有关,有虚实之分。治疗以理气和胃、降逆止呃为原则,分清虚实寒热,在辨证论治的同时,适当加用降逆止呕之品,以标本兼治。

应用指征:①呃逆低长无力,气不得续,不能自止,泛吐清水;②脘腹不舒,喜温喜按,面色㿠白,手足不温,食少乏力、便溏乏力;③舌质淡,苔薄白,脉细弱。凡符合上述指征的患者均可用本方加减治疗。

处方:熟地黄30g,山茱萸15g,山药30g,泽泻15g,茯苓10g,牡丹皮10g,制附子12g(先煎),肉桂3g。

加减:胃寒者加丁香、柿蒂;胃热者加竹叶、石膏;胸胁满闷者加木香、川楝子;食少便溏者加党参、炒白术;口干舌燥、舌红少苔者加麦冬、玉竹。

医案精选

◎案

郭某,男,61岁。2008年11月3日初诊。主诉:呃逆伴畏寒怕冷1个月。主症:呃逆频繁,伴夜尿多、睡眠及精神差。既往患慢性肾炎 2 年,尿蛋白持续(+ ~ + +),几经诊疗,慢性肾炎病情稳定但出现呃逆症状,如此发病,每日 5 ~ 6 次,痛苦不堪,难以正常工作。每天除睡眠后呃逆停止,醒后即始。就诊时呃逆发作,但断续不继,时有气不顺接,呃声低不甚响亮,伴尿多,食欲差,口淡,望其面白,唇淡,舌质淡嫩、苔白,四肢欠温,腰膝酸软,畏寒怕冷,大便薄,脉沉细。四诊合参,中医诊断为呃逆。辨证为肾气亏虚、肾不纳气。治以补肾纳气、降逆止呃。方用肾气丸加减。

处方:熟地黄 30g,山茱萸 15g,山药 30g,泽泻 15g,茯苓 10g,牡丹皮 10g,制附子 12g(先煎),肉桂 3g,木香 10g,旋覆花 12g(包煎)。

纳差酌加陈皮、半夏、白术、薏苡仁、鸡内金、麦芽等健脾化湿,助胃纳谷。水煎服,每日 1 剂,半月后呃逆减半,尿量明显减少,纳增。再服半月,呃逆停止,胃纳明显增加,精神好转。继以肾气丸加减调理,随访半年呃逆未再发作。

按 呃逆一症,俗称"打嗝",自古医学记载颇多,如《黄帝内经》称"哕",《素问·宣明五气论》:"胃为气逆,为哕。"《灵枢·口问》:"谷入于胃,胃气上注于肺。今有故寒气与新谷气,俱还入于胃,新故相乱,真邪相攻,气并相逆,复出于胃,故为哕。"因指出本病气逆上冲,呃呃连声的临床特点,故病名逐渐统一而被称为"呃逆"。基本病机:胃失和降,膈间气机不利,胃气上逆动膈;病位在膈,关键脏腑在胃,与肺、肝、脾、肾密切相关。本症见于多种疾病中,常因情志不遂,饮食不节,正气虚弱而出现;也可偶然发生,为膈肌痉挛所致。中医对"气逆"传统的治则为"逆则平之",对胃气上逆引起的呃逆主张和胃降逆平呃。临床常常运用橘皮竹茹汤、丁香柿蒂汤、旋覆代赭汤,选用旋覆花、代赭石、丁香、柿蒂等降逆之品,对于初起单纯的轻症疗效肯定,而对持续不断顽固性呃逆,尤其是急慢性严重阶段之呃逆,单用和胃降逆之法往往难以奏效。辨证上首先掌握虚实,分辨寒热。此案从肾论治,疗效颇丰。此患年高,兼有慢性肾炎病史,久病肾阳亏虚,致使肾气不能摄纳,虚气上逆动膈而发为呃逆。肾气丸能温补肾阳,固摄纳气,使气纳于肾而不至上逆动膈,故呃逆自止。方中六味地黄丸虽滋补肾阴,之中加入少量制附子、肉桂以温阳,目的在于阴中求阳,少火生气,助命门以温阳化气;木香、旋覆花降逆止呃效佳;诸药合用,温阳纳气而取效。

(四)反流性食管炎

反流性食管炎属于反流性食管病中的一种,是由胃、十二指肠内容物反流入食管引起的食管炎症性病变。其病理变化为黏膜的破损,即食管糜烂或食管溃疡;临床表现以烧心、反流为主要症状,伴有上腹胀痛、咽部异物感、吞咽困难,或表现为不典型的咳嗽、哮喘或咽喉炎等症。治疗上多以药物为主,首选质子泵类,经治疗后大多数患者预后良好,但病情易反复。

本病属于中医的"胸痛""胃痛"范畴,中医多从辨证论治,病机多考虑为肝胃不和、脾胃不和,或气滞血瘀等。

医案精选

◎案

赵某,男,55 岁。2004 年 10 月 6 日初诊。自述胸前及心窝区烧灼样疼痛、泛酸、咳嗽等症反复发作 1 年。1 年前胃镜检查诊断为反流性食管炎。发作时服西药奥美拉唑肠溶胶囊(洛赛克)、多潘立酮片(吗丁啉)等,胸骨后疼痛能明显缓解,但慢性咳嗽、夜间痰涎上泛呛咳等症不见好转。1 周前胃镜复查可见:食管下段黏膜充血、水肿、有条状糜烂点。症见:胃脘胀闷,食物咽下时有痛感,咳嗽,夜间痰涎上泛呛咳,甚则不能平卧,腰酸困乏,大便稀软,饮食稍有不慎则腹泻。形体肥胖,面色黧黑,舌体胖大,苔白厚腻,脉沉细弱。中医诊断为痞证、咳嗽、腹泻。辨证为脾肾阳虚、痰涎上泛。治以温肾健脾、降逆化痰。方以肾气丸加减。

处方:制附子 10g(先煎),肉桂 6g,熟地黄 12g,山药 15g,山茱萸 10g,仙茅 15g,巴戟天 10g,党参 15g,白术 18g,茯苓 15g,陈皮 10g,半夏 10g,厚朴 12g,甘草 6g。7 剂,每日 1 剂,水煎服。

二诊:药后咳嗽,痰涎上泛之症明显减轻。效不更方,再服 7 剂。

三诊:自述慢性咳嗽基本消失,胃脘胀闷、夜间呛咳、腰痛均明显减轻,胸脘疼痛很少出现。嘱患者改服肾气丸 10 粒,2 次/天,配服香砂六君子丸 10 粒,2 次/天。坚持服药 2 个月后,上述症状均消失。随访半年未复发。

　　按　反流性食管炎是由于胃或肠内溶物反流入食管而引起的食管黏膜炎症。主要表现为胸骨后烧灼疼痛、泛酸以及慢性咳嗽等症。此案患者间断服西药胸骨后烧灼疼痛能缓解。但咳嗽、上腹胀满、泛酸、腰酸困乏、夜间呛咳不见好转。究其病史，患者禀赋素虚，久病失调，肾阳耗亏，不能温化水液，致水邪泛滥而上逆，属肾虚多唾之候。《景岳全书》中所述：夫人之多痰，悉由中虚而然，盖痰即水也，其本在肾，其标在脾。在肾者水不归原；在脾者饮食不化，土不制水也。故用肾气丸温补肾阳以制水；六君子汤健脾化痰利湿。标本同治，肾阳充足，水不上泛，则胸痛、咳嗽、痰涎上呛及腰痛等症消失；脾气健运，湿化痰消，则胃脘胀闷、吞酸、腹泻等症自除。

四、泌尿系统疾病

（一）慢性肾小球肾炎

　　慢性肾小球肾炎简称慢性肾炎，是一组临床症状相似，但发病原因不一，病理改变多样，病程、预后和转归不尽相同的慢性肾小球疾病的总称。其病因、发病机制和病理类型不尽相同，但起始因素多为免疫介导炎症；可见于多种肾脏病理类型，随病情进展可导致肾小球硬化，从而演变为硬化性肾小球肾炎。该病起病隐匿、缓慢，临床上以蛋白尿、血尿、水肿、高血压和肾功能不全为特征，随着疾病的不断发展，患者多于 2～3 年或 20～30 年后终将出现肾功能衰竭。故治疗上多以防止或延缓肾功能进行性恶化、改善或缓解临床症状及预防心脑血管并发症为主要目的，通过积极控制高血压或减少尿蛋白、限制蛋白摄入等综合治疗为主。

　　慢性肾小球肾炎属中医的"水肿""虚劳""尿血""腰痛""关格"等范畴。中医认为本病多由风邪袭表、疮毒内犯、外感水湿、饮食不节或久病劳倦所致，发病机制为肺失通调、脾失转输、肾失开合、三焦气化不利，临床辨证以阴阳为纲，分清病因、病位，注意寒热虚实的错杂与转化。治疗上，阳水者宜发汗、利水或攻逐，配合清热解毒、健脾理气等法；阴水者当温肾健脾，配合利水、养阴、活血、祛瘀等法。

医案精选

◎案

张某,男,52 岁。患慢性肾小球肾炎 2 年 3 个月,2005 年出现双下肢水肿。经某医院诊断为慢性肾小球肾炎,一直服降压、利尿药物治疗,效果欠佳。症见:腰痛,双下肢酸软无力,水肿,舌淡红,有裂纹,苔薄白,脉左沉细弦,右弦,右大于左。查:尿蛋白(+),潜血(+),BP 185/115mmHg。中医诊断为水肿。辨证为脾肾亏虚、湿热内蕴、水湿停滞。治以健脾补肾、清利湿热,佐以宣肺利水。方用知柏地黄汤合麻黄连翘赤小豆汤加减等治疗,效果差。双下肢水肿不仅未消,反而增添了双下肢、双足发凉,夜间双下肢痉挛,舌边齿痕,苔薄白,脉左沉细,右弦细,右大于左。此过用寒凉,伤人体元阳,治以健脾温肾、利湿解毒,佐以舒筋利脉、凉血止血。方用肾气丸加减。

处方:熟地黄 30g,山药 15g,牡丹皮 10g,泽泻 10g,茯苓 10g,枸杞子 15g,肉桂 5g,制附子 10g,车前子 30g(包煎),怀牛膝 15g,黄芪 30g,木瓜 15g,芡实 10g,茜草 10g,土茯苓 60g,甘草 6g。每日 1 剂,水煎服。

上方加减共服 25 剂,双下肢及双足发凉基本解除,痉挛、水肿消失。4 次尿化验检查:尿蛋白(+),潜血(-),配制丸药巩固疗效。

◎案

某,女,40 岁。2006 年 10 月 12 日初诊。眼睑浮肿,小便不利 3 天。既往有慢性肾小球肾炎 20 余年,此次因情绪刺激,受凉劳累而诱发。症见:眼睑浮肿、腰痛,畏寒,恶心,小便不利,全身乏力,面色苍白而灰滞,舌质淡胖苔厚腻,脉沉濡。辅助检查尿常规示尿蛋白(+++),潜血(+++),镜检颗粒管型 6~7 个/HP,白细胞(++)。西医诊断为慢性肾小球肾炎。中医诊断为水肿。辨证为肾阳不足。治以温肾助阳、化气行水。方用肾气丸加味。

处方:干地黄 15g,山药 15g,山茱萸 10g(酒炙),茯苓 12g,牡丹皮 10g,泽泻 10g,桂枝 3g,制附子 8g,牛膝 5g(去头),车前子 9g(盐炙),白术 10g,生姜 6g,白芍 9g。6 剂,每日 1 剂,水煎服。

二诊:服上药 6 剂后,镜检尿潜血(++),蛋白(+)。服药 1 个月后,尿潜血（＋），其他正常。嘱服肾气丸 1 个月调理。服药期间忌房欲、气恼、忌食生冷食物。

〔按〕患者慢性肾小球肾炎 20 余年，久病伤肾，以致肾气虚衰，不能化气行水，遂使膀胱气化失常，开合不利，引起水液潴留体内，泛滥肌肤，而成水肿。《素问·水热穴论》指出："故其本在肾，其末在肺。"本患者病程长，结合症状、体征、脉象，诊为肾阳不足，膀胱气化不利。以肾气丸温补肾阳并加白术、生姜、白芍。生姜温散水寒之气；白芍开阴结，利小便。药证相符，故疗效显著。药理研究证明，肾气丸有利于延缓慢性肾衰竭的恶化进程。

慢性肾小球肾炎属中医"水肿"范畴。如《素问·奇病论》中就有记载。在《素问·风论》中对本病的发病也有一定的记载，认为"以冬壬癸中于邪者为肾风"又曰："肾风之状，多汗恶风，面痝然浮肿，脊痛不能正立，其色炲，隐曲不利，诊在颐上，其色黑。"元代朱丹溪在《丹溪心法·水肿》将水肿分为阳水和阴水两大类，指出："若遍身肿，烦渴，小便赤涩，大便闭，此属阳水……若遍身肿，不烦渴，大便溏，小便少，不涩赤，此属阴水。"从古代文献中可以看出对于水肿中医分阴水，阳水，其治疗方法不同，目前人们往往结合微观辨证，一谈到"炎症"，往往想到清法，对于急性期单纯实证的阳水，不失为一个有效的治疗方法。因为阳水发病急，每成于数日之间，肿多由上而下遍及全身，同时在水肿出现之前或发病时大多兼见咳嗽、鼻塞流涕、咽痛、发热等肺原证候。从病机而论，阳水的形成与风邪外袭，内舍于肺，肺失宣降，水道不通，以致风遏水阻，风水相搏，溢于肌肤等病理变化关系密切。所以治疗阳水理当疏风清热，宣肺利水，常用越婢汤、越婢加术汤、麻黄连翘赤小豆汤等。而对于病程长体质弱的纯虚，或虚实夹杂的阴水则效果不佳，常常尿中蛋白不消，出现双下肢、双足发凉，并且痉挛，小便清长，夜尿多。多伴有腰酸膝软、乏力恶寒、口干咽燥等。肾藏精为先天之本，元阴元阳之根，肾之阴阳受损则表现为以上症状。肾气丸系仲景专为肾气虚衰而设，方由六味滋阴之品与二味补阳之品相和而成，立意不在补火，而在微微生火，即生肾气，诸药合用，滋而不腻。温而不燥，补阴之虚以生气，助阳之弱以温养，使肾阳振奋，气化复常，故用于治疗慢性肾炎属肾精亏虚，肾气衰惫者能取得满意疗效。

（二）慢性尿路感染

尿路感染简称为尿感，是指各种病原微生物在尿路中生长、繁殖而引起的炎症性疾病，在临床上较为常见。根据感染发生部位可分为上尿路感染和下尿路感染，前者系指肾盂肾炎，后者主要指膀胱炎，而肾盂肾炎、膀胱炎又有急性、慢性之分。临床表现为不同程度的尿频，尿急，尿痛，乏力，腰部酸软，以及肾小管功能受损表现，如夜尿增多、低相对密度尿等。革兰阴性杆菌为尿路感染最常见的致病菌，其中以大肠埃希菌最为常见，约占全部尿路感染的85%，多见于育龄期妇女、老年人、免疫力低下及尿路畸形者。治疗上予以相应检查，积极寻找病因，排除梗阻性病变（结石、异物、先天发育异常或神经性病变），并及时发现并发症，适当合理应用抗生素治疗。对于下尿路感染不主张全身应用广谱抗生素，否则容易导致耐药菌产生，使病情复杂化。

该病在中医上属于"淋证"的范畴，其病因可归结为外感湿热、饮食不节、情志失调、禀赋不足或劳伤久病四个方面，主要病机是湿热蕴结下焦，肾病与膀胱气化不利，病位涉及肾、膀胱。肾者主水，维持机体五脏代谢；膀胱者州都之官，有贮尿和排尿的功能。两者脏腑表里相关，经脉相互络属，共主水道，司决渎。当湿热等邪蕴结膀胱，或久病脏腑功能失调，均可引起肾与膀胱气化不利，而致淋证。分为"热淋""血淋""石淋""膏淋""劳淋"和"气淋"共六淋。病理性质初病多实，治以清热利湿通淋；久则转虚，或虚实夹杂，宜标本兼治，兼培补脾肾以扶正。

医案精选

◎案

范某，女，65岁。2012年11月3日初诊。反复尿频，尿急，尿痛20余年，再发10日来诊。20年前受凉后现尿频，尿急，尿痛，经治而愈。后经常发作，服药症状可减轻。近3年每因憋尿，劳累，受凉均有发作，服药无效，需静脉滴注治疗方可缓解。10日前劳累，症状复现，口服药物无效，今日来要求静脉滴注"消炎药"治疗。查尿常规无异常。症见：腰酸，腰痛，乏力身冷，舌胖苔薄，尺脉弱。劝服中药治疗。中医诊断为淋证。辨证为命门火衰。治以温补肾阳。方用肾气丸加减。

处方：制附子12g,肉桂10g,熟地黄15g,山药15g,山茱萸15g,泽泻10g,茯苓10g,车前子10g,通草5g。6剂而愈,至今未复发。

按 该患者年老体虚,久病肾阳虚损膀胱气化失调,故尿频,尿急,尿痛。阳虚不能温养故身冷乏力,腰为肾之府,肾气亏损故腰酸,腰痛。以肾气丸温肾阳,泽泻、茯苓、车前子、通草利尿而愈。

慢性尿路感染具有反复发作的特点,取得根治的效果很难,是导致慢性肾功能不全的重要原因。本病的病机是膀胱气化失职,主症是小便不利。《中藏经》:"劳淋者,小便淋沥不绝,如水之滴漏而不断绝也。"《证治准绳·杂病·淋》:"劳淋者,劳倦即发。"指出了劳淋的临床及病机特点,病位在肾与膀胱。本病初发多以湿热郁阻下焦,膀胱气化不利为主要病机特点;若治而不愈,反复发作,正为邪伤;肾气丸,方中用地黄八两,滋补肾阴、益精填髓;又用山茱萸四两,补肾固精,又有收敛固涩的功效;因肾中之精气还赖于水谷精微的补充与化生,佐以山药四两、茯苓三两,健脾益肾,助后天之本。诸药合用充肾气化生之形质使肾气化生有源,但仅用滋肾益精之品,缺乏生机,肾气不能由之自动化生,加入桂枝、制附子各一两,其目的不在峻补肾阳,而是温阳以化气,也就是取其少火以生肾气之意。

(三)狼疮性肾炎

狼疮性肾炎是系统性红斑狼疮的肾脏损害,大约50%以上系统性红斑狼疮患者有肾损害的临床表现,肾活检提示肾脏受累几乎为100%。免疫复合物形成与沉积是引起系统性红斑狼疮肾脏损害的主要机制;狼疮性肾病的病理多累积肾小球、肾小管－间质及血管,故病理表现多种多样;临床除了肾外表现(皮肤黏膜、肌肉关节、心、肺、神经消化等多系统损害)外,出现各种病理性尿液,如蛋白尿、血尿、管型尿,高血压,甚至首诊即为肾衰竭的。目前尚无统一的治疗方案,以控制狼疮活动,阻止肾脏病变进展,最大限度地降低药物治疗的不良反用为主。该病属于中医"水肿"范畴。

医案精选

◎案

某,女,39岁。下肢严重水肿、腹胀3个月。1个月前曾就医于某医院,并经肾穿刺确诊为狼疮性肾炎。目前口服泼尼松20mg/天,尿量少,尿蛋白

（＋＋＋＋）。症见：舌淡白、苔白腻，脉沉无力。中医诊断为水肿。辨证为脾肾阳虚、水湿内停。治以温补脾肾、利水消肿。方用肾气丸加减。

处方：制附子3g,桂枝3g,熟地黄50g,山药20g,山茱萸20g,泽泻20g,茯苓20g,牡丹皮10g。30剂,每日1剂,水煎服。

二诊：服上药30剂后,患者尿量增加,双下肢水肿渐消,腹胀改善,尿蛋白(＋＋)。将泼尼松减量为15mg/天,在原方基础上加大温补脾肾之阳,减少利湿药量。

处方：制附子6g,桂枝6g,熟地黄50g,山药20g,山茱萸20g,泽泻10g,茯苓10g,牡丹皮10g。继服30剂,每日1剂,水煎服。

三诊：服上药30剂后,尿量正常,双下肢水肿已消,腹胀已愈,尿蛋白(＋)。此后将泼尼松减量为5mg/天。按上方继续服用30剂后,尿蛋白转阴,为巩固疗效,继服上方,并停用泼尼松。续服上方30剂后,化验尿蛋白仍为阴性。

五、内分泌系统疾病

（一）2型糖尿病

糖尿病是一组以慢性血糖水平增高为特征的代谢性疾病,由体内胰岛素相对或绝对不足及靶细胞对胰岛素敏感性降低,或胰岛素本身存在结构上的缺陷而引起,可致组织或器官功能障碍和形态结构改变,并发酮症酸中毒、多发性神经炎、肢体坏疽、肾功能衰竭等。其患病率正随着人民生活水平的提高、人口老龄化、生活方式改变而迅速增加,已发展为世界性的常见病、多发病,且呈逐渐增长的流行趋势。一般认为,95%糖尿病为2型糖尿病,目前认为这一估算偏高,其中约5%可能属于其他类型。迄今为止,现代医学对糖尿病的治疗并不理想,尤其是对其并发症的防治,一些基本的手段是纠正代谢紊乱和严格控制血糖。然而,在临床上有些病例即使血糖得到了很好的控制,其病情仍然朝恶性的方向发展。而中医药治疗糖尿病,作用温和、持久、整体调节,能明显改善临床症状,有效防治各种发症,不良反应小,中医经过辨证论治将多种不同药物组方成为复方,从整体观念入手治疗病情,这是中医学典型的治疗方法。

糖尿病属于中医"消渴"范畴,消渴的病因病机目前已被大多数中医学者达成共识,即本病为阴虚燥热之证,即阴津亏损,燥热内盛;阴虚为本,燥热为标,与血瘀有关;病变涉及五脏六腑,但以肺、胃、肾为主。近代医者在前人的理论基础上,不断创新完善,提出了阴虚燥热、气虚、瘀血、湿阻等学说,这为消渴病的中医学研究和临床治疗提供了更为广阔的思路。治疗上从清热滋阴、益气活血、温阳等各方面进行分型辨证论治,疗效可观。

医案精选

◎案

某,女,62 岁。2011 年 12 月 9 日初诊。多饮、多尿约 13 年。13 年前即发现口干喜饮,夜间、晨起尤甚,饮入仍觉不解渴,多尿,昼尿 8 ~ 10 次,夜尿 2 ~ 3 次,或尿呈泡沫状,或伴腰酸痛,近两年来尤感怕冷,眠差,或便秘,或夜稀便 1 次。多次查空腹血糖均在 8mmol/L 以上。脉略弦,左略细,舌淡苔白。中医诊断为消渴。辨证为肺胃燥热、阴损及阳、下元虚寒。治以益肾理脾、滋阴复阳。方用肾气丸合缩泉丸加减。

处方:干地黄 24g,山茱萸 12g,山药 32g,茯苓 10g,牡丹皮 10g,泽泻 10g,桂枝 3g,制附子 10g,肉桂 6g,乌药 10g,益智仁 10g,天花粉 20g,苍术 15g,玄参 10g,黄芪 20g,白术 15g。7 剂,每日 1 剂,水煎服。

二诊:12 月 16 日,口干缓解,夜尿次数及腰酸痛俱减,下午尿次无大减。脉细弦,舌淡苔少。守上方,继服 7 剂。

三诊:12 月 23 日,诸症续减,但时夜尿 2 次,晨起尿略黄。脉沉细,舌红苔少。守上方加麦冬 10g、桑葚 10g,继服 7 剂。

四诊:12 月 30 日,腰酸痛已除,偶有口干,昼尿次数减为 5 ~ 6 次,夜尿 1 次,偶有 2 次。脉沉细,舌红苔少。守上方去肉桂,制附子减至 3g,加西洋参 10g、焦山楂 20g、枸杞子 15g。20 剂,水泛丸,每日服 3 次。调理 3 个月诸症皆除。

按 糖尿病是一个古老的疾病,早在公元前 400 年,我国最早的医书《黄帝内经》中已有论述,属"消渴"症的范畴,主要是根据症状"因渴而消瘦"得名。消渴是由肺、胃、肾三脏热的阴亏,水谷转输失常所致的疾病。中医认为其基本病机是阴虚燥热,阴虚为本,燥热为标,二者互为因果,燥热甚则阴愈虚,阴愈虚则燥热愈甚。早期阴虚火旺,中期伤气出现气阴两虚,晚期阴损及阳导致阴阳双亏。由于阳虚或气虚不能帅血而行,加之阴虚火旺煎灼津液,病程中可出现血瘀征象。肾阴不足,肝失濡养,目无所养,可导致目干目涩,视物昏花,甚至失明。营阴被灼,内结郁热,壅毒成脓,发为疮疖、痈疽,阴虚燥热,炼液成痰,痰阻经络或蒙蔽心窍而为中风偏瘫。肾阴不足,阴损及阳,脾肾阳衰,水湿泛滥,成为水肿。阴液极度耗损,导致阴竭阳亡,而见神志不清、皮肤干燥、四肢厥冷、脉微细欲绝等危候。

肾气丸是中医治疗糖尿病的基本方之一,方中以地黄滋阴补肾为主,用桂枝、制附子温阳补肾,实际上阴阳两补之方。历代中医认为肾气丸具有温补下元,壮肾益阳,化气利水,消肿止渴的功效,主要适用于肾气不足、阴阳俱虚的病症,适合于糖尿病及其相关病症肾虚患者,尤其是糖尿病晚期并发症阶段临床表现为肾阴阳俱虚的患者。本案饮多溲多,饮多责之肺胃燥热,消灼津液,即使饮入而渴仍不解;溲多责之肾气不足,气不化水,膀胱开合失约。肺胃阴虚及脾,脾阴亏虚,脾气升发太过,升极而降,亦可致溲多。肺胃阴虚及肾,肾阴亏虚,阴损及阳,肾气不足,气不蒸津,亦加重口干欲饮之症。宗《金匮要略》"男子消渴,小便反多,以饮一斗,小便一斗,肾气丸主之",以肾气丸合缩泉丸加减治之,方中重用山药有补脾阴之意,而怕冷、夜尿多、腰痛等症乃肾阳虚之候,故加重制附子用量并合肉桂以温之。

(二)糖尿病神经源性膀胱

糖尿病神经源性膀胱(DNB)是糖尿病常见并发症之一,是由于自主神经尤其是副交感神经障碍所引起的排尿反射异常、膀胱功能障碍,主要表现为尿无力、尿潴留。DNB不仅引发泌尿系统感染、肾功能损害等并发症,更严重影响患者的生活质量,据报道DNB在糖尿病患者中患病率高达25%~85%。具体机制目前现代医学研究仍不很清楚,目前认为主要与以下因素有关:长期高血糖导致周围神经的节段性脱髓鞘和神经冲动的传导障碍,涉及膀胱副交感神经和交感神经,导致膀胱的敏感度下降所致。治疗目的应在控制血糖的基础上,保护肾功能,改善排尿症状,提高患者生活质量。如用甲基维生素 B_{12} 促进神经修复、拟胆碱药物促进逼尿肌收缩、α受体阻滞剂舒张尿道外括约肌和膀胱颈部平滑肌提高膀胱顺应性等。非药物疗法有间歇导尿，必要时膀胱造瘘、膀胱减容重建术等。总体而言，由于病因不清，目前对 DNB 的治疗尚无满意的方法，虽有一定的疗效，但复发率高。

中医学中并没有"糖尿病神经源性膀胱"之病名，可参考中医"癃闭""淋证"进行辨治。根据临床表现其病机以肾元亏虚为主，是发病之本，可兼有脾气亏虚，肺气不行，致膀胱气化不利，产生癃闭，这是病机的关键。糖尿病神经源性膀胱的肾阳虚，既可源于阴虚精亏或源于气虚。DNB 是由于糖尿病日久，膀胱气化不利，开合失司导致，是本虚标实之证。本虚虽与肺、脾、肾三脏有关，但与肾和膀胱关系最为密切，其是消渴患者在肾气亏虚的基础上感受外感六淫、内伤七情等诱因导致肺、脾、肾三脏功能失调而发生本病。

医案精选

◎案

江某，男，65 岁。患 2 型糖尿病 1 年，2005 年 8 月因严重糖尿病酮症酸中毒急入院治疗。住院时小便失禁故用假性导尿，经治后酮体转阴，血糖逐渐稳定，拔除尿管后小便频数、遗尿症状突显，据称患者在入院前 3 个月即有是症，每晚小便 10 余次，致夜不成寐，时有自遗，每天须用尿布数片，为此异常苦恼。住院期间查小便白细胞（＋），尿培养无菌生长，生化肌酐、尿素氮均在正常范围。经用西药格列吡嗪控释片（瑞易宁）、阿卡波糖片（拜唐苹）及舒普深静脉注射治疗 10 天后复查小便结果已恢复正常。但小便频数尤其是夜尿频多，不时遗尿未见丝毫改善。症见：身体消瘦，口干多饮，多食易饥，精神疲倦，睡眠极差，小便色黄，舌暗红，苔薄黄，脉弦细数。中医诊断为消渴。辨证为水热互结。治以利水养阴清热。方用猪苓汤加减。

处方：猪苓 15g，茯苓 30g，泽泻 15g，阿胶 15g（烊化），滑石 15g（包），桑寄生 30g，白茅根 15g，车前草 15g，玉米须 15g。4 剂，每日 1 剂，水煎服。

二诊：服上药 4 剂后，患者夜尿频多如故，常自遗尿，口渴引饮，大便如常，脉弱而右寸稍浮。遂根据"微热消渴，小便不利"辨证为膀胱气化不利。治以温阳化气。方用五苓散加减。

处方：茯苓 30g，泽泻 30g，猪苓 15g，桂枝 10g，白术 10g，桑螵蛸 30g，萆薢

15g,益智仁 15g。

药后小便由每晚 10 余次减少至 7~8 次,余症同前,后发现患者双尺脉沉缓而弱,腰酸膝软,舌淡胖,质暗,苔黄腻,脉缓弱。又辨证为肾气不足。改用肾气丸合缩泉丸加味治疗。

处方:制附子 10g(先煎 1 小时),肉桂 6g(后下),茯苓 30g,泽泻 15g,山药 15g,牡丹皮 15g,山茱萸 15g,熟地黄 15g,乌药 10g,益智仁 15g,远志 g,覆盆子 15g。

服后夜尿进一步减少至 5~6 次,此时已能断续睡眠 2~3 小时,后因考虑经济原因,带药 7 剂出院。嘱患者定期复诊。

三诊:9 月 8 日,患者自诉夜尿每晚 5~6 次,但仍不能控制,自遗裤中。舌淡胖,质暗,苔黄腻较前松动,脉沉缓弱,右寸浮。考虑患者症状较前稳定,而本病属慢性病,要有方有守,遂效不更方,嘱患者再服 7 剂。

四诊:9 月 15 日,患者自觉症状未见进一步好转,夜尿仍每晚 4~5 次,不能控制,自行遗出。因患者病久颇为担心,心情抑郁,关脉见弦象,有时两胁略胀。辨证为肝气郁结。治以疏肝健脾、理气解郁。方用丹栀逍遥散加味。

处方:牡丹皮 15g,栀子 10g,柴胡 10g,当归 10g,赤芍、白芍各 15g,茯苓 30g,白术 15g,薄荷 6g(后下),生姜 6g,桑螵蛸 30g,桑叶 6g。

患者服后夜尿次数反有所增多。细询患者平素有腰膝酸软,耳鸣,察舌淡胖,质暗,舌根部苔黄厚腻,脉沉弱,右寸浮。知患者年近古稀,肾气必亏,遂改用肾气丸合缩泉丸加减治疗。

处方:制附子 15g(先煎 1 小时),肉桂 6g(后下),山茱萸 15g,茯苓 30g,牡丹皮 15g,泽泻 15g,山药 15g,桑螵蛸 30g,益智仁 15g,乌药 15g,草薢 15g,牛膝 15g,玉米须 30g。每日 1 剂,水煎分 2 次温服。

五诊:9 月 22 日,患者诉夜尿次数已减为每晚 3~4 次,晚上能断续睡眠 3 小时。舌淡胖,质暗,苔薄白,脉弱,右寸浮。此时,患者的右寸始终现浮象,虑其若非外有未解之邪,即为肺有不利之气,遂用肾气丸加宣肺理气之剂治疗。

处方:山茱萸 15g,茯苓 30g,熟地黄 15g,山药 15g,肉桂 6g,制附子 15g

（先煎 1 小时），益智仁 10g，乌药 15g，桔梗 6g，麻黄 6g。并嘱服中成药肾气丸。

六诊:9 月 29 日,患者诉服上方后夜尿次数明显减少,1 周有两三晚未出现夜尿和遗尿,睡眠基本恢复正常。以上方进退并配合服用中成药肾气丸以巩固疗效。

按 糖尿病神经源性膀胱,又称无力性膀胱,是由于糖尿病自主神经病变所致。膀胱由骶髓 2、3、4 中 3 条副交感神经及胸髓第 11、12 神经与腰髓 1、2 对神经中 4 条交感神经调节支配,糖尿病神经病变影响上述神经,尤其是感觉神经部分,则引起排尿反射异常;由于副交感神经损害而致膀胱收缩力减弱,交感神经损害影响三角肌及内括约肌,以致尿潴留,膀胱渐充盈胀大,当膀胱胀大其容量超过 1 000ml 以上时,渐出现尿失禁,尿淋漓不尽,由于长期残余尿增加而导致尿路感染,可发为慢性肾盂肾炎,甚至发生肾功能衰竭。而西医目前尚无十分可靠、有效的治疗该病的药物,中医据其证候表现,责之"膀胱不利、膀胱不约"。临床中发现,患者就诊时大多病情较重,中医病机表现为消渴日久肾阴亏虚、肾阳亏虚,即"无阴则阳无以化",或阴虚及阳,即"无阳则阴无以生"致膀胱气化无权。故治疗上投以肾气丸以温阳益气、补肾利尿,往往可以起到减少膀胱残余尿量的理想疗效。

本案患者平素喜饮浓茶、抽烟,易致湿热内蕴,上热下迫,湿热下注,膀胱气化不利,约束失常也可致小便失禁、尿黄等症。此时多因患者尿频尿急、淋漓不畅、口渴欲饮,甚或咳嗽、睡眠不安而致下焦湿热蕴结,津伤不能上润,故用猪苓汤治疗,然患者年过花甲,肾气日衰,阳虚不主温煦,膀胱气化无权,膀胱不利为癃,不约为遗溺。故见小便失禁;腰为肾之府,命门火衰,可见腰酸等症。舌淡胖,脉沉缓弱为阳虚之象,罹患消渴,耗气伤阴,阴损及阳,阴阳俱虚,故用肾气丸合缩泉丸于阴中求阳,助膀胱气化。患者服用肾气丸合缩泉丸后,症状较前有较大改善,可见,肾气虚衰确为年高体弱之糖尿病患者导致小便失禁或淋漓不断的重要病因。然患者在持续服用补肾止遗的肾气丸和缩泉丸后,症状并未如愿进一步减轻,而只是停留在原地踏步,此时才重视患者一直以来的右寸脉独浮,寸脉浮乃主病在上在外,而右寸候肺,患者无发热恶寒、鼻塞流涕、咳嗽咽痛等明显的风寒表证,但细思肺乃水之上源,主治节,司呼吸,敷布津液,通调水道,上润咽喉,下输膀胱,外充卫。若肺失治节,敷布无权,三焦为之滞塞,膀胱气化为之不利,必然引起膀胱开合失常。故加入麻黄、桔梗以宣散表邪,开提肺气以制水。明代张介宾《景岳全书》中说:"凡治小便不禁者,古方多用固涩,此固宜然。然固涩之剂,不过固其门户,此亦治标之意,而非塞源之道。盖小水虽利于肾,而肾上连肺,若肺气无权,则肾水终不能摄。故治水者必须治气,治肾者必须治肺。宜以参、芪、归、术、桂、附、干姜之属为之主。然后相机加以固涩之剂为之佐,庶得治本之道而源流如度,否则,徒障狂澜,终无益也。"小便乃体内津液所化,而津液的运行与输布离不开肺、脾、肾三脏,若仅从肾气亏虚入手,忽略肺脾与膀胱在水液代谢中的作用,必然治难求全。且肺、肾二脏母子相关,金水相生,是水液代谢输布的重要脏器,均能直接影响膀胱功能。故治疗本病,不仅要温肾之元阳,还要宣肺之滞气。

（三）痛风

痛风是由于多种原因导致嘌呤代谢紊乱,使尿酸生成增多或排泄减少导致单纳尿酸盐沉积于骨关节、肾脏和皮下等部位所引起的疾病。临床特点为高尿酸血症、反复发作的急性关节炎、尿酸钠盐形成痛风石沉积、痛风石性慢性关节炎。近年来随着人们生活水平的不断提高和人口老龄化的趋势,痛风的发病率也在逐年攀升,已成为一种常见病和多发病。痛风引起的关节炎和关节畸形严重影响患者的生活质量,若不及时治疗会引起肾功能损害,预后不良。治疗上以控制高尿酸血症,预防尿酸盐的沉积;迅速控制急性关节炎的发生;防止尿酸结石形成和肾功能损害。

中医对高尿酸血症的病因病机认识基本归纳为"脾肾亏虚,湿浊内盛"。湿浊是高尿酸血症的基本病理产物,湿浊产生的根本原因在于阳虚蒸运无力;由于人体的脾肾不足,肾阳为诸阳之根本,故尤以肾气不足为本,肾气难以正常发挥推动和温煦的作用,致使机体不能正常地排泄尿酸,并引起一系列代谢问题。

应用指征:①多见于中老年男子,可有痛风家族史。常因劳累,暴饮暴食,吃高嘌呤食物,饮酒及外感风寒等诱发;②初起可单关节发病,以第一跖趾关节为多见,继则足踝、跟、手指和其他小关节,出现红肿热痛,甚则关节腔可渗液;反复发作后,可伴有关节周围及耳郭、耳轮及趾、指骨间出现"块瘰"(痛风石);③畏寒肢冷、面色㿠白或黧黑、腰膝酸软或冷痛等全身症状;④血尿酸、尿尿酸增高,发作期白细胞总数可增高。凡符合上述指征的患者均可用本方加减治疗。

处方:桂枝6g,制附子6g(先煎),熟地黄18g,山药15g,山茱萸10g,泽泻6g,茯苓15g,牡丹皮9g,怀牛膝9g。

加减:阳虚重者桂枝加至10g;尿潜血者加白茅根9g、茜草9g;尿蛋白者加女贞子9g、墨旱莲9g;睡眠差者加远志6g;水肿者加黄芪30g、车前子6g。

医案精选

◎案

某,男,60岁。患痛风3年,左侧膝关节关节痛红肿,脚踝疼痛,未经西医治疗,怕冷,不喜饮水,无饮酒史。纳可,眠可,未见疲乏。大便干,小便正常,尿酸512μmol/L,三酰甘油高。给予肾气丸加味治疗。

处方:制附子6g(同煎),熟地黄18g,山药15g,山茱萸10g,泽泻6g,茯苓15g,牡丹皮9g,怀牛膝9g,肉苁蓉12g。

经3个月治疗,患者关节痛明显改善,怕冷减轻,饮水改善,大便干有所改善。复查血尿酸为375μmol/L。

按 中西医皆有痛风的病名,中医学对"痛风"的认识已有2 000多年的历史,早在梁代陶弘景的《名医别录》中就有对"痛风"一词的记载。樊雅莉和唐先平认为痛风有广义和狭义之分,广义的痛风即相当于中医的痹证,包含了对西医风湿性关节炎、类风湿性关节炎等疾病的认识。痛风的病机,历代医家多认为是外邪或兼夹郁火,治疗多以清热、祛湿化浊、祛痰化瘀为手段。朱良春认为痛风的主要原因是浊瘀内阻,浊瘀滞留经脉,结节畸形,甚则溃破,其根源是脾肾不足。

在痛风的治疗中,提倡药物治疗与非药物治疗相结合,重视控制与痛风相关性高的危险因素,如肥胖、高血脂、饮酒等。在生活上,嘱咐患者少进食含嘌呤的食物,减少饮酒,增强体育锻炼。其用药另辟蹊径,从肾气入手,大胆使用兴阳之法。方中用6g制附子微微生火;山药健脾固肾;山茱萸微温,补肝肾益精血;熟地黄甘温补肝肾;泽泻、茯苓利水渗湿;牡丹皮活血散瘀;怀牛膝滋补肝肾,强腰膝,活血且能引血下行。诸药合用有"少火生气"之义,能激发人体正气,通过人体自身的修复,恢复代谢功能,从根本上改变人体的代谢环境。

(四)尿崩症

尿崩症是由于抗利尿激素(即精氨酸加压素,AVP)缺乏、肾小管重吸收水的功能障碍,从而引起以多尿、烦渴、多饮与低相对密度尿为主要表现的一种疾病。本病是由于下丘脑-神经垂体部位的病变引起的 AVP 不同程度的缺乏,或由于多种病变引起肾脏对 AVP 敏感性缺陷所致,前者为中枢性尿崩症,后者为肾性尿崩症,但部分病例无明显病因。尿崩症可发生于任何年龄,但以青年为多见。尿崩症的主要临床表现为多尿、烦渴与多饮,起病常较急。

尿崩症在中医中无特定命名,通常根据临床表现将尿崩症归属于"消渴"病范畴。

应用指征:每日尿量 >4 000ml,尿频色清,夜尿显著,口渴多饮,饮一溲一,尿相对密度 <1.005,体倦乏力,畏寒肢冷,舌淡苔白,脉沉细。凡符合上述指征的患者均可用本方加减治疗。

处方:熟地黄 15g,山药 25g,山茱萸 15g,茯苓 12g,泽泻 12g,制附子 15g,肉桂 6g。

加减:阳虚明显者加淫羊藿、补骨脂;兼有肾阴虚者加石斛、麦冬;兼有气虚者加党参、黄芪;眠差者加酸枣仁、柏子仁。

医案精选

◎案

某,男,14 岁。2004 年 6 月 10 日初诊。其父代述:患儿于 2001 年 11 月因发热头痛,恶心呕吐,视力模糊,先后在某医院及某脑病医院就诊,诊断为结核性脑膜炎、脑积水,经住院治疗,病情痊愈。但其后不久出现口干多尿,时时欲饮,逐日加重,4 年来,日夜饮水四五热水瓶,饮后即尿,尿后又饮,伴神疲乏力,纳少无味,言语低微。家长带领患儿在某医院求治,经多次检验尿常规正常,做颅脑垂体检查,报告未见异常,诊断为尿崩症。医生让患儿肌内注射加压素,但由于药物短缺未能买到,后来求诊中医。症见:神疲状态,面色无华,舌质略红淡少津,脉来虚数无力。脉证互参,病机为肾气不足,不能化布津液,水气骤下,故尿多;津液不能上奉,故口干引饮;虚阳浮越,故见舌红津干之象。治以温补肾阳、化气行水,引雷龙之火下行,悉可获愈。方用肾气丸合五苓散加味。

处方:熟地黄24g,山茱萸12g,山药12g,茯苓10g,牡丹皮10g,泽泻10g,白术10g,猪苓10g,制附子4g,桂枝6g,桑螵蛸10g,覆盆子10g,益智仁10g,葛根30g。水煎服,每日1剂,2次服,嘱进3剂以观疗效。

二诊:药进3剂后症状明显改善,昼夜饮水只三四瓶,尿量亦随之减少。药已应证,效不更方,再进3剂,前后诊治3次,共服药10剂,症状完全消失。为巩固疗效,将上方8剂药量加工成水丸,每次服4g,每日3次,温开水送服。半年后随访未复发。

◎案

某,男,51岁。1992年8月9日初诊。自诉口渴,多饮,多尿已3年余。3年前因车祸惊吓而致昏厥,经抢救治愈后渐觉口渴,多饮,多尿,每24小时饮水20L左右,饮一溲一,心烦不寐,神疲倦怠。曾在当地中西医治疗不效且诸症加重,后经上海某医院确诊为尿崩症,依靠由上海邮寄常效尿崩停针长期肌内注射控制症状。由于该药为油剂不易吸收,再加之长期肌内注射等原因,致使注射部位药液不吸收(针头拔出后药液顺针孔流出)和2处化脓,因而再次求中医诊治。察患者面色黧黑,耳轮焦干,形寒肢冷,声低息短,肌瘦神疲,腰酸腿软,舌淡苔白,脉沉细无力。尿相对密度在1.002以下,红细胞(-)、蛋白(-)、管型(-)、尿糖(-)。中医病机分析为阴伤及阳、肾阳虚弱。诊断为消渴。辨证为阴阳两虚下消。治以滋阴温阳、益肾固摄。方用肾气丸(汤)加味。

处方:制附子9g(先煎1小时以上),肉桂3g,生地黄、熟地黄各12g,山药12g,山茱萸12g,菟丝子9g,覆盆子12g,桑螵蛸9g。5剂,每日1剂,水煎服。

二诊:服上药5剂后,患者自觉口渴明显减轻,但仍有烦渴、声嘶、唇干、舌红等症,故减用肉桂、制附子,增地黄、山药之量各为15g,并用天冬、麦冬、牡蛎、龟板育阴潜阳。8剂后尿相对密度检查为1.008。药已中的,调治月余后改汤为丸,连服半年,体力逐渐恢复,随访7年未见复发。

按 尿崩症是指抗利尿激素分泌不足或肾脏对抗利尿激素反应缺陷而引起的多尿、烦渴、低相对密度尿和低渗尿的综合征,属于中医津液代谢类疾病。津液的代谢与肾的温煦,脾的运化,肺的治节,三焦的气化相关。故以肾气丸汤剂温补肾阳,恢复肾的蒸津化气摄水之功,烦渴自可缓解,饮水自少,尿量亦随之减少。

（五）甲状腺功能减退症

甲状腺功能减退症简称甲减,是由于甲状腺激素合成剂分泌减少,或其生理效应不足所致机体代谢降低的一种疾病。病因较复杂,以原发性者多见,其次为垂体性。

医案精选

◎案

王某,女,38岁。2004年4月13日初诊。近3个月来,常感乏力、懒动,月经稀少、性欲减退,情绪低落,面色不华,苔薄,舌淡,脉沉缓。甲状腺功能检查:三碘甲状腺原氨酸 $T_3\downarrow$、甲状腺素 $T_4\downarrow$、反三式碘甲状腺原氨酸、血清促甲状腺激素(TSH)↑,B超示甲状腺无异常。中医诊断为郁证。中医辨证为肾阳虚而阴不化,阴无阳则独亢。治以脾肾双补,益火之源。方用肾气丸加减。

处方:肉桂、泽泻、山茱萸各6g,制附子、仙茅、淫羊藿各12g,干地黄、牡丹皮各10g,山药、茯苓各15g,黄芪18g,红参5g(另炖)。

服药40余剂,复查 T_3、T_4 诸项指标恢复正常水平。改投浓缩肾气丸8粒,每日晚上服,归脾丸9g上午服。随访至今如常。

按 肾阳主温养下焦,是人身气化之根本,又是水中之阳,"所谓一阳居于二阴之间"。患者肾阳虚衰、无力温化,故表现出性欲减退、月经稀少、情绪低落、舌淡脉沉缓等一派寒凝之象。肾气丸加仙茅、淫羊藿益火之源以消阴翳,黄芪、红参补脾益气补后天之本以补充肾元。药证合拍,故疗效较好。

◎案

某,女,65岁。2013年6月19日初诊。患者主诉近1年以来无明显诱因出汗增多,怕冷。出汗以日间明显,安静状态下也易出汗,动则汗出淋漓,但睡眠中汗出。汗出后浑身怕冷,四肢发凉。就诊时,除上述症状之外,还见神疲乏力,面色苍白,睡眠不好,腰痛膝软,胸闷气短,心慌心跳,头晕耳鸣,小便频数,大便稀溏,舌淡,苔薄白,脉细弱。患者曾于多家医院就诊,效果不佳。体格检查:心肺听诊未见明显异常,总胆固醇(CHOL)7.0mmol/L,三酰甘油(TRIG)2.5mmol/L,低密度脂蛋白胆固醇(LDL-C)3.8mmol/L,高密度脂蛋白胆固醇(HDL-C)0.86mmol/L;空腹血糖(GLU)5.6mmol/L;甲状腺功能5项检查发现:T_3 12.35nmol/L、T_4 1.69pmol/L、总三碘甲状腺原氨酸 T_3 1.13nmol/L、总甲状腺素 T_4 46.33nmol/L、血清促甲状腺激素(TSH)5.94μIu/L,提示甲状腺功能减退。心电图示窦性心动过缓;胸部 X 线示双肺未见明显异常;腹部 B 超:脂肪肝,胆脾胰肾未见异常。根据上述检查结果,诊断为甲状腺功能减退。患者因不能耐受西药不良反应而拒绝西药治疗,遂求助于中医药治疗。中医诊断为汗证。辨证为肾阳虚弱、气血不足。治以稳固肾阳、益气健脾。

给予肾气丸加参苓白术散口服,肾气丸每次口服5g,1天3次。

二诊:2013 年 7 月 3 日,患者经上述治疗后出汗、怕冷、四肢发凉、小便频数等症状明显减轻,但神疲乏力、胸闷气短、心慌心跳、头晕耳鸣、大便稀溏等症仍然明显。调整用药,给予肾气丸加人参归脾丸口服,肾气丸剂量同上,人参归脾丸(国药准字:Z11020105,北京同仁堂股份有限公司同仁堂制药厂生产)每次口服60粒,1天2次。

三诊:2013 年 7 月 24 日,患者出汗、怕冷、四肢发凉、小便频数等症状显著减轻,神疲乏力、胸闷气短、心慌心跳、头晕耳鸣、大便稀溏等症也明显改善。嘱其继服肾气丸加人参归脾丸,剂量同上。

四诊:2013 年 8 月 21 日,患者出汗、怕冷、四肢发凉、小便频数等症状已不明显,神疲乏力、胸闷气短、心慌心跳、头晕耳鸣、大便稀溏等症也显著减轻。复查甲状腺功能5项,各项指标明显改善。嘱其继服肾气丸合人参归脾丸,剂量同上。

五诊:2013 年 9 月 25 日,上述症状消失,复查甲功5项,各项指标均已正常,血脂的各项指标也有改善。嘱其继服肾气丸和人参归脾丸以巩固疗效,其剂量改为维持量。肾气丸每次口服5g,1天1次;人参归脾丸每次口服60粒,1天1次。

按 甲状腺功能减退所表现出来的症状与中医肾阳不足的证候表现相符合。本案还有心脾两虚、气血不足的表现,故以肾气丸加人参归脾丸口服而能获得良好的临床疗效。但本案甲状腺功能减退属于慢性过程,其病程缠绵,治疗疗程可能较长,同时本病易复发,治疗后检查甲状腺功能指标虽然正常,仍需以维持量较长时间的用药以防复发。

六、风湿性疾病

(一)强直性脊柱炎

强直性脊柱炎(AS)是一种原因不明的以慢性炎症为主的全身性疾病,多发于青年男性。病变自骶髂、髋关节、椎间盘纤维环附近韧带钙化,向上蔓延至脊柱,造成脊柱强直。早期觉腰部僵硬,疼痛、活动后缓解,肌腱、韧带附着点炎症,外周关节受累,常伴低热、消瘦、贫血。晚期,腰椎前凸曲线消失,胸椎后凸而成驼背畸形,颈椎乃至脊柱活动受限;化验组织相容性抗体 HLA – B27 阳性高达 70% 以上;X 线早期为双髋关节增宽,边缘模糊呈锯齿状;晚期关节间隙消失,椎旁韧带钙化,呈竹节状,骨质疏松。

中医学认为,本病的发生与发展包括两方面的因素:一是机体正气的盛衰,二是外邪入侵。本病部位主要在脊柱,尤其是腰骶部。腰为肾之府,肾主骨生髓,髓充骨,故与骨的关系密切,正气虚以肾气损为主,正气虚则卫外不固,风、寒、湿、热之邪乘虚而入,邪阻经络,气血瘀滞,一则"不通则痛",二则气血不周行以濡养筋骨而出现"不荣则痛"。另外,正气不足,脏腑功能失调,出现痰浊、瘀血等有形的病理产物,病邪留滞腰背经络筋骨,日久伤筋败骨,病程缠绵不愈,终至脊柱强直弯曲变形。肾藏精,主骨生髓,主人体的生长发育,肾精的盛衰与骨的生长发育及抗病能力有密切关系。肾藏精包括先天之精和后天之精,先天之精有赖于后天之精的充养。如果先天之精不足,则骨髓、骨骼必然衰弱;若先天之精充足而后天之精不足以补养,则骨髓、骨骼也得不到发育生长,抗病能力下降,乃至出现病变,因此肾气亏虚,精失去调节则骨病;反之,骨病也累及肾。

应用指征:①腰部疼痛、僵硬,缠绵不愈,局部发凉,喜温,遇劳加重,脊柱、关节逐渐活动不利;②腰膝酸软无力,少腹拘急,面色㿠白,肢寒怕冷;③舌质淡、脉沉细无力。凡符合上述指征的患者均可用本方加减治疗。

处方:熟地黄30g,山药20g,山茱萸20g,牡丹皮15g,茯苓15g,泽泻15g,制附子10g,桂枝10g。

加减:肾虚及脾,脾气亏虚,加党参、黄芪、白术;寒湿内蕴,加独活、桑寄生、伸筋草;伴阴虚湿热,加知母、黄柏、牛膝、苦参;肾虚痰瘀,加淫羊藿、狗脊、僵蚕、菟丝子、穿山甲。

医案精选

◎案

焦某,男,44岁。腰背部疼痛反复发作10年,加重1周。症见:腰背酸冷疼痛,腰椎活动受限,前屈15°,后伸0°,胸扩受限,取第4肋间隙测量,胸扩≤2.5cm,夜寐不宁,舌质淡,苔薄白,脉沉迟。测血沉(ESR)38mm/h,类风湿因子阴性,HLA-B27阳性。X线胸片示:胸腰椎椎体均呈竹节样改变,骶髂关节边缘模糊。中医诊断为寒痹。辨证为肾气虚弱、阴寒内生、督阳不化、寒凝筋脉。治以补肾固本、温阳祛寒。方用肾气丸加减。

处方:熟地黄30g,山药20g,山茱萸20g,牡丹皮15g,茯苓15g,泽泻15g,制附子10g,桂枝10g,淫羊藿10g,巴戟天10g,杜仲20g,牛膝15g,威灵仙20g,秦艽15g,黄柏15g,红花10g。7剂,每日1剂,水煎服,并配合针刺华佗夹脊穴、肾俞、委中、风府、腰阳关,每日1次,以舒筋活络,温补肾气。

治疗1周后,腰背疼痛明显缓解,但腰椎活动仍受限明显,ESR 30mm/h,继续治疗1个月后,腰背疼痛消失,腰椎活动度较前显著增加,前屈30°,后伸10°,左右侧弯10°,骶髂关节间隙恢复正常,ESR 15mm/h。

<u>按</u>　强直性脊柱炎是一种主要累及中轴骨骼的慢性进行性炎症性病变,主要侵犯骶髂关节、脊柱和近躯干的大关节,导致纤维性和骨性强直和畸形。中医学多称为"腰痹""竹节风""骨痹""龟背风""肾痹"等。一般认为男性发病率高于女性。目前西医对强直性脊柱炎尚缺乏特效的治疗手段,但中医对本病的诊疗具有一定的优势,AS在其发病过程中,先天肾精不足,督脉空虚是发病的关键,风、寒、湿、热之邪乘虚而入,侵犯机体。正虚邪侵,邪盛正伤,日久,风、寒、湿邪瘀阻经脉化而为痰,痰瘀流注关节,终致筋挛骨

损,关节强直。现代医家焦树德教授提出,肾督阳虚是本病的内因,寒湿深侵是外因,内外合邪,阳气不化,寒邪内盛,筋骨失于荣养而发本病。强直性脊柱炎在病因病机、发病机制、临床表现及转归上有其共性,但反映到每一位 AS 患者身上,由于先天禀赋、后天的居住环境、饮食营养、发病诱因及自身体质之不同,又各有区别,因此临床治疗时既要针对每位患者的特点进行辨证论治,又要针对 AS 这种病的发病机制及其疾病发展规律进行辨病治疗,分期制宜。但总的治疗原则不外乎:扶正祛邪、补肾填精、祛瘀通络。肾气九出自《金匮要略》,其功用为:温补肾阳,方中寓有阴中求阳之义,是临床常用方剂。用以治疗强直性脊柱炎之根据在于中医"肾主骨"理论,强直性脊柱炎之辨证各期均有"肾虚"之证候在内,或阳虚或阴虚或阴阳两虚同见。前人将其病机归纳为"本虚标实"。根据临床辨证给予相应的药物及药量加减,补肾同时重用化痰、祛湿、活络、舒筋之药物以期达到标本兼顾之效。临床观察发现对于 AS 的治疗,早期及活动期疗效明显,症状改善优于缓解期,同时配合合理的功能锻炼可以明显改善患者生活质量。

(二)腰椎间盘突出症

腰椎间盘突出症,又称腰椎间盘纤维环破裂髓核突出症。因腰椎间盘发生退行性变以后,某种原因(损伤、过劳等)致纤维环部分或完全破裂,连同髓核一并向外膨出,压迫神经根或脊髓(马尾神经)引起腰痛,并且伴有坐骨神经发射性头痛等症状为特征的一种病变。好发于 20 ~ 30 岁的青壮年,男性多于女性,发病部位以 $L_{4\sim5}$ 最多,$L_5 \sim S_1$ 次之,$L_{3\sim4}$ 较少见。

本病属于中医学"腰腿痛""痹症"范畴。中医对腰椎间盘突出很早就有认识,中医理论认为,腰腿痛与瘀血、风寒、风湿、肝肾不足等因素有关,正如《诸病源候论·卒腰痛候》指出的:"夫劳伤之人,肾气虚损,而肾主腰脚,其经贯肾络脊,风邪乘虚,卒入肾经,故卒然而患腰痛。"《诸病源候论·腰脚疼痛候》亦指出:"肾气不足,受风邪之所为也,劳伤则肾虚,虚则受于风冷,风冷与真气交争,故腰脚疼痛。"由此可见,腰椎间盘突出症的发生外因有二:一是损伤、劳损而致肾虚;二为肾虚导致风寒湿邪乘虚而入。两者相互依赖,互为因果,所谓寒湿凝滞,气血阻遏,隧络不通,致腰腿疼痛。下肢寒冷重者,弯腰及抬腿活动障碍,以后伸障碍为著。治疗以祛风、散寒、除湿、祛瘀及舒经通络为主,并注意明辨虚实以兼顾。

应用指征:①腰腿疼痛,恶风寒,患肢温度比健侧降低,局部皮肤感觉功能减弱;②直腿抬高试验和加强试验均出现阳性改变,重者仅能抬腿 15°~30°,腰椎生理弧度均减弱或消失,第四、第五腰椎根性压痛;③畏寒肢冷,腰膝酸软,或遗精,阳痿,月经不调,舌淡苔白,脉沉细弱。凡符合上述指征的患者均可用本方加减治疗。

处方:山药 12g,山茱萸 12g,泽泻 10g,制附子 10g,牡丹皮 10g,茯苓 15g,肉桂 8g,制附子 10g。

加减:小便清长或夜尿多者,加桑螵蛸 10g;夜眠差者,加龙齿、炒酸枣仁、远志各 10g;舌红少苔、口渴者,去干姜,加枸杞子、白芍各 15g、当归 10g;便秘者,加肉苁蓉 15g、大黄 10g。

临床研究

赵春雨以肾气丸为主方治疗腰椎间盘突出症患者 20 例。

处方:生地黄、山药、山茱萸各 12g,泽泻、牡丹皮、制附子各 10g,茯苓 15g,干姜、肉桂各 8g。

同时施以点、推等坐骨神经根松解手法,每日 1 次。结果治愈 17 例;显效 2 例;好转 1 例。

医案精选

◎案

某,男,46 岁。2 个月前,患者突然出现腰及左下肢疼痛,在家卧床休息 15 天后,因疼痛无改善而到某医院就诊。MRI 检查提示:$L_{3\sim4}$ 椎间盘膨出,$L_{4\sim5}$ 椎间盘突出,硬膜囊受压。经门诊近 20 天的牵引治疗,患者病情无改善,拟手术治疗,因其拒绝接受手术治疗,故来就医。患者诉腰及左大腿后侧、小腿外侧疼痛,活动受限。口渴,喜热饮,量不多,夜尿 2~3 次。大便 2~3 日一行。体格检查显示:面色㿠白,精神萎靡,L_5 棘突左旁 1.5cm 处有明显压痛,林德勒和挺腹试验均呈阳性,左侧直腿抬高试验(+),加强试验(++),左踇趾背伸力减弱,腱反射未见异常。中医诊断为腰痛。辨证为肾虚。入院后以肾气丸加减行辨证治疗。

处方：生地黄、山药、山茱萸、当归各 15g,泽泻、牡丹皮、茯苓、制附子、枸杞子各 10g,肉桂、桑螵蛸各 12g,黄芪 25g。每日 1 剂,手法治疗 1 次/天。

同时,卧床休息,29 天后治愈出院。随访 1 年工作生活如常。

◎案

某,男,40 岁。2013 年 11 月 5 日初诊。主诉:腰痛 2 年,加重 1 周。患者两年前负重后出现腰骶部疼痛、怕凉、反复发作,1 周前劳累后腰痛加重,自行贴膏药治疗后效果不明显。现腰部冷痛,酸软无力,活动受限,并伴有左下肢外侧疼痛,遇寒加重,舌胖质暗,苔白,脉沉。体格检查:L$_4$ 椎体棘突及旁侧(左)压痛明显,直腿抬高试验(+)。CT 示:左侧 L$_{4\sim5}$,L$_5$ ~ S$_1$ 椎间盘突出。西医诊断为腰椎间盘突出症。中医诊断为腰痛。辨证为肾阳虚损、寒湿瘀痹。治以温肾活血、散寒除湿。方用肾气丸加减。

处方:制附子 10g(先煎),桂枝 10g,熟地黄 20g,山药 15g,山茱萸 10g,茯苓 15g,泽泻 10g,牡丹皮 10g,车前子 10g,川牛膝 15g,怀牛膝 15g,杜仲 15g,续断 15g,独活 15g,赤芍 15g,川芎 10g,当归 15g,鸡血藤 15g,白芍 15g,生甘草 6g。14 剂,每日 1 剂,水煎服。

二诊:服上药 14 剂后,患者腰痛、怕凉症状明显好转,腰部活动功能改善。守上方继续治疗 1 个月,疼痛基本消失,活动如常,后改服肾气丸,每次 20 粒,每天 2 次,随访半年未见复发。

按 腰椎间盘突出症是纤维环破裂后髓核突出压迫神经根造成以腰腿痛为主要表现的疾病。中医学典籍中无腰椎间盘突出症之名。腰间盘由透明软骨板、纤维环和髓核组成,如同一个微动关节,分布在腰椎骨间。当腰椎间盘本身出现退行性改变、椎间盘有发育缺陷或损伤劳损等因素的作用下,纤维环破裂,髓核从破裂处脱出,腰椎神经受到压迫,在腰腿疼痛减轻或消失后出现放射性疼痛。现代药理研究表明,活血化瘀药能改善患者微血管形态、毛细血管通透性及椎管内外及微循环;补肾药物能使软骨细胞及软骨下骨小梁排列趋向整齐,软骨细胞退变延缓,对骨质疏松症有一定保护作用。正确运用中医辨证施治理论,以理疗治其标,以中药治其本,可谓是治疗腰椎间盘突出症的较佳途径。另外,康复锻炼对腰椎间盘突出患者非常重要,而且是必不可少,腰椎间盘突出的根本原因就是长期的不合理姿势,所以矫正姿势是核心和根本。康复锻炼是最基本的保守治疗方法,通过矫正姿势减小腰椎曲度,使腰部保持直立挺拔,可以减轻突出物对神经和脊髓的压迫,使症状减轻或消失,如果症状消失,就达到了临床治愈的标准,但仍要继续坚持康复锻炼,巩固和强化正确的姿势,避免复发。

第二节 外科疾病

(一)泌尿系结石

泌尿系结石包括肾、输尿管及膀胱等部位结石,患者行 X 线检查多显示泌尿系区存在单个或多个致密阴影,具有高密度,均匀性的特点。结石会对患者机体产生严重危害,需临床治疗。西医治疗泌尿系结石以外科手术,主要术式为气压弹道碎石术;该术式的优势在于碎石效果确切,手术时间短,但无法在碎石的同时完成取石处理,术后需要通过取石钳或者是自行排出碎石,因而对患者造成比较严重的心理负担,且术后血尿等并发症发生率长期居高不下。

该病属于中医"淋证(石淋)"等范畴,病机多以湿热蕴结下焦,肾与膀胱气化不利为主,但淋久湿热伤正,石淋由实转虚时,由于砂石未去,常表现为虚实夹杂之症,若届时过大,阻塞水道,还会导致发为水肿、癃闭、关格等变证;治疗以通淋排石为主,同时把握标本缓急、兼顾虚实。

应用指征:①经 X 线或 B 超检查确诊;②均为手术治疗、体外超声震波碎石、药物治疗后再复发者;③舌胖大苔白,脉沉细。凡符合上述指征的患者均可用本方加减治疗。

处方:金钱草、海金沙、鸡内金、郁金、山药、熟地黄、山茱萸各30g,茯苓、泽泻、牡丹皮各20g,桂枝、白附子各15g,牛膝10g。每日 1 剂,水煎取液1 500ml,分 3 ~4 次服用。

临床研究

杨学信用肾气丸(汤)加味(金钱草、海金沙、鸡内金、郁金、牛膝)治疗复发性泌尿系结石102例,每天1剂,水煎取液1 500ml,分早、中、晚空腹服,1个月为1个疗程,总有效率为94%。

孙琼等以肾气丸加味(车前子、菟丝子)水煎服,治疗1例右肾积水伴右侧输尿管结石患者,50剂后腰痛消失,复行B超、X线检查,积水消失,结石未见,随访3年多未复发。

王刚用肾气丸加减治疗55例肾结石患者。

处方:金钱草50g,茯苓30g,山药30g,生地黄20g,泽泻20g,滑石20g,白芍20g,海金沙20g,石韦15g,牛膝15g,车前子10g,牡丹皮10g,乌药10g,山茱萸10g,甘草5g,鸡内金5g。

加减:有明显疼痛者加延胡索15g、琥珀3g、白芍10g;有血尿症状者加白茅根30g、仙鹤草10g。用法:每日1剂,以水煎服250ml。

本次临床治疗共持续14天。结果:显效46例(83.64%),有效7例(12.73%),无效2例(3.63%),53例达到有效以上标准,总有效率为96.36%(53/55)。

按 本次研究中,应用六味地黄丸联合肾气丸加减治疗肾结石患者,取得了非常确切的临床疗效。分析认为其治疗优势体现在以下几个方面:将肾结石分为两类症型,第一为肾阴虚型;第二为肾阳虚型。前者治疗关键在于滋阴补肾,利尿排石;后者治疗关键在于补肾温阳,利尿通淋。用药组方当中,以肉桂、附子温肾益气之品,生发肾气,扶正培本,促进尿液的排泄,推动结石的排出。同时,金钱草、海金沙以及鸡内金三者配合入药,能够达到消食化结石的治疗功效,白芍与甘草合用具有解痉止痛的功效。加减组方中,琥珀可散瘀止血,加大白芍用量,可达到缓解疼痛的功效,而白茅根则具有凉血功效,对于血尿患者有确切价值。

医案精选

◎案

李某,31岁。2001年9月26日初诊。因腰部酸困疼痛半月,加重并向小腹放射,伴尿频、尿急、小便涩痛1天来医院就诊。体格检查:右肾结石,右肾输尿管上段结石,结石大小约为 0.9cm×0.7cm;0.6cm×0.4cm,肾盂中度积水。口淡不渴,舌体胖大苔白腻,脉沉细。西医建议体外碎石,患者拒绝,要求服用中药治疗。中医诊断为石淋、腰痛。辨证为肾气亏虚、湿热下注。治以补肾温阳、利尿排石。方用肾气丸加减。

处方:金钱草 50g,茯苓、山药、白芍、白茅根各 30g,泽泻、熟地黄、海金沙、滑石各 20g,牛膝、石韦、桂枝、山茱萸、牡丹皮、制附子(先煎 1 小时)、乌药、车前子、仙鹤草各 10g,鸡内金(研末吞服)、甘草各 5g,琥珀 3g(研末吞服)。7 剂,每日 1 剂,水煎服。

服上药 2 剂后述腰痛明显减轻,服药 1 周后诸症缓解,自行再服 1 周后复查 B 超:双肾无明显异常,双肾无积水,病获痊愈。

按 泌尿系结石属中医"石淋"。病机为湿热下注,煎熬尿液,蕴成结石。世人大多以清热利尿排石而治之,但邪之所凑,其气必虚。肾虚是形成结石的基础,故治疗除排石通淋外,还应补肾。肾虚有阳虚和阴虚之分,临床虽以阴虚多,但阳虚者也不少。属阴虚者以补肾阴清湿热治疗,属阳虚者则用补肾阳利湿热治之,湿热虽为表,也不宜大举补阳,故选用阴中求阳的肾气丸,《医宗金鉴》曰此方"纳桂附于滋阴剂中十倍之一,而微微生火"。

(二)前列腺增生

前列腺增生症为现代病名,为男性老年人群的常见病、多发病,由多种病因导致前列腺逐渐增大对膀胱颈及尿道产生压迫,出现尿频、尿急、尿痛、夜尿增多等膀胱刺激征和排尿困难以致点滴难出等尿道压迫症,并能导致泌尿系统感染、膀胱结石和血尿等并发症发生,严重者可导致肾功能损害。相关资料显示,70 岁以上男性约有 80% 的人患有本病。西医认为本病受雄性激素依赖,尤其是双氢睾酮通过前列腺局部组织中各类生长因子相互作用而阻碍了前列腺细胞的分化和凋亡,致使前列腺细胞新生与凋亡失去平衡,造成前列腺增生肥大。故治疗上,外科可手术切除;内科通常采用对抗或降低雄激素水平的药物,以抑制雄激素,尤其是双氢睾酮的生成。

本病多属中医"癃闭""精癃""积证"等范畴。患者局部腺体增生、梗阻尿道,肛门指检可触及肥大的腺体,此乃有形之征,具有"癥""积"的病理特点。中医认为,前列腺增生基本病机是肾气亏虚,瘀血痰浊聚结,属于本虚标实、虚实互见的病症,并且血瘀贯穿于该病程的始终,是其发生、发展的病理基础。治疗上应着重于肾气亏虚之本,兼顾瘀血阻滞之标,充其肾气,化其瘀滞。

应用指征:①尿频、尿急、尿失禁等,并明确诊断为前列腺增生者;②舌质淡胖苔白,脉沉细无力或沉迟无力。凡符合上述指征的患者均可用本方加减治疗。

处方:熟地黄20g,山药15g,山茱萸10g,牡丹皮10g,泽泻10g,茯苓10g,肉桂3g(后下),制附子6g,桃仁10g,红花6g,金钱草30g,浙贝母10g,夏枯草30g。水煎服,每日1剂,分上、下午各1次温服。

临床研究

闻后均用金匮肾气汤加减治疗前列腺增生症,治疗组50例,对照组50例。治疗组用肾气丸随证加减:瘀血重者加三棱、莪术各6g;温热重者加车前子12g,黄芩、黄柏各10g;肺郁者加桔梗、葶苈子、紫苏子各10g。每日1剂,浓煎取汁300ml,每日服2次。另取盐酸特拉唑嗪胶囊(对照组用西药对症治疗)每日1次,每次2mg,睡前服,首剂减半。两组分别治疗2个月,结果显示,治疗组的显效率及总有效率均明显高于对照组。

寿仁国用肾气丸加减治疗前列腺增生122例。

处方:熟地黄20g,山药15g,山茱萸10g,牡丹皮10g,泽泻10g,茯苓10g,肉桂3g(后下),制附子6g,桃仁10g,红花6g,金钱草30g,浙贝母10g,夏枯草30g。水煎服,每日1剂,分上、下午各1次温服,30天为1个疗程。

按 选用温阳利水、化瘀通络之剂,以温补肾阳圣剂的肾气丸(改服汤剂)温肾壮阳,伍桃仁、红花活血化瘀、软坚消肿之功;金钱草入膀胱经,能利水消肿,伍泽泻治尿潴留有特效。现代医学研究表明,活血化瘀中药有增强纤维蛋白溶解性和降低纤维蛋白稳定因子活性作用,能使前列腺腺体软化及缩小。

医案精选

◎案

陈某,男,71岁。2000年9月23日初诊。因尿频、尿急、排尿余沥在某医院泌尿科就诊。尿常规检查有脓细胞(+),余正常,肛门指诊发现前列腺肥大,呈结节状。B超见前列腺3.18cm×4.15cm,形态欠规则。血清PSA、前列腺酸性磷酸酶(PAP)均正常。嘱住院行前列腺手术。患者因年迈体弱,拒绝手术治疗而来院要求中医药治疗。症见:形体消瘦,颧颊潮红。尿频尿急,夜尿频数,龟头坠胀,尿流分叉,淋漓不尽,每至五更天,阴茎坚挺,小腹坠胀累及腰骶部,有肺结核和老慢支病史,每逢冬季咳喘加剧,苔薄,脉沉细。中医诊断为淋证。辨证为肾气虚损、津伤精枯、虚火上浮,兼有湿浊。治以补肾填精,兼以清利湿浊。方用肾气丸与八正散加减。

处方:生地黄、熟地黄各10g,山茱萸10g,山药15g,牡丹皮10g,茯苓10g,泽泻15g,桂枝6g,制附子10g,萹蓄15g,车前草15g,六一散10g。7剂,每日1剂,水煎服。

二诊:服上药7天后,局部坠胀明显改善,尿常规检查(-),但五更天仍有虚火上浮及夜尿频作。嘱其服用肾气丸,每次8粒,每日3服。2周后夜尿频数得以改善,B超见前列腺缩小为3.18cm×2.18cm,但仍有虚火。继续服用肾气丸3个月,诸症悉减,至今已服用肾气丸18个月,无任何不良反应。

按 《黄帝内经》所说:"肾者,主蛰,封藏之本,精之处也。"又曰:"丈夫……八八,天癸竭,精少,肾脏衰,形体皆极,则齿发去。"肾气虚弱则气化失司,在上不能扶土助运,在下不能开合水道。命门火衰,或精关不固,阳痿遗泄,或虚火上浮,阳举无常,不能因其尿中有少量脓细胞便误认为下焦湿浊,而应抓住肾虚之本才是,湿浊乃继发而已,故应予标本兼治。当治标见效后,即应转向治本。

◎案

刘某,男,75岁。2011年4月13日初诊。小便余沥不尽5个月。症见:小便频繁,点滴不畅,排出无力,腰膝冷而酸软无力,面色无华,发白稀疏,步履不稳,神志清楚,舌质淡苔白,脉沉细而迟弱。B超示:前列腺增生。中医诊断为癃闭。辨证为肾阳虚衰。治以温阳益气、补肾利尿。方用肾气丸加减。

处方:茯苓20g,山药、山茱萸、泽泻、牡丹皮各15g,熟地黄25g,肉桂、制附子各5g,薏苡仁30g。7剂,每日1剂,水煎服。

服上药 7 剂后,小便频数好转,且腰膝酸软、畏寒怕冷等症均有所减轻,续服 14 剂后小便通畅,步履稳健,腰膝酸软、喜暖怕冷等症消除。

按 癃闭是指小便量少,排尿困难,甚则小便闭塞不通为主症的病症,其中小便不利,点滴而短少为癃;小便闭塞,点滴不通为闭。基本病理变化为膀胱气化功能失调,实则当清湿热、利气机、散瘀结,以通水道;虚则宜补脾肾,助气化则水行,本病属虚,乃肾阳虚衰证,患者年老体弱,肾阳不足,命门火衰,气不化水,是以"无阳则阴无以化"而致小便点滴不畅,阳虚推动无力而排尿无力;肾阳虚,温煦失常,故畏寒,腰膝冷而酸软无力;舌质淡苔白,脉沉细而迟弱亦为肾阳虚衰。方用肾气丸加味,方中用肾气丸易生地黄为熟地黄,并加大其剂量以增强肾气丸滋阴补肾,填精益髓;配薏苡仁甘淡利水渗湿;合茯苓通利小便。诸药合用,共奏温阳益气、补肾利尿之功。

第三节 妇科疾病

(一)希恩综合征(虚劳)

现代医学认为"希恩综合征"是由于分娩时大量出血,使因妊娠而增生肥大的脑垂体出现血供障碍,而有缺血坏死,随之出现垂体功能减退,促性腺激素分泌减少。故临床上表现为闭经、消瘦、怕冷、乏力、性欲减退、毛发脱落、第二性征及生殖器萎缩,低血压、低血糖、低基础代谢、精神不振、疲乏无力等症。此病需要长期服用各种激素进行替代疗法,容易引起严重并发症,在激素治疗过程中应密切观察药物的疗效和不良反应。替代药物应从小剂量开始,中途不得随意停药。一旦停药 2~4 周,病情将进行性加重,特别是应激功能差,如感染、寒冷等诱因易发生危象,发作次数逐年增加,严重威胁生命。

该病为临床上时有见症,患者终年处于病苦之中,俗称"残瘕之疾",实属中医难治之疾。中医认为希恩综合征为气血两虚和肾阴阳两虚,突出表现为肾阳虚。中医学认为肾开窍于二阴,其华在发,其荣在面,若肾气充足则毛发光泽,肌肉丰满,经血可以互生,产时失血过多,冲任二脉亏损则常致经闭、血亏不能化精,肾精耗衰,则血枯精少,诸症丛生。临床多从肾论之,治以益气健脾、补益肝肾。

医案精选

◎案

王某,女,38 岁。1999 年 6 月初诊。自述于 2 年前生产时,由于胎盘残留,引起大出血休克,即抢救住院治疗。出院后自觉头晕心慌,多梦少寐,经量明显减少,渐之经闭,毛发脱落,四处求医治疗效果不佳。症见:形瘦如柴,肤色干枯,无润,舌质淡,无苔,脉沉弱迟缓。中医诊断为虚劳。辨证为气血双亏。治以调阴阳、补气血。方用肾气丸加减。

处方:生地黄 12g,熟地黄 12g,山药 10g,山茱萸 10g,茯苓 9g,牡丹皮 9g,泽泻 9g,制附子 6g,桂枝 6g,当归 24g,葛根 30g。5 剂,每日 1 剂,分 2 次煎服。

二诊:自感诸症悉轻,嘱继服原方 20 剂。月余后面见红润,舌红有苔,脉正常,经血来潮,但量较少,后将上药改为丸剂以巩固疗效。追访已能干活,家务劳动如常。

[按] 本方为治疗肾阴肾阳虚弱的要方,方中熟地黄、山茱萸滋肾精,补肝血;山药培中土以滋精血之源;桂枝、制附子暖肾阳,取阳性动而助滋阴之效;茯苓、泽泻渗水于下,使水归水脏,肾有水经可藏;牡丹皮舒血,调活脉络之滞;加当归以增补血之功;葛根能起阴气,生津液,宣肺气,通调全身之气,并有载诸药直达病所之功。故用本方补肾中之真阴真阳,阴阳充足,精血化生,则诸症愈。

◎案

刘某,女,34 岁。主诉:乏力、闭经 3 年。3 年前,分娩时出血较多,当时未输血,其后乏力、闭经。症见:精神不振,面色萎黄,全身虚浮怕冷,头发稀疏无光泽,乳房萎缩,阴毛、腋毛脱落,脉沉细无力。中医诊断为虚劳。辨证为肾阴阳俱虚。治以滋阴补阳。方用肾气丸加减。

处方:熟地黄 15g,山药 30g,山茱萸 15g,牡丹皮 10g,泽泻 15g,茯苓 15g,制附子 6g,肉桂 6g,仙茅 15g,鸡血藤 30g,白芍 20g,当归 15g。7 剂,每日 1 剂,水煎,分 2 次温服。

二诊:精神好转,怕冷减轻,上方加大鸡血藤用量至 60g,又进 10 剂,以后又以肾气丸加减服之 60 剂时,月经来潮但量少,以后用肾气丸为主,加减改为丸剂,长期服用到一年,各种症状明显好转。

按 肾主骨生髓,肾藏精,其华在发,开窍于二阴。若肾气充足则毛发润泽、肌肉丰满,冲任脉盛,月经按时而下,同时精血互生,本患者失血过多,血不化精,肾精虚少,日久肾阳亦虚衰,肾阳虚则精神不振,全身虚浮而怕冷,肾阴虚则脏腑失去濡养,故闭经,面色萎黄,毛发少而无光泽,乳房萎缩,故用肾气丸补肾中真阴真阳,阴阳充足,精血化生,则各症均明显减轻。

(二)尿道综合征

妇女尿道综合征是指妇女绝经期后反复出现的非尿路感染为主的一系列下尿路刺激症状。临床表现为小腹胀痛、尿急、小便次数增多,尤以夜间为甚,尿常规检查或细菌培养阴性,严重影响患者的休息和身心健康。该病病因目前尚不清楚,可能与尿道功能障碍、雌激素水平下降、精神因素、过敏或化学性激惹有关,症状反复,易误诊为膀胱炎、尿路感染等疾病,目前西医对此病尚无特效治疗方法及药物。

该病属于中医"淋证"范畴,其经久难愈、遇劳即发等特点更与"劳淋""虚淋""气淋"相关,《诸病源候论·淋病诸候》云:"诸淋者,由肾虚膀胱热故也……肾虚则小便数,膀胱热则水下涩,数而且涩,则淋沥不宣,故谓之为淋。"其多由年老、久病体虚,或情志、饮食、劳逸不当戕害正气,正虚无以抗邪,正气恢复无力,以肾气愈虚为本病的发病特点,病机根本在于肾气不足;针对病因病机而施治,以改善患者本虚为前提,制订综合辨治方案。

临床研究

李桂琴以肾气丸加味(杜仲、怀牛膝、车前子)治疗女性尿道综合征 31 例,每天 1 剂,水煎,分早、晚服。病情缓解后,以肾气丸(浓缩丸)巩固疗效,每次 10 粒,每天 3 次,治疗期间均停用其他药物。14 天为 1 个疗程,共治 3 个疗程。治愈 19 例,好转 9 例,无效 3 例,总有效率 90.32%。

周胜元等应用肾气丸为基础方治疗女性尿道综合征 35 例,以 14 天为 1 个疗程,共治疗 3 个疗程,每个疗程间隔 7 天。若患者食少神疲,加黄芪、炒白术、党参;若小便频数,难以固摄,加益智仁、山药;若疼痛难缓,舌见紫暗,是病久入络之明证,治疗于白芍缓急解拘中加入三七、桃仁等活血通络之品等。结果表明治愈 17 例,占 48.6%;显效 10 例,占 28.6%;有效 6 例,占 17.1%;无效 2 例,占 5.7%,总有效率为 94.29%。

按 现代研究表明肾气丸能促进机体体液、细胞免疫功能,增强机体抵抗力。治疗疾病关键在于机体,以人为本,机体才是抗病的最核心力量,是积极主动的,不是被动消极的,药物只有通过机体才能发挥作用,肾气是先天之本,通过肾气丸补益肾气,肾气足则可化气利水,微饮当去;肾气足则可温养肾之外府,腰痛乃解;肾气足则可蒸化水气,小便通利;肾气足则可蒸津化气,尿急频自除;肾气足则可生阳化湿,可愈。由此可见,肾气充足则诸病向愈。有时少数患者可伴有下焦湿热之候,系本虚标实,对本病治疗当在坚持肾气丸补肾基础上,随证治之。另对本病治疗当在坚持补肾化气基础上,还需要针对患者不同的心理状态,给予心理疏导,并指导患者适当参加体育运动,消除患者的心理焦虑状态,对疾病的康复有重要的作用。

医案精选

◎案

胡某,女,55 岁。自诉绝经后 3 年来夜间小便次数逐渐增多,近年每晚平均 6 次,多则 7~8 次,每次尿量中等。白天小便 3~5 次,多次到医院检查,心、血管、尿常规及肾功能等无明显异常。伴畏寒肢冷,夜间更甚,腰膝酸软,面色㿠白,舌淡苔少,脉沉细。中医诊断为淋证。辨证为肾阳亏虚,治以温补肾阳,方用肾气丸(汤),每晚 1 次,每次 3g。随诊 1 年,除偶因睡眠不好引起小便次数增多(最多 5 次),平时每晚小便仅 2~3 次,夜间畏寒肢冷现象亦明显改善。

(三)妊娠小便不通

妊娠小便不通是指妊娠期间小便不通,甚至小腹胀急疼痛,心烦不得卧,亦称"转胞"或"胞转"。"转胞"作为一病名,源于《金匮要略·妇人杂病脉证并治》:"妇人病,饮食如故,烦热不得卧而反倚息者,何也?师曰:此名转胞,不得溺也,以胞系了戾,故致此病。但利小便则愈,宜肾气丸主之。"本病多发于妊娠的中、晚期,但早期亦有之。

西医治疗该病通常是留置导尿管,由于导尿管呈持续引流状态,膀胱空虚,长时间膀胱充盈欠佳,易致膀胱平滑肌的张力改变,最终导致不能正常排尿;中医认为妊娠小便不通的病机主要是胎气下坠,压迫膀胱,致膀胱不利,水道不通,溺不得出。其病因有肾虚和气虚之分,以肾虚为主,肾虚系胞无力,胎压膀胱或命门火衰,不能温煦膀胱,化气行水,故小便频数不畅,甚或闭而不通;溺蓄脬中,致小腹胀急疼痛,坐卧不宁;畏寒肢冷,腰膝酸软,治以温肾补阳,化气行水,安胎。

临床研究

闫平用肾气丸合寿胎丸加减治疗妊娠小便不通。

处方:桑寄生20g,菟丝子、续断、阿胶、白术、熟地黄、山药各15g,山茱萸、泽泻、茯苓、牡丹皮各12g,肉桂6g,牛膝6g,车前子适量为引,并结合心理疗法及体位疗法,临床效果速捷。

医案精选

◎案

杨某,女,33岁。2013年12月初诊。主诉"孕11周+1天,排尿困难8天",患者平素月经规律,LMP:2013年9月20日,既往无泌尿系统病史。患者于11月29日无明显诱因出现小便不能自行排出,逐渐加重,就诊于当地医院予留置尿管2天,尿管拔出后小便仍不能自行排出。后间断置尿管2次,其间予抗生素预防感染,配合银花泌炎灵治疗,症状未缓解,11月30日查尿常规:未见异常。泌尿系彩超:双肾未见异常,考虑尿潴留可能性大。妇科彩超:宫内早孕相当于孕11周+1天。患者就诊时尿管带入,持续开放状态,小腹胀急疼痛,坐卧不安,面色㿠白,腰膝酸软,畏寒肢冷,舌质淡,苔薄润,脉沉滑无力。治疗时本着急则治其标,缓则治其本的原则,即刻行导尿术以救其急,2小时后患者诉小便1次,约200ml,小腹胀痛随之缓解,当夜又小便数次,症状减轻。嘱患者采取胸膝卧位,每日 3~4 次,每次 30 分,睡眠时采取侧卧位休息,不要仰卧位。中医诊断为妊娠小便不通。辨证为肾虚。治以温肾补阳,化气行水,安胎。方用肾气丸合寿胎丸加减。

处方:桑寄生 20g,菟丝子、续断、阿胶、白术、熟地黄、山药各 15g,山茱萸、泽泻、茯苓、牡丹皮各 12g,肉桂 6g,牛膝 6g,车前子 9g(包煎)。3 剂,每日 1 剂,水煎服,2 次分服。

3 剂后上述诸症明显改善,又照方续服 2 剂,小便通利,诸症消失。嘱患者出院后服原方去牛膝、车前子 1 周以善其后,后随访无恙。

按 妊娠小便不通有鲜明的病机特点,本虚标实,表现为小便不通,小腹胀急疼痛的标实证,其病因以肾虚为主,导致载胎无力,胎重下坠,压迫膀胱所致。结合本案患者症状,畏寒肢冷,腰膝酸软,舌质淡,苔薄润,脉沉滑无力均为肾虚之象。《医学心悟·妇人门》"火虚者,腹中阴冷,喜热,畏寒,小便滴沥而清白。"又曰:"孤阳无阴,不能化气者,必须补其真阴"。肾气丸中六味地黄丸补其肾阴,肉桂温其肾阳,又兼少量牛膝,车前子化气而行水,寿胎丸补肾安胎而获效。

◎案

陆某,女,26 岁。2004 年 3 月 16 日初诊。患者妊娠 6 个月以来,小便经常频数不畅,今日上午起突然小便点滴难解,小腹胀满而痛,用温水热敷膀胱及服用西药无效。症见:心烦,坐卧不宁,头晕恶心,畏寒肢冷,腰酸痛、腿软,腰及下肢有冷感,面色少华,舌质淡,苔薄润,脉沉细滑无力。四诊合参,中医诊断为淋证。辨证为肾气虚弱、肾阳不足、膀胱气化不利。治以温肾扶阳、化气行水。方用肾气丸加减。

处方:干地黄 15g,山药 20g,山茱萸 15g,肉桂 5g,茯苓 15g,菟丝子 15g,白术 15g,泽泻 15g,杜仲 15g,续断 15g,牡丹皮 6g。5 剂,每日 1 剂,水煎分 3 次服。

服上药 5 剂后,患者症状逐渐好转,又服 5 剂痊愈,遂停药休养,后随诊未见复发,至足月顺产一男婴。

按 本案患者肾虚系胞无力,胎满压迫膀胱,命门之火衰退,不能温煦膀胱,化气行水,故小便频数不畅,甚至小便点滴不通;溺蓄脬中则小腹胀急而痛,坐卧不宁;阳气不振则畏寒肢冷,腰酸痛腿软;舌质淡,苔薄润,脉沉细滑无力,均为肾虚之候。故采用肾气丸加减治疗,方中干地黄滋阴;菟丝子、杜仲、续断补肾;山茱萸、山药滋补肝脾;肉桂少量以温补肾中之阳,意在微微生长少火以生肾气;泽泻、茯苓、白术利水渗湿;牡丹皮清肝泻火,与温补肾阳药相配,意在补中寓泻,补而不腻。诸药合用,使肾阳振奋,气化行水,则小便自利,诸症自愈。需要注意的是,临诊切不可滥用通利小便之品,以防伤及胎元;对于妊娠小便不通之轻症者,可嘱孕妇平卧床上,足端抬高,使膀胱压力减轻,小便亦可通利。

（四）多囊卵巢综合征

多囊卵巢综合征是一种以月经失调、不孕、内分泌改变、男性化表现等为主要临床表现的内分泌与代谢紊乱的疾病,常见于青春期及育龄妇女。其发病原因尚不清楚,目前认为主要与胰岛素抵抗、高胰岛素血症以及遗传因素等相关。

中医学无此病名,根据其症状,多散见于"不孕""闭经""崩漏"等疾病中,基本病机以"痰湿、血瘀阻滞冲任胞宫,以致不能摄精成孕"论著者居多。中医学多认为与肾之先天不足相关。肾为先天之本,藏精化气,推动人体的生长、发育与生殖。《素问·上古天真论》云:"女子七岁,肾气盛……二七而天癸至,任脉通,太冲脉盛,月事以时下,故有子……七七,任脉虚,太冲脉衰少,天癸竭,地道不通,故形坏而无子也。"体内肾精充盛,则天癸得到不断的充盈,经调而子嗣。若先天肾精、肾气乏源,推动、气化作用减弱,或后天房事不节,耗精伤肾,以致精不化血、冲任血海匮乏,卵泡不能正常发育及排出,从而导致月经后期、月经过少甚至不孕。临症治疗时应重视五脏整体性及肾脏阴阳之平衡,以调补肾阴、肾阳,兼顾肝脾,以达"经调孕成"之效。

医案精选

◎案

某,女,26岁。2014年8月16日初诊。结婚2年,性生活正常,未避孕未孕。患者平素月经不规律,月经周期为40天至3个月,经期5～7天,2012年始月经延期明显,有时需服用黄体酮后月经才来潮,体重未见明显增加。既往多次B超未见明显异常。2014年5月输卵管造影提示双侧输卵管通畅。2014 年 5 月 28 日(月经第 3 天)查性激素促卵泡刺激素(FSH)7.78IU/L、促黄体生成素(LH)4.52IU/L、睾酮(T)3.78nmol/L。2014 年 1 ~ 3 月曾连续 3 个月服用"达英 - 35",其间月经规律来潮,2014 年 4 ~ 5 月服用氯米芬促排卵治疗,其间联合 B 超监测卵泡指导同房,未孕。男方2014 年 5 月查精液常规及形态学均无明显异常。末次月经(LMP):2014 年 8 月 9 日,6 天净,量中等,色鲜红,有血块,无下腹痛,无腰酸,经前乳房胀痛。孕 1 产 0(2011 年人工流产 1 次)。患者形体偏瘦,身高 163cm,体重 50kg,体重指数(BMI) 18.8,体毛旺盛,眉毛浓密,唇周可见细小胡须,自觉情志抑郁,纳可,睡眠欠佳,二便可,舌淡暗、苔稍黄腻,脉弦细。妇科检查:外阴已婚式,阴毛生长浓密,延伸至肛门,阴道畅,宫颈光滑,子宫及附件区未触及明显异常。结合上述症状及辅助检查结果,西医诊断为不孕症、多囊卵巢综合征、月经失调。中医诊断为继发性不孕、月经后期。辨证为肾虚肝郁、痰瘀互结。考虑患者睡眠欠佳,结合舌脉,可暂予二陈汤加减以治其标。

处方:陈皮、甘草各6g,浙贝母、淫羊藿、盐菟丝子、泽兰、乌药各15g,黄芪30g,紫河车、皂角刺、石菖蒲、法半夏各10g,茯苓20g。10 剂,每日 1 剂,水煎,分 2 次温服。

并嘱自行监测基础体温。

二诊:8 月 25 日,患者诉睡眠明显改善,纳可,二便正常,舌淡暗、苔薄白,脉弦细,基础体温(BBT)呈单相形。患者痰湿症状明显改善,目前以肾气丸加减,辅以疏肝健脾。

处方:酒山茱萸、牡丹皮、淫羊藿各15g,山药、茯苓各20g,制附子、桂枝、泽泻、石斛、竹茹、桑叶、合欢皮各10g,生地黄 25g,陈皮 5g,龙骨 30g,陈皮 6g。7 剂,每日 1 剂,服法同前。

嘱患者若内热较盛,可晨服淡盐水,晚服蜂蜜水,或泡服菊花水。

三诊:9 月 13 日,患者诉9 月 2 日月经来潮,持续 5 天干净,量少于既往经量,舌淡暗,苔薄白,脉弦细,余无不适。予查尿 HCG 阴性,考虑患者服上方后月经来潮,未诉特殊不适,现患者处于经后期,继予上方 10 剂。继续观察。

四诊:9 月 28 日,患者诉双乳胀闷,晨起口干,余无不适。结合患者症状,目前处于经前期,予四物汤加减促进月经来潮。

处方:熟地黄、赤芍、乌药、续断、柏子仁各15g,益母草30g,卷柏、淫羊藿、川芎各10g,木香、甘草各6g。3剂,每日1剂,水煎服。

继续坚持规律服药3个月经周期,其间月经按期来潮,2015年1月18日因月经过期7天复诊,查尿HCG阳性,血人绒毛膜促性腺激素(β-HCG)1 231IU/L,黄体酮(P)43.26nmol/L。嘱患者注意生活起居并以中药安胎治疗,10天后检查子宫附件彩超。

按 患者因"正常性生活未避孕未孕2年"就诊,平素月经后期,就诊时月经刚净,因痰湿症状较为明显,予二陈汤加减以治其标,寓"开路方"之义;二诊时患者症状明显好转,标已去则重在治本,患者表现为月经稀发、婚久不孕、情志抑郁、经前乳房胀痛、舌淡暗,脉弦细,李坤寅教授辨其病为"多囊卵巢征合并不孕症",辨证为肾虚肝郁,予肾气丸为主方,同时兼顾肝脾,辅以疏肝健脾之法,并嘱患者监测体温波动。三诊患者服药后已月经来潮,且未诉明显内热症状及其他特殊不适,进一步印证方证相合,继予上方加减。四诊患者逢月经前期,经前症状较为明显,此时冲任之血下聚胞宫,宜顺其势施以活血之法,稍稍通其血脉进行疏导,方以四物汤为主方加减,同时伍以熟地黄、续断、淫羊藿等补肾之品,一防诸活血药通利太过,二示补肾之重要性。随后患者规律经前、经后用药3个月,已建立正常月经周期,最终成功受孕,正所谓"经调而子嗣"。

(五)慢性盆腔炎

慢性盆腔炎是妇科常见病,具有病程长、治愈率低、复发率高的特点。多由急性盆腔炎失治或治不彻底转变而来,亦有因炎症之急性期不太明显,未及治疗而转化为慢性盆腔炎者。西医认为,慢性盆腔炎主要与月经期、流产期、产褥期生活不洁、护理不当、用品不洁,或宫腔手术操作消毒不严等因素有关。有学者证实,慢性盆腔炎还可由于输卵管邻近器官或组织炎症而继发,如化脓性阑尾炎、急性肠憩室炎及结核性腹膜炎,由于它们与女性内生殖器官毗邻,炎症可以通过直接蔓延,引起女性盆腔炎症,患慢性宫颈炎时,炎症也能够通过淋巴循环引起盆腔结缔炎。致病菌有细菌、病毒、原虫、支原体,其中又以细菌感染为最多。西医治疗多采用抗生素治疗,抗生素对控制盆腔炎急性期敏感细菌感染有效,但对于慢性盆腔炎症,由于组织粘连化、局部循环障碍,抗生素难以渗入局部发挥作用,对消除炎症浸润之纤维组织和结缔组织效果较差,且抗生素不具备缓解粘连及止痛作用。但长期使用可产生耐药性,不良反应大。

中医学认为盆腔炎属于"带下病""妇人腹痛""癥瘕"范畴,病因复杂。寒、瘀、虚为慢性盆腔炎的致病因素,而瘀血为其核心,病理可因寒、因气滞、因久虚而致;而重度反复发生的慢性盆腔炎主因为脾肾阳虚,是因为疾病早期过用清热解毒药治疗,损伤正气,日久必累及于肾,导致肾的阴阳失调,称之为"久病及肾"。肾虚必血瘀,增加了疾病的复杂性,加重瘀滞的发展,临床上出现下腹坠痛、腰骶酸痛、经血紫暗有块的肾虚表现,肾虚血瘀是很多慢性疾病的深层次病理基础,不通则痛。根据这一病机,采用补肾祛瘀法治疗慢性盆腔炎是行之有效的治疗方法。

临床研究

徐静肾气丸联合止痛化癥胶囊治疗慢性盆腔炎100例,采用止痛化癥胶囊给予治疗。肾气丸1丸,2次/日,止痛化癥胶囊4粒,3次/日,服用2周为1个疗程(非经期),一般治疗1～3个疗程。100例患者中,痊愈71例(71%),有效25例(25%),无效4例(4%),总有效率96%。

按 慢性盆腔炎为妇科常见病之一,主要是指女性内生殖器官,包括子宫、输卵管、卵巢及盆腔结缔组织、盆腔腹膜等因受病菌或病毒的感染而引起的炎症。有报道称,发病年龄25～45岁,发病率30%～60%,该疾病往往经久不愈,并可反复发作,导致不孕、异位妊娠、慢性盆腔痛,严重影响妇女健康。

肾气丸有制附子、桂枝、熟地黄、山药、山茱萸、牡丹皮、茯苓、泽泻8味药组成,作用是温补肾阳,扶助正气,增强身体抵抗力,"正气存内,邪不可干"。止痛化癥胶囊方选党参、炙黄芪、炒白术、山药、芡实健脾益肾,补气固本;丹参、当归、鸡血藤活血化瘀、调经止痛兼补气血;三棱、莪术、土鳖虫破血消积,软坚散结;延胡索辛散温通,行气活血;川楝子疏肝解郁,行气止痛;蜈蚣、全蝎攻毒散结,通络止痛;炮姜苦温,肉桂辛温,散寒止痛,温通经脉;鱼腥草、败酱草清热解毒,祛瘀消痈;诸药相配,共奏活血调经,化癥止痛,软坚散结之功效。肾气丸与止痛化癥胶囊两药合用,共同达到提高机体免疫功能,改善盆腔血液循环,抗炎消肿,消散粘连组织并止痛的作用,发挥了对慢性盆腔炎的治疗作用,因而获得满意的疗效。

(六)复发性流产

复发性流产,以往称为"习惯性流产",是指同一性伴侣连续发生 3 次及 3 次以上的自然流产。复发性流产大多数为早期流产,少数为晚期流产。引起复发性流产的原因较复杂,且常为多因素共同作用所致。目前比较明确的病因有:遗传因素,占复发性流产的 4.5% ~ 25%;内分泌因素,占13% ~ 20%;生殖器官异常,占 12% ~ 15%;感染因素,占 2%。除此之外,还有40%左右的复发性流产原因不明,其中免疫学因素是目前认为比较重要的原因之一。

该病属于中医学"滑胎"范畴,本病原因复杂,涉及男女双方诸多方面。中医学认为,导致滑胎的主要机制有二:其一为母体冲任损伤;其二为胎元不健。胞脉者系于肾,冲任二脉皆起于胞中。胎儿居于母体之内,全赖肾以系之,气以载之,血以养之,冲任以固之。若母体肾气健壮,气血充实,冲任通盛,则胎固母安;反之若母体脾肾不足,气血虚弱或宿有癥瘕之疾或孕后跌仆闪挫,伤及冲任,均可导致胎元不固而致滑胎。胎元不健,多由父母先天之精气亏虚,两精虽能相合,然先天禀赋不足,致使胚胎损伤或不能成形,或成形易损,故而发生屡孕屡堕。因此,在治疗上孕前应先补肾健脾、益气养血进行调治,孕后再加强保胎治疗。另外,心理上的疏导不容忽视,务必要求患者稳定情绪,特别是出现腰酸、小腹胀痛下坠、胎漏见红的先兆症状时,心理安和、情绪稳定十分重要。

医案精选

◎案

某,女,25 岁。1986 年 5 月 10 日初诊。患者结婚 4 年,怀孕后每到 3 个月便腹痛下坠,尽管采取各种措施,亦未能保住其胎。现已滑胎 4 次,全家焦急,某医院确定其宫颈口松弛,建议在妊娠 12 ~ 20 周行子宫内口缝扎术。患者拒绝,而来求服中药。症见:患者面色正常,精神可,自述有时身倦、腰酸、嗜睡,手足不温,舌淡,苔薄白,脉沉弱滑。中医诊断为胎元不固。辨证为脾肾阳虚、冲任不固。治以补肾固冲丸改汤服。服方 5 剂后,症状依然。方用肾气丸试服。

处方:熟地黄 30g,山茱萸 15g,山药 50g,茯苓 15g,牡丹皮 3g,泽泻 5g,制附子 5g,肉桂 5g。7 剂,每日 1 剂,水煎服。

二诊:服上药 3 剂后,患者感觉舒适,7 剂后腰酸嗜睡均减,手足较前温暖,但仍乏力。上方加黄芪、白术各 20g,山茱萸改为 30g,服 15 剂后诸症悉除。

为巩固疗效,上方去制附子、肉桂、牡丹皮,加大枣 6 枚,每月服 3 剂,连服 3 个月善后。后患者足月顺产一女婴,母女均健。

按 本患者连续发生 4 次滑胎,乃现代医学之"习惯性流产"。本案在用他药无效的情况下而用肾气丸取效,再次证明按图索骥乃医之大忌。贵在辨证和"有是证而用是药"。此患者病机为脾肾阳虚,中气下陷,而少腹拘急,胎元不固。盖肾虚则受胎不实,冲任不固,阳虚则少腹拘急,胎元不固。且脾主肌肉,脾虚则中气下陷,肌肉松弛无力,不能固护胎儿,故屡孕而屡堕。方中重用山茱萸、山药、熟地黄补肾固冲安胎;肉桂、制附子温暖下焦以缓少腹拘急;黄芪、茯苓、白术、大枣补气升阳健脾,使中气复,胎元固,对荫胎系胎起着重要的作用。泽泻能"养五脏,益气力"(《神农本草经》),牡丹皮能"入足少阴而佐滋补之用"(《本草求真》),诸药合用,而收良效。

◎案

蔡某,女,28 岁。2007 年 2 月初诊。婚前有过多次药物及人工流产史,体质消瘦,营养不良,婚后欲孕,而屡孕屡堕,经找妇科专家诊治及服中药调理,均无明显效果。症见:体质纤弱,腰膝酸软,精神萎靡不振,四肢不温,夜尿频多,舌质淡嫩,苔薄白。中医诊断为滑胎。辨证为肾阳虚。治以补肾填精以固胎。方用肾气丸加减。

处方:桑寄生 20g,制附子 12g(先煎),熟地黄 12g,山茱萸 12g,茯苓 12g,山药 12g,泽泻 12g,牡丹皮 12g,菟丝子 12g,续断 12g,肉桂 5g(后下)。7 剂,每日 1 剂,水煎服。

二诊:腰膝酸软,精神不振,四肢不温,夜尿频多症状改善,面色转红润,脉细有力,舌质淡红,苔白,上方继守7剂。

三诊:精神好,体重及营养状态恢复正常,舌脉恢复正常。嘱其继守原方服15剂后停药,并开始备孕,2007年6月受孕,妊娠过程顺利,于2008年4月中旬足月顺产一女婴(治疗期间嘱其暂不受孕)。

按 胎之长养,全赖母子,其精血皆由肝肾输运,患者婚前多次药物及人工流产,致气血虚弱,久病肾虚,肾阳虚,胎失所养,致胎之不固,出现流产,患者多次堕胎,肾虚明显,故用肾气丸加用补肾固胎之品菟丝子、桑寄生、续断,共达补肾阳填肾精而固胎,故疗效明显。

第四节 男科疾病

（一）不育症

随着现代社会的发展,男性不育症越来越引起人们的关注。男子不育症病因比较复杂,而少精、弱精又是造成男性不育的主要原因之一,目前西药对此尚无理想的治疗药物和方法。

男性不育症,中医多称作"无子""无嗣"等,多由于肾气虚弱,命门火衰,无以生精、养精,使精子数减少,精子活动力低下或伴精液质量异常而致男性不育,在男性不育患者中占很大比例。肾主藏精,为先天之本,主发育与生殖,肾精充足,则天癸盛,精气足,人体生长发育健壮,性功能及生殖功能正常,若命门火衰,阳气虚弱,无以温煦而使生精不足,精子活动力低下,朱丹溪云:"有精虚精弱不能成胎者。"可见肾所藏之精的亏虚是造成少精、弱精的根本原因,治疗当温补肾阳。

临床研究

曹永贺等用加味肾气丸治疗少精、弱精不育症患者42例,作为治疗组给予肾气丸加减。

处方：制附子 6g，肉桂 9g，熟地黄 15g，山茱萸 18g，山药 21g，茯苓 15g，泽泻 12g，牡丹皮 10g，黄芪 30g，当归 15g，鹿角胶 10g，淫羊藿 15g，制黄精 18g，五味子 12g，川牛膝 12g。

随证加减：湿热明显者加知母、黄柏；湿盛者加砂仁、车前子；每日 1 剂，分 2 次水煎服，每次 200ml，130 天为 1 个疗程，连续服药 3 个疗程。对照组 21 例给予枸橼酸克罗米酚胶囊 50mg，每日 1 次，口服；肌苷片 0.4g，每日 3 次，口服；疗程同治疗组。

结果显示，治疗组痊愈 18 例，显效 15 例，有效 4 例，无效 5 例，总有效率 88.10%；对照组痊愈 4 例，显效 3 例，有效 5 例，无效 9 例，总有效率 57.14%，两组总有效率经统计学处理，差异有显著性意义（$P < 0.105$），说明治疗组治疗效果优于对照组。

按 本症多由于肾气虚弱，命门火衰，无以生精、养精，使精子数量减少，精子活动力低下等精液质量异常而致男性不育，在男性不育患者中占较大比例。肾主藏精、发育与生殖，为先天之本，肾精充足，则天癸盛，精气充足，则人体性功能及生殖功能正常，若命门火衰，阳气虚弱，无以温煦而致生精不足，精子活动力低下，治疗当温补肾阳。加味肾气丸中熟地黄、黄精，补益肾精；山茱萸、山药补肝脾，益肾阴；鹿角胶、淫羊藿，肉苁蓉助肾阳，益精气；少量制附子、肉桂温补肾阳，意在微生少火以助肾气，此乃阴中求阳，使阳得阴助而生化无穷。《古今名医方论》云："肾气丸纳桂附于滋阴剂中，是藏心于渊，美厥灵根也。命门有火，则肾有生气矣。"阳生阴长，则生化如常。泽泻、茯苓利水渗湿；牡丹皮清泻肝火，并与川牛膝活血化瘀；与温补肾阳药相配，意在补中寓泻，以使补而不腻；黄芪、当归补气养血；全方共奏温肾阳，益气活血之效。全方对促进精子的生成、提高精子的数量及活动率、增强精子的活动力等都具有良好的作用，是治疗男子不育症的有效方。

医案精选

◎案

苏某，男，32 岁。1974 年初诊。婚后多年不育，头昏，耳鸣，神倦，自汗，食少，面色无华，夜卧少眠，性欲减退，舌淡苔薄白，脉沉细无力、两尺脉尤甚。素患慢性痢疾，每夏即发，平素体弱易感。查精液量少，80% 死精，20%

活动力差。中医诊断为不育症。辨证为肾气虚。治以温肾补火。方用肾气丸加减。

处方:制附子60g(先煎),肉桂6g,熟地黄15g,山药15g,炒酸枣仁15g,茯苓15g,牡丹皮5g,泽泻6g,锁阳10g,巴戟天15g,淫羊藿10g,杜仲10g。4剂,每日1剂,水煎,分早、晚2次服。

服上药4剂后饮食、睡眠均有好转。继续治疗,第二年夏季痢疾未复发,精力渐充沛。继用成药调理,后查精液80%活动正常,20%活动差。不久女方受孕,生一子,现健在。

按 肾阳不足,命门火衰,影响阴精的化生,元阳的虚衰不仅影响阴精的化生,全身抗病能力也明显下降。治以肾气丸水火并补,以充精气,从本而治,故获良效。

◎案

某,男,27岁。2011年3月16日初诊。婚后2年未育。婚后2年余,其妻曾孕2胎,均50天后即流产,经检查示:左睾丸精索静脉曲张,精子质量差。近年来常感头晕,劳累后加重,动则易汗出,前阴部或潮,偶阴坠胀感,自觉阳物小,或早泄,或遗精(曾有手淫史),口水多,尿频,夜尿1~2次。脉沉弱略涩,舌淡红苔白。中医诊断为不育症。辨证为脾肾气虚、精元清冷。治以补肾健脾、益气固精。方用肾气丸合香砂六君丸加减。

处方:干地黄24g,山茱萸12g,山药12g,茯苓22g,牡丹皮10g,泽泻10g,桂枝3g,制附子6g,制香附10g,砂仁8g,党参10g,炒白术12g,陈皮10g,法半夏10g,炙甘草6g,橘核10g,荔枝核20g,桃仁、红花各10g,柴胡6g,薏苡仁20g。7剂,每日1剂,水煎服。

二诊:前阴潮减,坠感失,未早泄、遗精,夜尿1~2次。脉舌同前。续服上方7剂。

三诊:夜尿1次,余可。脉沉弱,舌淡红苔白。守上方加韭菜子10g、覆盆子15g、枸杞子15g、车前子10g、菟丝子10g。20剂,制成蜜丸。后告知已诞一子。

按 《金匮要略》中记载"男子脉浮弱而涩,为无子,精气清冷"。脾肾气虚,精血衰少,甚则精清血冷,冷如冰铁,或见滑胎,或见无子。患者诸症皆脾肾两虚之候，以香砂六君丸培补后天之本，以肾气丸补益先天之不足，气血生化有源，肾中精气充盛，精旺血足，故药后诸症悉减，并成功育子。

（二）阳痿

中医认为阳痿等病因有禀赋不足、劳伤久病，或七情失调、过食肥甘、湿热内侵等；基本病理变化为肝、肾、心、脾受损，经络空虚或经络失畅，导致宗筋失养而成。临床应辨清病情之虚实，病损之脏腑，虚实之夹杂，实证当疏利，虚证宜补益，提倡多种疗法综合应用，同时重视心理疗法在本病中的重要作用。

临床研究

孟庆林采用肾气丸原方加小茴香、延胡索各10g治疗缩阳症9例，水煎服，每日1剂，早、晚分服，并针对男子生殖器缩入腹可以毙命的误解而产生的恐惧心理给予心理疏导，服药3剂，疏导1次即愈。随访10年，未见复发。

按"肾为先天之本"，十二经脉之根，主元阴元阳。"阳虚则寒"，肾阳虚衰，温化无权，则出现虚寒证，表现为脏腑功能衰退。肾阳虚，相火不足，则出现阳痿、早泄等功能不足的症状。《灵枢·经筋》云："阴器不用，伤于内，则不起；伤于寒，则缩入。"《素问·至真要大论》说："诸寒收引，皆属于肾。"肾主二阴，肾阳虚愈，命门火微，阴寒内生，寒性收引，致使宗筋挛缩。治疗以温阳补虚，投以肾气丸助阴阳、阳蒸阴化。随证加减，标本同治。另外，针对患者的心理因素，即对中医有关肾精学说的误解，以及不良性行为、性生活过频导致缩阳症的恐惧心理等，给予适当的心理疏导，以消除错误认识及对某些精神神经症状的恐惧。心理疏导可以及时消除患者的心理压力，药物治疗可迅速缓解躯体症状，两者相得益彰，从而获得理想的效果，防止再度复发。

医案精选

◎案

王某，男，56岁。2008年2月10日初诊。年轻时房事不节，2年前出现阳事不振，经多方求医，均无果。症见：房事时阴茎不能勃起，面色㿠白，精神萎靡，头晕耳鸣，腰膝酸软，畏寒怕冷，舌质淡，苔白，脉细无力。中医诊断为阳痿。辨证为命门火衰。治以温补下元、振阳起痿。方用肾气丸加减。

处方:制附子 12g(先煎),熟地黄 12g,山茱萸 12g,茯苓 12g,山药 12g,泽泻 12g,牡丹皮 12g,黄狗肾 10g,海马 10g,淫羊藿 10g,肉桂 5g(后下)。7剂,每日1剂,水煎服。

二诊:服上药7剂后,诉阴茎能勃起,但不够坚,头晕耳鸣,腰膝酸软,畏寒怕冷症状改善,精神好转,面色略转红润,舌质淡红,苔白,脉细有力。上方继守7剂。

三诊:阴茎已能正常勃起,能正常行房事,伴随症亦消失,舌脉恢复正常。为巩固疗效,嘱其继续服用肾气丸1个月,每日2丸,分早、晚2次服,用淡盐水送服,至今停药已半年未见复发。

按 患者年轻时房事不节,恣情纵欲,肾精亏虚,精不化阳,则命门火衰,精气虚冷,阳事不振,而渐成阳痿,用肾气丸加用补肾壮阳之要药,黄狗肾、海马,达温补肾阳而振阳起痿之用,故能收到良效。

◎案

某,男,31岁。2006年9月15日初诊。阳痿6个月,阳事不举,时有滑精,腰膝酸软,腰以下怕冷,失眠多梦,健忘耳鸣。曾在当地医院检查,诊断为功能性阳痿。服中西药治疗未效,遂求治中医。症见:精神萎靡,表情苦闷,畏寒怕冷,舌淡胖苔白,脉沉细无力。中医诊断为阳痿。辨证为肾精亏损、命门火衰。治以温肾壮阳益精。方用肾气丸加减。

处方:熟地黄 25g,山茱萸 12g,枸杞子 9g,淫羊藿 12g,肉苁蓉 12g,韭菜子 12g,巴戟天 12g,肉桂 4g(后下),制附子 8g(先煎)。4剂,每日1剂,水煎服。

二诊:9月22日,精神睡眠转佳,腰酸怕冷等症状明显好转,阴茎勃起,滑精现象消失。此乃肾之阴阳渐复,守原方继服6剂。

三诊:9月28日,诸症好转,阴茎勃起有力,精神振作,舌淡苔白,脉沉细。患者即日外出20余日,无法服用汤剂,嘱其带肾气丸途中服之,每日早、晚各9g。

四诊:10月20日,诸症消失,阳事能举,且有力。嘱其继续服用肾气丸,每日早、晚各9g,连服1个月。服药期间忌房欲、气恼、忌食生冷食物。2007年12月20日电话随访,治疗后已痊愈。

按　患者自述年少时曾有手淫习惯,婚后又房劳太过,斫伐肾阳以致精气亏虚,命门火衰,精关不固,引起滑精、阳痿,正如《景岳全书·阳痿》所说:"凡男子阳痿不起,多由命门火衰,精气虚冷。"《诸病源候论·虚劳阴痿候》说:"劳伤于肾,肾虚不能荣于阴器,故痿弱也。"以温阳药和滋阴药并用,阴中求阳,阴阳同调,精气共济,药证相符,故收效好。药理研究证明,肾气丸能改善雄激素和提高性功能。

第五节　五官科疾病

(一)牙周病

牙周病是指发生在牙支持组织(牙周组织)的疾病,包括累积牙龈组织的牙龈病和波及深层组织的牙周炎两大类,主要由牙齿表明黏附的菌斑所致的牙龈炎症、出血,或牙槽骨的萎缩造成牙齿的松动,是口腔科最常见的疾病之一,严重危害人类牙齿和身心健康。目前,牙周病的治疗以对症处理为主,常采用局部冲洗上药、应用全身抗菌药物,但临床疗效欠佳;替硝唑是西医治疗牙周炎的主要药物,可消除口腔、牙周的厌氧菌感染,但消化道及神经系统的不良反应较多。

该病属于中医学"牙宣""齿挺""齿䪼"等范畴。中医认为胃肠积热、津液亏虚、肾元亏损等是牙周病的病因。肾主骨生髓,齿为骨之余,牙齿的生长、发育状况与肾精气关系密切。肾衰则齿䪼,精固则齿坚,所以补肾疗法是治疗牙周病的理论基础,故驱除外邪,培补正气是中医治疗牙周病的基本疗法。

医案精选

◎案

庄某,男,50 岁。2002 年 12 月初诊。主诉:左下颌磨牙酸楚疼痛已 2 周余。牙痛每以夜间为甚,以致失眠,头晕目眩,神疲乏力。牙科以牙周炎诊治已2周,内服外用过多种中西药物,非但无效,反增胃脘痞胀不适,纳呆倦怠,肢冷不温,神疲面赤,唇干,牙痛局部无红肿,舌质淡红,舌边有齿痕,少苔,脉沉弱。中医诊断为牙痛。辨证为肾气亏虚、虚阳浮越。治以温补肾气。方用肾气丸加减。

处方:制附子10g(先煎),肉桂2g(后下),熟地黄30g,山药15g,山茱萸15g,牡丹皮10g,泽泻10g,茯苓15g。3剂,每日1剂,水煎服。

二诊:服上药3剂后,疼痛去其大半,原方治疗1周,牙痛消失,精神体力渐增,头晕失眠也除,嘱以肾气丸续服以巩固之。

按 肾气丸是以补益肾气为主的阴阳双补的方剂,以肉桂、制附子辛热之品补肾阳(命门之火)而益火之源为主药,制附子能够扶阳以生阴,扶阳以生津,故增加其剂量。熟地黄滋阴补肾、填精益髓,培阴血于下;山茱萸涩肝肾之精;地黄与山茱萸相伍,可收补而不失之功;泽泻清泻肾火,以防地黄之滋腻;牡丹皮清肝火,并制山茱萸之温;茯苓淡渗利湿,以助山药之健运;山药、茯苓健脾益肾,助后天之本;因肾中之精气也赖于水谷精微的补充与化生,上药合用可充形质以资生肾气,使肾精有化,壮骨健齿之功效。

中医研究表明,通过补肾药物治疗,可使局部及全身状况好转,内分泌水平恢复正常,牙槽骨密度增加,牙骨质增生及有新骨形成;患牙的牙周袋平均深度及牙龈指数在治疗后都有明显改善,而且还能增强青少年牙周炎患者中性多形核白细胞的趋化和吞噬功能,能增强牙周健康菌群的稳定性,延缓致病菌丛增殖的作用;可调节牙周组织的代谢,进而改善宿主的免疫功能,保护机体特异性和非特异性免疫功能,抑制破骨细胞、刺激造骨细胞、调节牙槽骨的代谢。为了减少替硝唑的用量、降低替硝唑的不良反应,提高中医药治疗牙周病的临床疗效,应用肾气丸联合替硝唑中西医结合辨证施治肾气亏损型牙周病,检测PLI、SBI、PD、AL结果,以及短期、中期临床治愈率和总有效率,均显示肾气丸联合替硝唑辨证施治肾气亏损型牙周病中、短期临床疗效显著和稳定,中期疗效更加明显、临床疗效得到了明显的提高。肾气丸联合替硝唑中西医结合治疗肾气亏损型牙周病,可通过中药补气固肾恢复牙周软硬组织的自身防御、修复功能,配合西药对牙周病抗菌消炎治疗,避免病情反复,从而取得更佳的临床治疗效果。

（二）复发性口腔溃疡

复发性口腔溃疡又称复发性阿弗他溃疡,为一种临床常见和多发的口腔黏膜病。其病理特点是以口腔黏膜上皮反复溃疡引起疼痛的口腔黏膜损害的疾病,唇、颊、舌、腭等处的呈点状、圆形或椭圆形黏膜溃疡,溃疡周围明显充血水肿,表面有渗出物覆盖,患处剧烈疼痛;多由内分泌失调引起,每当工作紧张,压力增加,心情抑郁,睡眠不足或饮食生冷,食炙煿之品或酸辣冷热刺激等诱发本病。本病对人体总无大碍,但会影响日常生活和工作。治疗上多采用免疫调节剂、激素类及多种维生素等,疗效往往不稳定,而有明显毒副作用。

该病属于中医学"口疮""口疳"等范畴。中医认为口腔溃疡多为从阴虚火旺、火邪炽盛论治,多选清热解毒、泻火滋阴等药物;但临床上常见一些口腔溃疡反复发作,迁延不愈,日久可发展为复发性口腔溃疡。复发性口腔溃疡的多因多思多虑,或冻食甘肥,睡眠不足等耗气伤阳诱发或加重,由于前期经常用清火或抗生素等寒凉药物,使中阳受损,久而久之,累积肾阳,阳气不足,虚阳浮越于上,发于口腔而致。脉症与肾阳不足,离根相火上蒸腐肉相符,治疗上从肾论治,从虚着手,补肾温阳为主。

应用指征:①病程≥1年,发病次数≥2次,溃疡发作频率≥1次/2个月,本次溃疡发生时间<3天;②溃疡面积多在1~3mm,个别可见多个溃疡融合,面积可>1.0cm;③溃疡色淡,红肿不著,渗出少而色淡,边缘略高起,脸色苍白,形寒肢冷,下利清谷,少腹疼痛,舌质淡体胖大,苔薄白,脉沉细。④溃疡反复发作,严重者影响进食、工作。凡符合上述指针的患者均可用本方加减治疗。

处方:制附子20g(先煎),肉桂3g,熟地黄15g,山茱萸20g,山药20g,茯苓20g,牡丹皮15g,泽泻10g。

加减:兼咽干口燥者加西洋参10g;舌质暗瘀者加三七10g、丹参15g;纳呆腹胀者加谷芽10g、麦芽10g、神曲15g。

临床研究

胡兆明用理中汤合肾气丸加减治疗复发性口腔溃疡,每日1剂,水煎取汁分 3 次温服,5 天为 1 个疗程,连续观察 1~2 个疗程后统计疗效。结果痊愈 34 例,有效 3 例,无效 1 例,总有效率 97.3%。

谷明成用肾气丸(浓缩丸)口服治疗复发性口腔溃疡 1 例,每日 3 次,每次 8 粒,并予吴茱萸研末醋调成糊状,敷于双侧涌泉穴,睡前调敷,次日晨去之,治疗 15 天后,口疮完全消失,续服肾气丸(浓缩丸)8 瓶,痊愈,随访 2 年,未再复发。

叶卓丁用加味肾气丸治疗复发性口腔溃疡 48 例。

处方:制附子 20g(先煎),肉桂 3g,生地黄 15g,熟地黄 15g,山茱萸 20g,山药 20g,茯苓 20g,牡丹皮 15g,泽泻 10g,牛膝 15g,砂仁 5g,露蜂房 5g,通草 10g。每日 1 剂,水煎,分 2 次口服。

治疗 5 天,停药 3 天为 1 个疗程,以后每周 3 剂,隔日 1 剂,连续服 2 个月。结果显示痊愈 25 例,显效 10 例,有效 8 例,表明总有效率为 89.58%。

医案精选

◎案

某,男,46 岁。主诉:口腔溃疡反复发作已 1 年余,时轻时重迁延复发加重,服用多种抗生素及清火片均未痊愈,因疼痛难忍,严重影响生活质量前来就诊。症见:口腔溃疡散布于口腔内部各处,此起彼伏,溃疡面色白而疼痛不甚,进食过冷或过热的食物则疼痛加重,兼见四肢冰冷,精神不振,腰部冷痛,舌质暗,苔薄白,脉沉无力。中医诊断为口疮。辨证为肾阳不足。治以补肾益阳。方用肾气丸加减。

处方:熟地黄 30g,山药 15g,山茱萸 15g,茯苓 20g,泽泻 10g,牡丹皮 15g,肉桂 5g,制附子 5g(先煎),牛膝 30g,冰片 2g,知母 15g,炙甘草 6g。

连续服用 20 剂,病情明显减轻,3 个月后复查,溃疡已全部消失,再没有复发。

[按] 复发性口腔溃疡多由内分泌失调引起,与肾脏关系密切。本案患者由于经常服用抗生素及清火片等大量寒凉的药物,中阳受损,久而久之,累及肾阳,阳气不足,虚阳浮越于上,发于口腔而致。用肾气丸补益肾阳及全身阳气;牛膝和肉桂引火归原,同时还有补益肾气的作用;知母、冰片用于清除虚火,肾阳得到补益后,溃疡自然得到治愈。

◎案

王某,男,25 岁。2012 年 11 月 15 日初诊。自述患反复性口腔溃疡 2 年,每于症发时求诊于中医,医生以阴虚火旺论治,给开清热降火、滋阴方药,患者服药后症状缓解,然而反复发作,终不能痊愈。症见:体型较瘦,面色不华,左颊黏膜可见 1 处溃疡面,中央凹陷,浅黄白色黏膜覆盖,舌淡红少苔,脉诊,右寸数,两关弦,右尺细。因记《濒湖脉学》论细脉"尺逢定是丹田冷"口诀,于是便问其是否有小腹冷痛的症状,患者于是自述其每到秋冬季,便自感后腰部发凉,怕冷,四肢不温,下午至晚上尤甚,并时常有胃脘冷痛、腹胀的症状。中医诊断为口疮。辨证为肾阳不足、虚火上浮。方用肾气丸加减。

给予肾气丸成药,嘱患者按用法坚持服用 1 个月。1 个月后复诊,查患者口腔溃疡面已完全愈合,寸关尺三部已呈平和之象,患者述腰凉、四肢不温、怕冷、腹部不适的症状已经明显减轻,万分感谢。随诊半年,并无复发。

按 口腔溃疡,中医多从阴虚火旺、火邪炽盛论治,多选清热解毒、泻火滋阴等药物,然此案患者口腔溃疡反复发作,且有面色不华、怕冷四肢不温、胃脘冷痛等症状,结合脉诊,则属阳虚无疑。其病机为肾阳不足,虚火上浮。肾阳不足,不能温阳形体,则腰凉,怕冷,胃脘冷痛;肾阳虚弱,虚火上浮,煽动君火亦动,两火相加则上焦火势炎烈,灼伤口腔,而成溃疡。处方以肾气丸,温补肾阳,肾阳得补,命门火库摄纳、潜藏有力,则上浮的虚火得以归原,相火一消,君火亦静,火势不复,口腔被灼伤之源消除而愈合,同时,肾阳充足,形体得温,则腰凉,怕冷,腹痛等症状也随之消除。

复发性口腔溃疡是口腔黏膜疾病中常见病、多发病之一,目前病因仍不十分清楚,治疗尚无特效方法。西医多采用免疫调节剂、激素类及多种维生素等,疗效往往不稳定,而有明显毒副作用。叶酸也叫维生素 B_9,是一种水溶性维生素,最重要的用途在于抗氧化作用和预防胎儿神经管发育缺陷;而复合维生素 B 功效是促进生长,维持上皮组织,如黏膜、结膜、角膜等正常功能的作用,参与体内氧化还原过程及体内糖代谢过程。中医学认为口疮、口疳在急性期(发作期)多为火邪所致,常用清上、中二焦之火为正治。但临床上常见一些反复发作,缠绵不愈,此消彼长,痛苦不堪的患者,治则历尽苦寒之味而不愈,甚至愈发加重,伴有心烦不寐,口干不欲饮,或潮热面红,虚胖,月经量少,或形寒肢冷,尿清便溏。治法上,唐代王冰"壮水之主以制阳光"明示,欲引火归原,求阴阳相生,治疗采取温阳补肾,辅以育阴运气,求平降炎上之无根之火,为反治的正道。本证辨证要点是疮面虽有溃疡,而局部周围无有形性反应,充血水肿覆盖物不明显,疮面颜色较淡,口腔隐隐作痛,恣食生冷之品,或炙煿之品而加重,但必有一系列阳虚之见证,如肢冷畏寒、腰膝酸软、溲清便溏、舌质淡胖大、脉沉细等。方用肾气丸补肾温阳,引火归原,治疗上述证型辨证为肾阳虚衰,离根之火炎上为患的复发性顽固口疮或口疮为过于苦寒误治,损及肾阳者,着实合拍,疗效较佳,症状平缓后,再根据气、阴、阳之盛衰辨治调理善后,巩固疗效,结合养生,以防复发。方中熟地黄、山茱萸相伍滋肾水,益真阴,达"壮水之主,以制阳光"之功。山药、茯苓相配,则健脾补中,利湿祛邪。泽泻、牡丹皮相用,则既可泄热,又可利湿。尤妙在制附子、肉桂相伍,温补肾阳,祛寒止痛,而获"益火之源,以消阴翳"之用。诸药相合,有阳中求阴、阴中求阳之意,补中有泻,泻中有补,阴平阳秘而口腔自愈矣。由此可知,复发性口腔溃疡从肾论治,从虚着手,实仲景开后世治疗虚寒性疾病之先河,不惟口腔溃疡,他病亦如此,"治病求本"此之谓也。

(三)慢性咽炎

慢性咽炎为咽黏膜、黏膜下及淋巴组织的慢性炎症,常为上呼吸道慢性炎症的一部分,病程较长,多为急性咽炎反复发作所致。病理分为单纯性、肥厚性、萎缩性、过敏性及反流性咽炎等。临床多表现为咽部异物感、不适感、咽部痒感、烧灼感、干咳微痛等;检查时可见患者咽喉部淋巴滤泡增生,扁桃体肿大,咽后壁黏膜充血、水肿,或干燥变薄,多采用以祛除病因及局部用药为主。

该病属于中医学"喉痹"的范畴,中医认为其病因病机为外邪侵袭上犯咽喉、肺胃热盛、肺肾阴虚、脾胃虚弱、脾肾阳虚及痰凝血瘀侵犯咽喉所致的疾病。该病在临床上较为常见,多用清热泻火,养阴生津之法。

应用指征:①多有外感病史,或咽痛反复发作史;②异物感、吞咽不利等咽喉不适症状,痰涎清稀、面色苍白、形寒肢冷腰膝冷痛;③舌质淡嫩,舌体胖,苔白,脉沉细弱;④检查见咽部黏膜淡红。凡符合上述指征的患者均可用本方加减治疗。

处方:制附子6g,肉桂3g,山茱萸12g,熟地黄12g,茯苓12g,山药12g,泽泻12g,牡丹皮9g。

加减:咳嗽痰多者加半夏、瓜蒌、陈皮;腰膝酸软冷痛者加杜仲、牛膝、枸杞子;伴耳鸣、心烦者加知母、黄柏。

临床研究

许凤莲等用温肾助阳的肾气丸为主方加味治疗咽喉异感症50例。

处方:制附子6g,肉桂3g,山茱萸、熟地黄、茯苓、山药、泽泻、牛膝各12g,桔梗、射干、牡丹皮各9g。每日1剂,水煎取汁400ml,分早、晚2次温服,两周为1个疗程。

治疗结果:本组病例50例,治愈34例,好转13例,无效3例。总有效率为94%。

医案精选

◎案

王某,男,56岁。患"慢性咽炎"5年,常苦咽喉隐痛干燥,喉间如有物阻,曾服消炎药和中药的清热泻火、滋阴生津之剂,收效甚微,前来医院就诊。望其面色㿠白,神疲乏力,四肢欠温,小便清长,舌质淡,苔薄白,脉沉细。检查其咽后壁见黏膜变薄发干,颜色苍白发亮。西医诊断为咽喉异感症。中医诊断为喉痹。辨证为肾阳虚衰、虚火上浮。治以温补肾阳、引火归原。

处方:制附子6g,肉桂3g,山茱萸、熟地黄、茯苓、山药、泽泻、牛膝各12g,桔梗、射干、牡丹皮各9g,玄参9g,麦冬9g。7剂,水煎服,每日1剂,水煎取汁400ml,分早、晚2次温服。

服药后,咽喉干痛明显减轻,精神好转,其余症状亦见减轻。将制附子减为3g,去肉桂,加桂枝9g,又进7剂。疗程满,诸症全消,检查其咽后壁黏膜转为淡红润泽,2个月后随访无复发。

◎案

孟某,女,21岁。主诉:咽痛2月余,经西医检查,诊断为咽部慢性溃疡,曾服阿莫西林胶囊、利君沙(琥乙红霉素颗粒)及中药等,症状时轻时重,检查见咽部有两处溃疡,色白、表面有少量分泌物,扁桃体不肿大,脉沉迟。方用肾气丸加减。

处方:生地黄 15g,山药 15g,山茱萸 15g,泽泻 15g,牡丹皮 10g,茯苓 15g,制附子 3g,肉桂 3g,玄参 15g,桔梗 10g。3 剂,每日 1 剂,水煎,分 2 次温服。

二诊:服上药后,咽部疼痛减轻,咽部溃疡面分泌物减少,脉仍同上,继用上方服至 20 剂时,咽痛消失,溃疡愈合,病告痊愈。

按 咽痛多为火热之邪为患,但亦有虚寒的。少阴之脉循咽上系舌本,咽部溃烂色白,脉沉迟,为阳虚之证。故用补肾阳的肾气丸治疗,加桔梗取其载药上行,使药力直达病所,本病辨证准确,故药到病除。

本病在临床上较常见,多易反复发作,较难根治。《黄帝内经》云"咽者为肺之关,胃之门","咽者,胃脘水谷之道路",本病病位在咽喉部,而咽喉居五脏之上,乃水谷之通道,呼吸之门户,是诸经交会之处,故五脏病皆会影响到咽喉;且火性炎上,历代医家均有"咽喉病皆生于火"之说。故临床上在治疗本病时,医者多偏重于清热泻火、滋阴生津。然火盛伤阴,阴虚日久,易导致阴损及阳;或因过服寒凉之剂,损伤人体阳气,久病及肾,皆可致肾阳虚衰,阳虚之甚,虚阳不守其舍,浮游于上,阳浮之火上炽咽喉,发为本病。又肾中之阳为人身真阳,肾阳虚则不能蒸化津液上润咽喉,出现咽痛、咽干或咽中有痰梗阻等症,故在治疗本病时,虽应遵古训但不拘泥于古训,特别对于年老体衰者、病程较长者,更应辨清有无阳虚之候,不可滥用寒凉之品,只有辨证准确,才能施治有效。肾气丸出自《金匮要略》,善能温补肾阳,方中制附子、肉桂鼓舞阳气;熟地黄、山茱萸、山药补肾阴、滋化源,于阴中求阳之意,正如《景岳全书》中说"善补阳者必于阴中求阳,则阳得阴助而生化无穷";茯苓、泽泻、牡丹皮泄肾中浊气。综观全方,配伍周密,使阴阳协调,肾气充足,根据病情,或加用桔梗开宣肺气以利咽,或配射干则化痰利咽,或用牛膝引虚火下行,诸药合用治疗本病,故能收效。

（四）慢性鼻炎

慢性鼻炎以经常性鼻塞为主要特征的慢性鼻病。临床以鼻涕量多,呈黏液性或黏脓性,不易擤出等为常见表现,分为单纯性和肥厚性两种。

慢性鼻炎与中医"鼻窒"相似,多因正气虚弱、伤风鼻塞反复发作,余邪未清而致,其病机多与肺、脾二脏功能失调有关。近来有文章指出滥用抗生素、清热解毒类中药和现代不良生活方式是其原因,而肾阳不足,水湿内停或肾阳不足,虚火上浮均为耳鼻咽喉疾病常见病机。

医案精选

◎案

某,女,50岁。2013年10月22日初诊。主诉:鼻塞2年余。现病史:2年来,面部皮肤潮红,以鼻部皮肤为甚,皮肤科诊为皮炎、酒渣鼻,予以大量清热祛湿药,症状偶有减轻,反反复复。症见:自觉鼻部发凉,从鼻部向外冒凉气,继之面部皮肤潮红加重。鼻塞,无涕,烦躁,手足冰凉,大便溏,小便正常。检查:面部皮肤潮红,鼻部尤甚,鼻头皮肤冰凉,鼻黏膜灰白无华,肿胀,舌质淡,苔薄白,脉沉弱。西医诊断为慢性鼻炎。中医诊断为鼻窒。辨证为脾肾阳虚、虚阳浮越。治以温补脾肾、引火归原。方用肾气丸合理中汤加减。

处方:制附子9g,桂枝9g,熟地黄20g,山药10g,山茱萸10g,牡丹皮10g,茯苓10g,干姜10g,党参20g,炒白术20g,炙甘草6g,辛夷10g。7剂,每日1剂,水煎,分2次饭后温服。

后以肾气丸治疗3月余告愈。

按　患者长期误服苦寒之剂,伤及脾肾之阳,造成脾肾阳虚。现在抗生素及清热解毒类中药的滥用、空调环境的日益普及、贪凉饮冷及熬夜等不良嗜好的养成、压力的增加等,都在消耗着人体的阳气。其中以肾阳不足最为常见,又是脾阳不足、心阳不足、肺气虚寒的原因。肾阳作为一身阳气的根本,最需顾护,因为"阳火虚衰……则十二官皆危矣"。头面五官清窍均需阳气温煦,才能发挥正常功能。阳气不足,阴气凑之,清窍不清,功能失常。但临床中这种情况尚未引起足够重视,对于耳鼻咽喉慢性炎症,治以清热解毒者,无异于雪上加霜。

第六节　皮肤科疾病

（一）痤疮

痤疮是一种累及毛囊皮脂腺的慢性炎症,好发于面部,青春期前后开始出现,容易留下色素沉着或瘢痕。西方80%的青少年患有此病,约50%的成年人患有面部痤疮,而且其中有些人直到44岁也未完全好转。随着人们生活水平的提高,对于痤疮这种可能会影响美容的疾病越来越关注。痤疮是一种毛囊、皮脂腺的慢性炎症,好发于颜面、胸背部,表现为黑头粉刺、丘疹、脓疱、结节、囊肿等损害,多发生于青春期男女,常伴有皮脂溢出。《中西医临床皮肤病》论述此病病因为肺气不清,外受风热;或为饮食不节,过食肥甘厚味,胃热上蒸;亦可为月经不调、瘀滞化热等。归纳为内热炽盛,外受风邪所致,有肺热、血热、肝热、阴虚内热之分。分四型论治:肺热血热型、脾胃积热型、热毒型、血瘀痰凝型。

医案精选

◎案

李某,男,21岁。2013年3月5日因面部痤疮初诊。自诉4年前发病,面部散在丘疹样痤疮,其间曾就诊于中医、西医,效果不甚理想,最近1个月面部丘疹样痤疮增多。症见:面部大量暗红色丘疹,并伴有不同程度的结节,囊肿,期间散在瘢痕,舌淡苔少,脉诊,右寸、尺部细象明显,因右尺现细脉,于是问其是否有形寒肢冷的症状,患者述常有四肢不温感,且怕冷。结合痤疮颜色暗红,结节,囊肿。中医诊断为肺风粉刺。辨证为肾阳不足、虚火上浮。方用肾气丸成药,嘱患者按说明服用1个月后复查。

1个月后,复诊,可见面部瘢痕明显减轻,结节、囊肿变小,痤疮症状明显减轻,且四肢形寒怕冷的症状也明显减轻。

按 痤疮,中医多认为是脾胃湿热、肺经蕴热、阴虚火旺等角度论治,但对于该患者,其疮面暗红,有结节,囊肿,舌淡苔白,患者又述形寒怕冷,而脉诊尺细,则证属阳虚无疑。肾阳虚衰,虚火上浮,发于面部,则成疮,因此火为水中之虚火,火不炎烈,所以,患者疮面暗红,又因此虚火带水性,则又会形成囊肿、结节。用肾气丸,温补肾阳,形体得温,虚火得降,面部虚火下潜,则痤疮症状得减。

（二）神经性皮炎

本病与中医的"牛皮癣""摄领疮"等相类似,好发于颈部、四肢、腰骶,以对称性皮肤粗糙肥厚,剧烈瘙痒为主要表现的皮肤疾病。神经性皮炎又称慢性单纯性苔藓,是以阵发性皮肤瘙痒和皮肤苔藓化为特征的慢性皮肤病。

医案精选

◎案

刘某,女,60 岁。3 年前因不明原因患神经性皮炎,颈背部皮肤粗糙肥厚,剧烈瘙痒难忍,夏秋季节加重,服用多种药物效果不明显,遂要求中医治疗。症见:全身无明显达到皮疹征象,双手触及冰冷或寒冷物品后瘙痒难忍,得暖后缓解,腰腿酸困,形体消瘦,面色无华,舌体胖大,舌质淡,苔白,脉沉细无力。夜间小便频数清长。中医诊断为牛皮癣。辨证为肾气虚弱、肌肤失养。方用肾气丸加减治疗。

处方:生地黄 30g,熟地黄 30g,山药 15g,山茱萸 15g,茯苓 10g,泽泻 10g,牡丹皮 10g,桂枝 5g,制附子 3g,当归 12g,白芍 12g,白鲜皮 15g,川芎 15g,蝉蜕 6g。3 剂,每日 1 剂,水煎服,并嘱少食辛辣厚味之物,注意保持情志舒畅。

二诊:瘙痒明显减轻,继续守方给予 20 剂,1 个月后随访,临床症状全部消失。

按 本案患者年龄已高,发病较久,瘙痒剧烈,已有气血亏虚之征兆。神经性皮炎治疗从肺系入手较多,透过表象腰腿酸困,遇冷瘙痒加重及舌脉诊,可知本病属于肾气虚弱,阳气不足,子盗母气,肺气不得宣发所致。用肾气丸补益肾气肾阳,以图固本;用四物汤补血养血,荣养肌肤;白鲜皮与蝉蜕祛风止痒,标本兼顾,共同祛除顽疾。

（三）慢性荨麻疹

荨麻疹俗称风疹块，是由于皮肤、黏膜小血管扩张及渗透性增加而出现的一种局限性水肿反应。临床表现为大小不等的风疹块损害，骤然发生，迅速消退，瘙痒剧烈，愈后不留任何痕迹。

医案精选

◎案

黄某，男，48岁。2006年12月初诊。自诉1个月前受冷后诱发荨麻疹，经西医给予氯苯那敏、地塞米松后疹消痒止。次日晨起再发，治疗同前，如此1个月后皮疹虽未发，但瘙痒时现，已有"药停痒作"之依赖，并出现双手触及寒冷物品(金属器械)后瘙痒难忍，得暖后方才缓解，因而求诊。询问知其除主症外，近年来腰膝酸软日渐突出。查其形体肥胖、舌质淡、苔薄白多津、脉沉细。中医诊断为荨麻疹。辨证为肾气虚损、卫阳不固。方用肾气丸加减。

处方：制附子30g，桂枝15g，熟地黄、山药、山茱萸各20g，茯苓、泽泻、牡丹皮各15g，荆芥15g，防风20g，蛇床子20g。6剂，每日1剂，水煎服。

服上药6剂后症状有所缓解，守前方再入干姜10g，坚持治疗1个月后症状消除，唯腰膝酸软时现，于是更为肾气丸成药，早晚各1丸，淡盐水送下，半年后随访，不仅病未复发，而且腰膝酸软亦大为缓解。

按 荨麻疹的辨治，从肺系入手者众多。本案透过荨麻疹的表象，抓住腰膝酸软和遇寒而发之特征，结合年纪四十有余，已过了"丈夫五八肾气衰"之界，辨证为肾气虚损，子盗母气不能助肺气宣发卫阳于肌表四肢，故遇寒而发。施治时，投入肾气丸培补肾气以图治本，入荆防则为祛风止痒，易肉桂为桂枝，入干姜意在宣通卫阳以期治标，遣入既温肾助阳又祛风止痒之蛇床子则可收标本兼顾之功。

（四）老年性皮肤瘙痒

老年皮肤瘙痒症中医称之为"风瘙痒"，临床将只有皮肤瘙痒而无原发性皮肤损害者称之为瘙痒症。属中医"痒风"的范畴。老年皮肤瘙痒症是临床上常见的皮肤病之一，分全身性和局限性两种，多见于老年人。局限性皮肤瘙痒症发生于身体的某一部位，常见的有肛门瘙痒症、阴囊瘙痒症、女阴瘙痒症、头部瘙痒症等。皮肤瘙痒症患者忌过多食用辛辣、鱼腥、洒类等,以免皮肤瘙痒加剧。

医案精选

◎案

何某,男,52 岁。2005 年 5 月初诊。自诉周身皮肤无定处瘙痒 10 天,以夜间入睡时为甚。经某医院诊为老年性皮肤瘙痒,给予对症治疗 1 周,效果不佳前来就诊。查其周身无明显之皮疹征象,体瘦弱、舌质淡、苔薄白、脉沉细,询问知近来夜多小便。中医诊断为风痒。辨证为肾气虚弱、肌肤失养。方用肾气丸加减。

处方:制附子 5g,肉桂 3g,生地黄、牡丹皮、山茱萸各 20g,山药、泽泻、茯苓各 15g,黄芩 15g,荆芥 15g。7 剂,每日 1 剂,水煎服。

服上药 7 天后,瘙痒减轻,再守前方进药 1 周,瘙痒尽除。

按 风痒一症,《诸病源候论》言"此由游风在肌肤,遇热则瘙痒"。意在风与热为本病之主因。

本案既无显著之风、热征象,又无其他明显特征。唯能凭借痒无定处和夜多小便,参考病发于夜间 9 ~ 11 时(入睡时)为甚,此乃亥时,在五行属水,与人体之肾有关,于是定性为肾气虚损日久,出现子盗母气现象,使肺气不能宣发、输布精津营液于体表,营卫失和而发为本病。治疗时,通过肾气丸使肾气得生,肺金得养,肌表阴平阳秘,瘙痒自除。用方时,轻用肉桂、附子意在"少火生气",入黄芩、荆芥则属治标之法。

(五)阴囊湿疹(肾囊风)

阴囊湿疹是阴囊最常见的皮肤病,属于过敏反应,也是男子常见的性器官皮肤病,不是性传播性疾病。

本病在中医学属于"绣球风""胞漏疮"等范畴。十分顽固,患者常因搔抓、不适当刺激引起疼痛或继发感染。本病分急性、慢性两种,与人们从事的职业、居住的环境有密切的关系,如长期在煤矿、坑道及其他环境潮湿的地点工作的人,长期居住在潮湿的地区或房间的人皆易患此病,也有人认为本病的发生与遗传因素、热水烫洗、性情急躁等因素有关,此病瘙痒严重,并反复发作。

医案精选

◎案

彭某,男,59 岁。2004 年 7 月初诊。诉 1 周前无显著诱因出现阴囊及其周围瘙痒坠胀,以出汗时更为突出,经某医院诊断为阴囊湿疹,治疗 1 周效果不明显前来诊治。查其舌、脉、证等均无典型征象,选用吴谦之法,内服龙胆泻肝汤,外用蛇床子散坐浴,用药 3 剂后仍无效,于是从肾入手,易肾气丸为汤加减。

处方:制附子 30g,肉桂 15g,山药、山茱萸、牡丹皮各 15g,茯苓、泽泻各 30g,地肤子 20g。7 剂,每日 1 剂,水煎服。

外以四妙散加芒硝坐浴。

处方:黄柏 30g,苍术 30g,薏苡仁 30g,牛膝 10g,芒硝 30g(兑入)。

1 周后症状明显缓解,守前方再治 1 周后痊愈。

按 肾囊风出自《医宗金鉴》其言"肾囊风发属肝经",首诊时,犯了拘古法,泥古方之错,虽有理有据却无效,复诊时考虑,中医虽有肝经下络阴器之说,亦有阴囊为肾之外候之论。故重新辨证为肾气虚损,气化不利,水湿下注阴囊发为湿疹。此外,7 月长夏之盛湿亦为诱因。治疗时,用肾气丸鼓舞肾气,振奋水道,温煦阴囊,使湿邪由内而化。再用四妙散外洗使湿邪由外而除,重用桂附意在温暖肾阳。

第七节 其 他

精神分裂症

精神分裂症,旧称早发性痴呆,是精神心理科常见的病症之一,占住院患者的 1/3 左右。本病多发于青少年或成年的早期,男女发病率相当,具体发病原因尚未明确,我国绝大多数精神科临床工作者把它视为一个级别单元;其主要表现是患者言语无序、生活懒散、行为孤僻、思维贫乏、情感淡漠、终日无所事事、日图三餐、夜图一眠,即所谓知、情、意三者间互不协调,因而患者的行为往往荒诞离奇而不可理解。由于本病病程迁延、缓慢进展,若不积极治疗,常导致人格分裂、精神衰退。目前治疗上无特殊有效之方法,药物治疗以氯丙嗪为代表的抗精神病药物能迅速控制症状,但并不能从根本上截断病程的进展,加之较大的不良反应,常导致患者不能耐受而停药或减量,临床疗效欠佳。

该病属于中医"癫症"范畴。对于"癫症"中医学早有记载,明代王肯堂《证治准绳》中云"癫者或狂或愚,或歌或笑,或悲或泣,如醉如痴,言语有头无尾,秽语不洁,积年累月不愈",对症状描述的可谓详尽具体。《素问·阴阳类论》云"二阴二阳皆交至,病在肾,骂詈妄行,癫疾为狂",对病因亦做了一定的简述。中医学认为肾左右各一,命门附焉。肾藏精寓元阳,命门之火温熏脏腑,是各组织器官功能的动力。肾气充足,则命门火旺,脏腑及各组织才能正常活动。肾气不足则命门火衰,组织器官缺少活动力,就会出现各种衰退症状。

临床研究

张学斌用肾气丸加减治疗慢性精神分裂症60例。

处方:山药10g,茯苓10g,牡丹皮10g,山茱萸10g,肉桂10g,制附子10g,人参10g,鹿茸10g,巴戟天10g。

加减:伴体胖痰多者,加半夏、枳实;伴胆怯、遇事易惊者,加远志、炒酸枣仁、石菖蒲。每日1剂,服中药以60剂为1个疗程。水煎400ml,每次约200ml,每日服2次。

结果:60例中服40剂后痊愈15例,6例无效终止治疗。服药60剂后痊愈6例,无效3例。共计:痊愈21例,占35%,好转30例,占50%,无效9例,占15%,总有效率85%。

按 本组患者情感淡漠,懒散少动,缺少活动,思维贫乏,面无华,体无力,畏寒,舌淡体胖,苔白,脉细无力。皆是肾阳不足,命门火衰之象。方中以熟地黄滋补肾阴;山茱萸、山药滋补肝肾,辅助滋补肾中之阴;肉桂、制附子、鹿茸、巴戟天补肾中之阴,意在生少火以生肾气;人参补气,因其随阳药入阳分,随阴药入阴分,欲补命门之阳非人参不能捷效;茯苓利水渗湿,牡丹皮清肝,与补肾药相配,意在补中寓泻,使补而不腻,诸药共奏温肾阳,益命门之功;故对之有治疗效果。在临床观察中,配合心理治疗,增加患者的信心,多鼓励、勤督促患者参加力所能及之活动,给患者安排合理的生活计划,对提高疗效,加快患者生活能力的恢复大有帮助。

值得注意的是,本方以温肾阳、益命火为主,只适用于肾阳不足、命门火衰的慢性精神分裂症。对精神分裂症各型及其他精神病的治疗不拘泥于本方,要结合脉症、辨证用药。

医案精选

◎案

王某,男,31 岁。1986 年 5 月 26 日初诊。患者肌肤瘦削,神色疲惫,动则气短而喘,行走无力,略显踉跄,然每走数步必跳起一次;候诊时独坐诊室一隅,面壁而自语自笑不休。据询,患精神分裂症已 15 年,始病以多种妄想与幻觉为主,曾多方治疗未愈;近 5 年病情趋重,言语单调而荒谬,行为刻板而古怪;常匿于内室,似有异性相伴,狎昵之笑语不断,且频做交欢之势,致精液遗泄无度,而羸损日甚。诊之,肤色晦暗,眶区暗黑,神色惶惑,目光呆滞,舌体略瘦,边有齿痕,舌质紫暗,苔灰黑水滑。四肢不温,有畏寒状,腰酸冷痛,少腹拘急,溲清而短少不利,腹满纳差,大便溏泄,脉沉细迟。诊为痰瘀毒邪内结为病,肾之阴精虚匮,肾阳亦馁;拟先予填精温肾,后图其邪;方用肾气丸加减。

处方:干地黄 60g,山药 30g,山茱萸 30g,牡丹皮 6g,泽泻 6g,茯苓 12g,桂枝 18g,制附子 12g(先煎 1 小时),莲子 12g,生龙骨、生牡蛎各 30g(2 味碾成细面)。首煎加水 1 800ml,煎出约 450ml,第二、第三煎均加水 1 500ml,煎出约 400ml,早、午、晚服(下同)。

服上药 36 剂,肌肤趋充,行走有力,畏寒、腰酸冷痛、少腹拘急、腹满溏泄、小便不利等症均失,纳食增加;精神症状依然,虽仍频做交欢之势,精液甚少遗泄,脉转沉弦细;遂改以涤痰化瘀解毒类方药及针灸治之,共治疗 208 天,精神症状消失,获愈。

按 本案精神分裂症病久而痰瘀毒邪深结窍隧,惑乱害心神而引发荒谬怪诞之症；尤其是性幻觉突出，致精液遗泄无度而造成肾之阴精虚匮，阴损及阳，肾阳亦馁；对此真阴、真阳俱损之候，岂堪祛邪攻伐？故先予填精温肾、涩精止遗之肾气丸加味；方证相符，36剂而阴精趋充，阳亦复煦；从而为豁除深结窍隧痰瘀毒邪之治，奠定了良好基础，盖"凡治病，必先固正气"者也。

◎案

张某，女，28岁。1998年11月14日初诊。患者拒不就医，认为是其夫骗她来"摘卖器官"的；劝之勉强就诊时，泣涕哀求医生"手下留情"，谓："我光想死，但要落个全尸，上次胃肠被'摘卖'后，常腹痛，不会消化，吃啥拉啥，活受罪。"所语低微含糊而荒谬，甚为悲戚。据询，病发于17岁，以悲忧荒谬与兴奋狂乱交替发作；悲忧作时，悲不欲生，神疲倦卧，语出荒谬；兴奋作时，多语多笑，常大笑不休，兴奋狂乱；近两年病情趋重，4个月前兴奋发作时，狂笑大唱弃衣乱奔，昼夜不归，饥则大啖生瓜野果，渴则饮山沟冷水，家人找到时，泻下如水，已肤冷息微；虽经调治，仍腹胀多泻，且食饮不思，日趋虚弱。诊之，肤色萎黄而晦暗，乏力懒言，神情憔然，目光呆滞而惶惑，眶区暗黑，舌淡胖，边有齿痕，舌质紫暗，苔灰黑滑腻，畏寒肢冷，肢体略虚浮，脉沉细弱。诊为心气之虚、实夹痰瘀交替发作为病。辨证为脾肾阳虚。方用肾气丸加减。

处方：干地黄60g，山茱萸30g，泽泻9g，牡丹皮5g，茯苓15g，桂枝18g，制附子12g。

首煎加水1 500ml，煎出约450ml，第二、第三煎均加水1 300ml，煎出约400ml。

服上药33剂，肢体虚浮、畏寒、腹胀满而痛、泄泻等均失，能正常进食，肤渐趋充，脉转沉弦细；悲忧稍减，荒谬依然。遂改拟调理心气，祛痰瘀类方药及针灸治之，共治疗176天，悲忧荒谬消失，兴奋狂乱未再作，获愈。

按 此案分裂情感性精神病，由于过食生冷，重创脾阳，脾阳虚甚而损及肾阳，遂成脾肾阳虚之证。依"脾阳根于肾阳"之说，予肾气丸滋益肾阴、温煦肾阳；肾阴得充，肾阳煦然，脾赖之温养而阳自复；"补脾不若补肾"即此之谓也。脾肾阳虚之颓得以扭转，使心气之虚、实夹痰瘀交替之证的治疗得以顺利进行，并取得了良好疗效。

下篇

现代研究

本篇从两个部分对肾气丸的应用研究进行论述：第一章不仅从现代实验室的角度对肾气丸全方的作用机制进行探索，还从组成肾气丸的主要药物药理作用进行研究分析，为读者提供了充分的现代研究作用基础。第二章为经方应用研究，对肾气丸的理论基础、证治特色、临证应用进行总结性的梳理，并且选取了代表性的名医验案，以便更好地应用经方。

第一章　现代实验室研究概述

第一节　肾气丸全方研究

肾气丸一方千百年来一直广泛应用于临床各科,疗效显著。通过对肾气丸的临床试验及药理实验的研究,表明该方具有调节免疫、改善下丘脑－垂体－靶腺轴的功能紊乱、抗氧化衰老、抗纤维化、抗肿瘤等多种药理作用,并对泌尿生殖、心血管、呼吸、内分泌、免疫等多个系统均有临床意义,而且还扩大了本方的临床运用。

一、调节免疫

肾气丸能提高小鼠腹腔巨噬细胞的吞噬功能,能提高胸腺重量,能提高溶血素含量,能促进淋巴细胞转化功能,能提高红细胞数,从而证明肾气丸具有增强免疫抑制小鼠免疫功能的作用。周智兴等探究肾气丸对衰老型大鼠免疫功能的影响,发现与生理盐水对照组相比,肾气丸组可以明显提高大鼠胸腺指数及 T 淋巴细胞、B 淋巴细胞增殖能力并使干扰素(IFN)－γ 含量明显升高($P < 0.05$)。

二、改善下丘脑－垂体－靶腺轴的功能紊乱

许翠萍等观察肾气丸对强迫游泳致肾阳虚模型小鼠体征如自主活动减

少、倦怠蜷缩、耐寒能力下降等有一定的改善作用。并对促肾上腺皮质激素（ACTH）、促皮质素释放激素、皮质酮有明显改善作用（$P<0.05$），证实肾气丸可调节下丘脑-垂体-肾上腺轴。龙泳伶发现肾气丸可有效抑制肌内注射氢化可的松致肾阳虚雌性大鼠肾上腺、子宫、卵巢等萎缩，增加卵泡总数，减少病理性卵泡数，降低肿瘤坏死因子-α和细胞凋亡因子 Bax 表达水平（$P<0.05$）。陈艳秋等发现肾气丸能明显改善腺嘌呤致肾阳虚模型大鼠的症状，增加其精子生成，其机制可能与抑制睾丸中的转化生长因子 TGFβR I 的表达，防止其抑制调控因子 CYP19 基因的表达有关，为治疗男性不育症提供了实验支持。陈辉等研究肾气丸采用小鼠强迫游泳，并与雌鼠同笼的方法制备"房事不节、劳倦过度"的肾阳虚模型，发现肾气丸治疗组其体内血清中三碘甲状腺原氨酸（T_3）和甲状腺素（T_4）水平明显升高（$P<0.05$）。

三、抗氧化、衰老、应激作用

姚晓渝等发现肾气丸对氢化可的松致肾阳虚小鼠血液和脑中降低的超氧化物歧化酶活力明显提高，说明本方有抗氧化作用。吴正平等制备 D-半乳糖致 Wistar 大鼠亚急性衰老模型，连续服用肾气丸42天。与对照组相比，大鼠血清睾酮和睾丸 SOD 水平明显升高，为该方抗衰老机制提供了实验依据。展照双等发现肾气丸通过抑制 Fas 表达，促进 Bcl-2 表达，从而抑制肾组织细胞凋亡、改善大鼠肾脏病理改变。许翠萍等同样采用小鼠"劳倦过度、房事不节"模型，发现肾气丸组小鼠端粒酶活性与模型组相比升高（$P<0.01$），证明本方增强端粒酶表达，是其抗衰老的机制之一。

四、抗肿瘤作用

宋建平等探讨肾气丸防治肺纤维化作用及机制，研究表明肾气丸能明显减轻平阳霉素所致的大鼠肺泡炎及纤维化程度，抑制肺组织中肿瘤坏死因子 A 过度表达；对肿瘤和电离辐射引起的白细胞下降和造血功能受损有明显的保护作用，同时可有效地减轻骨髓细胞染色体损伤，而对癌细胞染色体损伤不显保护作用。金蓉家等选用成年 SD 大鼠观察肾气丸对于结肠癌人结肠癌细胞(LoVo)中水通道蛋白 2(AQP2)的作用,实验结果显示肾气丸可明显增强 AQP2 的表达,其机制可能与影响 AQP2 的基因转录翻译,从而调节体内水液代谢。研究发现肾气丸对于 SCE 具有明显的抑制作用,从而提示该方在预防肿瘤方面具有潜在的价值。

五、对神经系统的影响

王刚等应用"恐伤肾"法和悬吊应激法制备小鼠肾虚鼠模型,观察肾气丸对肾虚小鼠基因表达的影响。结果表明惊恐所致肾虚与一些基因的差异表达相关,而中药肾气丸能影响这种改变,使其差异表达基因谱趋近于正常生理状态。王永华等用肾气丸治疗庆大霉素致聋豚鼠,研究发现中药治疗组能够恢复豚鼠的听力功能,并发现治疗后耳聋豚鼠耳蜗螺旋神经节内神经生长因子(NGF)表达水平明显增高,说明其作用机制可能与肾气丸升高豚鼠损伤毛细胞表达 NGF,促进受损细胞的修复和轴突再生有关。谭峰等观察发现肾气丸可使大鼠骨髓间充质干细胞增殖,但作用机制尚不清楚。

六、对循环系统的影响

张建新等通过动物实验观察了金匮肾气口服液对于心血管系统的药理作用。实验结果表明,金匮肾气口服液能明显延长小鼠常压耐缺氧存活时间,可显著改善垂体后叶素所致大鼠急性心肌缺血,能明显降低氯仿所致小鼠心室颤动的发生率,可显著延长乌头碱诱发大鼠心律失常出现的时间,能明显抑制大鼠血小板的聚集功能。

七、对生殖泌尿系统的影响

刘红潮等研究显示,肾气丸确能促进睾丸生精功能和性腺发育。闫川慧研究肾气丸对"劳倦过度、房事不节"雄性肾阳虚小鼠的作用机制,发现肾气丸能改善肾阳虚证表现,并通过鼓舞肾阳以达到治疗生殖功能减退的目的,同时"肾主生殖"理论的指导意义得以进一步证实。张致远研究发现低剂量肾气丸可以缩小增生前列腺腺体的体积,并增加一氧化氮合酶(NOS)的表达。

八、对营养物质代谢的影响

岛津孝探讨了肾气丸提取物对于大鼠耐糖能力的影响,实验结果显示,肾气丸通过作用于交感神经系统可能产生降血糖效果。余美娟等观察了肾气丸对鹌鹑食饵性高脂血症的影响,实验结果显示,肾气丸组的血清总胆固醇和三酰甘油及 A - 脂蛋白含量同高脂组相比则显著增加,表明肾气丸可提高高脂膳食动物血清胆固醇及 A - 脂蛋白含量,对于动物高胆固醇血症、高脂血症的形成具有一定的抑制作用。小曽戸洋报道,以 24 月龄Wistar大鼠为实验动物,按每日 1g/kg 剂量给予口服肾气丸提取物,连续 12 个月,研究给药后大鼠 36 月龄时机体内谷胱甘肽的代谢情况,发现肾气丸组大鼠晶状体及精巢中 GSH,GSSG 含量显著上升,血浆中 GSH 含量亦明显升高,为该方预防白内障眼病的发生提供了实验依据。

第二节　主要组成药物的药理研究

肾气丸由干地黄、山茱萸、山药、泽泻、茯苓、牡丹皮、桂枝、附子共 8 味药物组成。各味药物的药理作用总结如下:

一、附子

(一)对心脏与血管的作用

1.强心作用
研究表明附子具有强心作用,临床上对心力衰竭、休克等症有很好的疗效,这也与中医上所描述的附子回阳救逆的功效相符。附了水煎液给药显著增强慢性心力衰竭大鼠心脏收缩力,对离体心脏强心作用明显,但对整体动物作用轻微,这种强心作用与所含的钙关系密切。虽然附子水煎液只对离体心脏强心作用明显,但附子苷在整体和离体动物实验中均显示有明显的强心作用。附子苷能明显降低心衰大鼠死亡率,改善心功能,提高钙调磷酸酶表达。钙调磷酸酶介导的信号通路在心血管的形态发生中起重要作用,附子苷的强心机制可能与激活钙调磷酸酶有关。附子中去甲乌药碱的盐酸盐在临床上显示的正性肌力和增加心率的作用与多巴酚丁胺相比,起效时间和作用时间更短,其机制可能与心肌 β 肾上腺素受体有关。

从附子中分离出作用于心血管的单体化合物有去甲乌药碱(强心)、氯化甲基多巴胺(强心、升压)、去甲猪毛菜碱(增加收缩频率、升压)、附子苷(强心)、香豆素苷(增加外周血流量)、尿嘧啶(强心、升压)、乌头原碱(抑制心收缩力、降压)等,附子生物碱类成分特别是双酯型生物碱,虽然强心作用显著,但毒性亦不可忽视,通过大鼠离体心脏灌流发现附子生物碱的强心作用介于效毒之间,强心作用发生后即刻引起心律失常。关于附子的强心作用机制,目前认为,除与兴奋 α、β 受体有关外,还与通过激活反向 Na^+/Ca^{2+} 交换使细胞内的钙离子浓度增高以及激活钙调磷酸酶有关。

2. 增加血管血流量,升压作用

附子注射液静脉注射后,麻醉犬心输出量、冠脉、脑及股动脉血流量明显增加,血管阻力降低。附子水溶性部分能增加股动脉血流量,降低血管压力,对冠状血管有轻度扩大作用。附子中含有升压和降压的不同成分,因此对血压有双向影响,降压的有效成分是去甲乌药碱,升压的主要成分是氯化甲基多巴胺和去甲猪毛菜碱。去甲乌药碱可降低麻醉及不麻醉犬的血压,加快心率;不影响肾性高血压大鼠的收缩压,却可降低舒张压;对心力衰竭动物血压则先短暂下降,后持续升高。研究发现 α 受体阻断剂可以减弱附子对心衰动物的升压作用,而 $β_1$ 受体抑制剂应用后,附子的升压及强心作用消失,因此附子升压作用可能主要与兴奋 α 受体有关。

3. 对心律的影响

附子对心律的影响具有双重性,其中生物碱可以诱导心律失常,但同时也有研究证明附子中非生物碱的水溶性成分可以对抗生物碱引起的心律失常。如大鼠口服、十二指肠等方式给予附子水溶部分（去除乌头碱类），发现其能特异性地预防和治疗乌头碱诱发的心律失常。

附子正丁醇提取物、乙醇提取物及水提取物预防氯仿所致小鼠心室颤动作用中，也以水提取物作用最为明显。此外，附子生物碱对心律影响具有浓度依赖性，小剂量静脉注射次乌头碱能对抗乌头碱、氯化钡诱发的大鼠心律失常；提高哇巴因（毒毛花苷）诱发豚鼠心律失常的剂量，而大剂量的次乌头碱则诱发心律失常。

附子中去甲乌药碱的抗心律失常作用显著，可能与心肌 β 肾上腺素受体及对心肌细胞膜离子通道及细胞内钙离子浓度有关。去甲乌药碱可使正常小鼠心肌 β 肾上腺素受体轻度上调；轻度激动 cAMP，使其血浆量升高，升高的峰值时间在 10 分左右。此外，去甲乌药碱可降低细胞内钙离子浓度和轻微阻断钙离子内流，从而达到保护心肌细胞作用，避免钙超载的损害。

4.心肌保护作用

附子对多种因素造成的心肌损伤具有保护作用。附子总生物碱可调节缺血心肌的能量代谢、信号传导功能、细胞修复和抗氧化酶等相关蛋白的表达，对缺血心肌产生保护作用。细胞色素 C 参与了阿霉素心脏毒性的发生、发展过程，给予附子治疗后心肌细胞中细胞色素 C 量下降，附子对阿霉素心肌损害的保护作用可能与 caspase 依赖的线粒体凋亡途径有关。附子多糖保护心肌缺血作用显著，附子多糖预处理可以提高缺氧复氧心肌细胞的存活率，具有剂量依赖性；附子多糖可以增加金属硫蛋白的合成，减少丙二醛（MDA）的生成与乳酸盐脱氢酶（LDH）的释放，抑制心肌细胞凋亡。

5.对血管的作用

附子对血管微循环影响明显，附子水煎剂对离体家兔主动脉具有舒张作用，NOS 抑制剂 L－NNA、鸟苷酸环化酶抑制剂甲烯蓝（MB）（亚甲蓝）或去除内皮细胞后，发现附子水煎剂舒张去甲肾上腺素预收缩血管作用显著减弱，说明其舒张血管效应是内皮依赖性的，且与 NO 的释放有关。

（二）抗炎作用

乌头类生物碱在抗炎过程中起重要作用，可以抑制发炎、炎性渗出、疼痛、发热等主要症状的发展,口服附子煎剂对大鼠甲醛性及蛋清性踝关节肿胀有明显抑制作用;附子总碱能有效缓解过敏性鼻炎的症状。乌头碱可以抑制角叉菜胶诱导的正常小鼠及肾上腺素小鼠的足跖肿胀,还能抑制小鼠前爪注射组胺、5－羟色胺及前列腺素引起的肿胀,但不会影响前列腺素的合成,对吗啡镇痛也没有增强作用。

（三）对中枢神经系统作用

附子中起镇痛作用的是其毒性成分生物碱,口服生附子煎剂能抑制大鼠尾部加压引起的疼痛和小鼠腹腔注射醋酸引起的扭体反应,但炮附子对热板法及上述方法引起的疼痛无效。中乌头碱和乌头碱具有明显镇痛作用,镇痛属于中枢性。小鼠口服炮附子在相同剂量下无上述作用。附子中的乌头碱还具有局部麻醉的作用。

（四）免疫调节作用

附子注射液可提高小鼠体液免疫功能及豚鼠血清补体含量。但对小鼠血清溶菌酶活性无明显影响;并以 RE 花环及细胞转化实验研究了对机体细胞免疫的影响,发现附子注射液可使 T 细胞和 RE 花环形成细胞明显上升,可使淋巴转化明显上升。研究证实单味中药附子免煎剂则能明显降低免疫性肝损伤大鼠的谷丙转氨酶（ALT）、谷草转氨酶（AST）、总胆红素（TBIL）水平;减轻肝组织的损伤及肝损伤所造成的小分子代谢物的改变。附子注射液可使大鼠血清抗体滴度及脾脏抗体形成细胞数明显增加。附子中多糖成分对正常小鼠机体免疫力有增强作用,可以显著提高免疫低下小鼠体液免疫和细胞免疫功能,并减轻由于环磷酰胺引起的白细胞水平降低。

（五）抗肿瘤作用

附子可诱导 B 淋巴瘤 Raji 细胞凋亡,并随药物浓度增加和作用时间延长,凋亡细胞数逐渐增多。对胃癌细胞 SGC－7901 的增殖抑制作用也具有明显的浓度和时间依赖性。有研究发现附子多糖和酸性多糖对 2 种荷瘤小鼠肿瘤有显著的抑瘤作用,两种多糖均可明显增加小鼠脾脏的质量,提高荷瘤小鼠的淋巴细胞转化能力和 NK 细胞活性,提高抑癌基因 p53 和 Fas 的表达和肿瘤细胞凋亡率,延长荷瘤小鼠存活时间。

（六）抗衰老作用

附子能提高老年大鼠血清总抗氧化能力（TAA）及红细胞 SOD 的活性，降低脑组织脂褐素（LPF）和肝组织 MDA 的量，增加心肌组织 $Na^+,K^+-ATPase$ 的活性，可改善肝细胞膜脂流动性，能增强机体抗氧化能力，抗氧化、抗衰老作用的机制可能与下调超氧阴离子生成催化酶基因水平，上调自由基清除相关基因表达水平，减少自由基生成；调控性激素代谢相关基因表达有关。

（七）毒性作用

附子的毒性作用主要由乌头碱类生物碱引起，乌头碱的致死量为 3～4mg，人口服乌头碱 0.2mg 即致中毒，中毒症状为恶心、呕吐、腹痛、腹泻，头昏眼花，口舌、四肢及全身发麻、畏寒，继之瞳孔放大，视觉模糊，呼吸困难，手足抽搐，躁动，大小便失禁，血压及体温下降等。可用阿托品及利多卡因等抢救。

（八）其他作用

附子多糖对脂肪细胞毒副作用较小，并可促进 3T3-L1 脂肪细胞对葡萄糖的消耗，可促进胰岛素抵抗模型脂肪细胞对 3H-葡萄糖的摄取。熟附片煎剂能显著降低大鼠肾上腺内抗坏血酸的含量，增加尿中 17-酮、类固醇的排泄，减少末梢血液中嗜酸性粒细胞数，对某些肾上腺皮质功能不全的患者具有肾上腺皮质激素样作用。去甲乌药碱对豚鼠离体完整气管及 5-羟色胺所致小鼠肺支气管痉挛均有松弛作用，可对抗组胺所致豚鼠哮喘。附子有胆碱样、组胺样及抗肾上腺素作用，能兴奋离体肠管的自发性收缩，但抑制胃排空。

二、肉桂

（一）心血管系统作用

桂皮醛有扩张血管、促进血液循环、降低血压、缓解肢体疼痛的作用。由于其能改善末梢循环及心肌供血，所以还有一定的抗休克作用；肉桂提取物在试管内或静脉注射均能明显抑制二磷酸腺苷二钠诱导的大白鼠血小板聚集。肉桂水煎剂、甲醇提取物水溶解或单体桂皮酸、香豆素有预防静脉或动脉血栓形成的作用,也能增加离体心脏冠脉流量,这表明肉桂对外周血管有直接扩张作用。

（二）降血糖和降血脂作用

肉桂中原花青素成分具有抗糖尿病的药理作用,肉桂提取物能够提升在脂肪组织和肝脏的脂质积累,柴桂提取物可以提高血液和胰腺中的胰岛素浓度。肉桂中含有的黄烷醇多酚类抗氧化物质,能提高胰岛素对血糖水平的稳定作用和降低胰岛素抵抗。研究发现,肉桂有助于增强胰岛素的活性,促进胰岛素的分泌。肉桂中的活性成分有利于提高某三种关键蛋白质的水平:这些蛋白质对胰岛素受体、血糖运输及炎症反应具有重要影响,因而可促进胰岛素活性或增加机体对胰岛素的敏感性,改善胰岛素的抵抗作用,有助于机体葡萄糖的代谢。糖尿病常伴有脂质代谢紊乱以及高脂血症,多项实验结果表明,中药肉桂在降血糖的同时还能降低血脂,提示肉桂对糖尿病及其并发症的防治具有一定的作用。肉桂提取物在小鼠给药 2 周后,在显著降低 db/db 型小鼠的血糖水平同时,三酰甘油、总胆固醇、肠内 α – 糖苷酶活性亦明显降低。肉桂可使低密度脂蛋白（LDL）、三酰甘油、总胆固醇水平明显下降（$P < 0.05$）,对高密度脂蛋白无明显影响。肉桂是目前世界上消费极广的一种香辛料,相当便宜。把它开拓成为一种治疗糖尿病的天然药物,具有广阔的应用前景。

（三）抗醛糖还原酶活性

比较肉桂醇、反式桂皮酸、丁香酚、肉桂醛等抑制晶状体醛糖还原酶的活性,发现肉桂醛有较强的作用,其半数抑制浓度（IC50）为 $3\mu g/mL$,而肉桂醇、反式桂皮酸、丁香酚等对醛糖还原酶只呈现微弱的抑制作用。提示肉桂醛可作为一个有效的抑制醛糖还原酶的先导化合物和药物。

（四）抗炎

对其抗炎机制的研究表明,肉桂的热水提取物有强的抗炎活性,其活性成分肉桂醛及其衍生物主要是通过抑制 NO 的生成而发挥抗炎作用的,反式肉桂醛更有望发展成一种新型的 NO 抑制剂。

（五）抗体补体

补体系统是人体重要的免疫防御系统之一。自然界中广泛存在具有抗补体作用的活性成分，直接从植物中研究开发天然补体抑制成分的成本低，且大多数活性成分作为药用植物的一部分可以直接被机体消化吸收。肉桂中的二萜类成分就有抗补体作用。瑞诺烷类二萜类成分为新型的细胞肌浆内 RyR 型钙离子通道受体激活剂。RyR 受体参与调控细胞内钙水平，并参与血管收缩、神经递质释放、内源性 NO 递质的产生、细胞凋亡等生理活动，这都与器官功能减退、人体衰老等生理病理情况有关。

（六）抗肿瘤

肉桂中的肉桂酸成分相对挥发油来说含量较少，但其却是抗肺腺癌细胞前沿的重要基源物质。研究结果显示肉桂酸可使肺腺癌 A549 细胞增殖抑制、细胞分裂指数降低、软琼脂集落形成减少、分化型细胞数明显增多。证明其对肺腺癌 A549 细胞有明显的增殖抑制作用及较强的非细胞毒的诱导分化作用。有关肉桂酸对肿瘤细胞的影响国内外只有初步研究，证实了肉桂酸确实是一个很有潜在应用价值的诱导分化剂。肉桂酸的一些衍生物也有一定的生物活性，研究表明以肉桂酸为载体的桂皮酰胺类衍生物有抗惊厥、抗癫痫的活性。肉桂醛可抑制肿瘤细胞的增殖，其机制是导致活性氧簇（nos）介导线粒体膜渗透性转换并促使细胞色素 C 释放。

（七）抗菌作用

美国堪萨斯大学微生物学研究人员发现了肉桂的灭菌作用，实验证明肉桂可以杀死注入苹果汁中 95% 的大肠杆菌。他们初步认为肉桂中有一种可以杀灭细菌的天然化合物。肉桂醛占肉桂挥发油总量的 80% 左右，具有很强的杀菌作用，现代研究表明，肉桂挥发油对革兰阳性菌及革兰氏阴性菌均有良好的体外抑菌效果，但相比之下前者效果略好。

（八）其他作用

肉桂甲醇提取物还具有抑制黑色素的生成以及抗氧化的作用，在某些行业也被作为增白剂使用。通过诱导自体吞噬试验研究发现肉桂中原花青素成分有抗甲型流感病毒活性。此外,肉桂中肉桂油、肉桂醛、肉桂酸钠具有镇痛、解热、抗焦虑等作用。肉桂还具有平喘、祛痰镇咳、利尿、祛风杀虫、通经、升高白细胞等作用。

三、干地黄

（一）保护胃黏膜

用 1.0g/ml 的干地黄煎剂进行有关动物实验研究,发现干地黄煎剂能显著抑制胃黏膜损伤,其损伤抑制率在 1 分之后即达 76.6%,15 分达最高峰 95.9%,120 分降至 57.1%。胃饲干地黄提取物也能防止胃黏膜损伤,其损伤抑制率与干地黄煎剂非常接近(74.4%),在给无水乙醇之前或之后立即给予干地黄煎剂或干地黄提取物 A,观察其保护胃黏膜免受损伤的作用,并用不同浓度辣椒素预处理以分析其保护机制。结果表明:①胃饲 6g/kg 干地黄煎剂或干地黄提取物 A,均能显著保护胃黏膜免受随后给予无水乙醇 2ml 所致的损伤;②先给予无水乙醇,后胃饲干地黄煎剂或干地黄提取物 A,则无保护作用;③先给予 70% 乙醇 2ml,后给予干地黄煎剂 6g/kg,保护效应又再出现;④先胃饲无水乙醇,后经十二指肠注射 12g/kg 干地黄提取物 A,也能显著减轻胃黏膜损伤;⑤分别用 100g/L、400g/L 和 800g/L 的辣椒煎剂预处理大鼠,干地黄提取物 A 的胃黏膜保护作用随着辣椒素给药剂量的增大明显减弱直至消失。上述实验证明,干地黄对胃黏膜有快速保护作用,其机制可能与胃黏膜内辣椒素敏感神经元传入冲动增多有关。

（二）对血液及免疫系统的影响

梁爱华等比较了鲜地黄与干地黄药理作用。结果显示,鲜地黄汁、鲜地黄煎液和干地黄煎液均在一定程度上拮抗阿司匹林诱导的小鼠凝血时间延长,但鲜地黄的作用明显强于干地黄;鲜地黄汁、鲜地黄煎液能使类阴虚小鼠的脾脏淋巴细胞碱性磷酸酶的表达能力明显增强。干地黄煎液对类阴虚小鼠的脾脏 B 淋巴细胞功能也有明显的增强作用,但弱于鲜地黄。干地黄参与组成的方剂,对各种虚证如气虚、血虚、阴虚均有较好的治疗作用。动物实验结果表明,六味地黄丸对阴虚动物能明显增加体重、降低体温、降低疼痛反应以及增强抗疲劳、耐低温和耐缺氧能力。说明六味地黄丸对阴虚动物具有明显治疗作用。对八珍汤及其制剂进行了有关药理作用的实验研究。结果证明,该方及其制剂对小鼠的细胞免疫、体液免疫及非特异性免疫均有增强作用;对实验性白细胞减少有保护作用;可改善气虚大鼠的血液流变学及细胞形态学异常;可改善血虚模型动物的贫血症状。

（三）降血糖

取正常小鼠与链脲佐菌诱发的糖尿病小鼠,腹腔注射地黄 100mg/kg,6小时后,测定血糖降低率,正常小鼠为 36%,糖尿病小鼠为 55%。表明地黄具有明显的降糖作用,特别对糖尿病小鼠降糖率更明显。地黄水提取物和乙醇提取物,家兔口服后,可使血糖下降。

四、山茱萸

（一）对免疫系统的影响

山茱萸多糖具有明显促进免疫反应的作用,可激活自然杀伤细胞(NK)和巨噬细胞系统,刺激分泌白细胞介素 -1(IL-1)、肿瘤坏死因子(TNF)和 7-干扰素(IFN),调节白细胞介素 -2(IL-2)的产生,可显著提高环磷酰胺致免疫抑制小鼠腹腔巨噬细胞吞噬百分率和吞噬指数,促进免疫抑制小鼠溶血素、溶血斑的形成和淋巴细胞转化。

山茱萸生品和制品多糖均可提高免疫低下小鼠的碳粒廓清指数 K 和吞噬指数 α,增加血清 HC50 值,明显改善免疫低下小鼠的脾淋巴细胞增殖反应,对免疫低下小鼠的非特异性免疫、体液免疫以及细胞免疫功能均有明显促进作用,且制品多糖的作用显著优于生品多糖,且山茱萸经酒蒸制后,其多糖的药效显著增强。

山茱萸总苷是一种免疫抑制剂,体内、体外均抑制淋巴细胞转化、淋巴因子激活的杀伤细胞增殖、IL-2 产生、IL-2R 表达及淋巴因子激活的杀伤细胞的诱导等,从而抑制小鼠和人混合淋巴细胞反应,延长移植心脏存活时间从(9.2±1.2)天到(17.4±6.7)天。山茱萸总苷免疫抑制作用与环孢素相似,其强度为环孢素的 1/100,二者在淋巴细胞转化、MLR、细胞毒性淋巴细胞产生等方面有协同抑制作用。山茱萸总苷眼液能有效防治角膜移植免疫排斥反应;适当浓度的山茱萸马钱子苷有促进淋巴细胞转化作用,高浓度则有抑制作用,提示马钱子苷对免疫反应有双向调节作用。

（二）抗炎抑菌作用

山茱萸水煎剂能抑制乙酸引起的小鼠腹腔毛细血管通透性的增高,大鼠棉球肉芽组织的增生,二甲苯所致的小鼠耳郭肿胀以及蛋清引起的大鼠足垫肿胀,并能降低大鼠肾上腺内抗坏血酸的含量,证实了该药的抗炎效果。山茱萸总苷对类风湿性关节炎有明显的防治作用,特异性抑制免疫大鼠抗 C Ⅱ 抗体的产生、腹股沟淋巴结 Th1 型细胞因子 IFN2γ 的分泌及细胞增殖。山茱萸多糖粗提物对小鼠炎症的影响,说明山茱萸多糖对热和化学刺激引起的疼痛反应均有显著的镇痛作用;对急性、慢性炎症反应有明显的抑制作用;对毛细血管通透性有抑制作用。以无水乙醇对山茱萸果肉进行浸提,得到了山茱萸提取液。用山茱萸提取液对几种常见的食品微生物进行抑菌活性的测定,结果表明,山茱萸提取液对细菌和部分酵母的抑菌效果显著。最低抑菌浓度实验表明,山茱萸提取液对大肠杆菌、枯草芽孢杆菌和假丝酵母的 Mic 均为 5% ,而对金黄色葡萄球菌的 Mic 为 4% ,对霉菌抑制效果不明显。另外,对于一些免疫性炎症反应疾病,如 IgA 肾炎和类风湿性关节炎,山茱萸同样显示出了良好的治疗作用。

（三）降血糖作用

山茱萸醇提取物不仅对肾上腺素或四氧嘧啶诱发的糖尿病大鼠有明显的降血糖作用,而且对链脲佐菌素诱发的糖尿病大鼠也有降血糖作用,但对正常大鼠的血糖无明显作用。山茱萸降血糖作用的有效成分是熊果酸和齐墩果酸。有研究山茱萸乙醇提取液对 2 型糖尿病大鼠的治疗作用,结果显示山茱萸乙醇提取液能显著降低 2 型糖尿病大鼠进食量及饮水量,其对 2 型糖尿病大鼠空腹血糖无影响,但能明显降低其进食后血糖水平,升高进食后血浆胰岛素水平,促进胰岛增生。此外,山茱萸环烯醚萜总苷对糖尿病肾病变及糖尿病血管并发症均有良好的保护作用。山茱萸总萜可提高正常小鼠的糖耐量,三个剂量均可显著降低四氧嘧啶糖尿病模型小鼠的血糖,提高血清胰岛素水平,显著降低链脲佐菌素糖尿病模型大鼠的血糖值,增加肝糖,60mg/kg、30mg/kg可以显著降低糖化血清蛋白GSP的含量。结果表明,山茱萸总萜对糖尿病模型动物具有良好的降血糖作用,说明山茱萸有治疗糖尿病的功效。

（四）对心血管系统的作用

1.对血管内皮细胞和心肌细胞的作用

山茱萸有效成分能对抗高糖引起的心肌细胞形态学改变,提高细胞存活率,且能提高高糖损伤的心肌细胞超氧化物歧化酶(SOD)活性,降低脂质过氧化反应产物丙二醛(MDA)含量,乳酸脱氢酶、谷草转氨酶渗出。表明山茱萸有效成分可能是通过提高内源性抗氧化酶活性、抑制脂质过氧化过程而减轻氧自由基的损伤,保护心肌细胞。山茱萸有效部位环烯醚萜总苷对实验性糖尿病大鼠心脏病变及胸主动脉血管内皮有一定的保护作用,其有效成分莫诺苷能通过提高SOD的活力,减轻高糖导致的血管内皮细胞损伤。

2.抗心律失常作用

山茱萸总提取液、乙酸乙酯提取液和山茱萸提取残余液均具有十分明显的抗心律失常作用,其抗心律失常的作用可能与延长心肌动作电位、增大静息电位绝对值和降低窦房结自律性有关。其有效成分为总有机酸和一种未知的微量成分,总苷类成分不具有抗心律失常活性。有研究通过乌头碱和氯化钙诱导大鼠心律失常的方法,观察山茱萸高剂量组(5.0g/kg)和低剂量组(2.5g/kg)预防性给药对心律失常潜伏期和死亡率的影响以及相同方法诱导大鼠离体乳头肌收缩节律失常,在灌流液中加入不同剂量的山茱萸,观察其对心脏乳头肌收缩节律失常的预防和治疗作用。结果显示,山茱萸高低剂量组均能明显延长乌头碱诱发大鼠心律失常的潜伏期,降低氯化钙致大鼠室颤发生率和死亡率,明显提高乌头碱诱发大鼠离体左室乳头肌节律失常的阈剂量,且对乌头碱和氯化钙诱发的大鼠左室乳头肌收缩节律失常有明显逆转作用,为山茱萸用于临床预防或治疗心衰合并心律失常提供了部分药理学依据。

3. 抑制血小板聚集

山茱萸注射液体外给药,能明显抑制阈浓度二磷酸苷(ADP)钠盐、胶原或花生四烯酸诱导的兔血小板聚集,抑制作用随其用量加大而增强,剂量与效应相关;静脉给药也表明其能抑制 ADP 诱导的兔血小板聚集,说明整体与离体试验结果一致。

(五)抗氧化及抗衰老作用

山茱萸多糖可显著提高衰老小鼠血 SOD、过氧化氢酶、谷胱甘肽过氧化物酶活力,显著降低血浆、脑匀浆及肝匀浆中的过氧化脂质水平,说明山茱萸多糖有很好的抗衰老抗氧化作用。李平等研究碱提山茱萸多糖的单糖组成及抗氧化活性,发现该多糖具有良好的抗油脂氧化及清除自由基能力。欧芹等探讨山茱萸多糖对抗 HDF 细胞衰老作用及对细胞周期蛋白的作用,发现山茱萸多糖可能通过改变细胞周期调控因子的表达而发挥其抗 HDF 细胞衰老作用。

(六)抗休克作用

山茱萸具有抗动物失血性休克的作用。在补液充足的情况下,能显著延缓失血造成的血压下降,延长存活时间。静脉注射马钱子苷及辛弗林对家兔重症失血性休克模型显示较好的升压作用,两药合用表现为升压作用相加,山茱萸能抑制二磷酸腺苷、胶原、花生四烯酸诱导的兔血小板聚集及抗血栓形成,作用具有剂量依赖性,提示可缓解弥漫性血管内凝血,这可能是山茱萸抗休克作用的机制之一。

(七)抗癌作用

山茱萸在体外能杀死腹水癌细胞,临床上用于放疗、化疗后白细胞减少症、原发性肝癌、转移性肝癌、宫颈癌出血等。山茱萸中的熊果酸在体外能快速有效地杀死培养细胞;山茱萸总多糖对 HL-60 细胞体外增殖具有一定的抑制作用,并呈剂量依赖性,推测山茱萸有诱导 HL-60 细胞凋亡的作用;用正常唾液腺细胞和精巢细胞作对照,山茱萸煎剂体外能杀死全部小鼠腹水癌细胞,对精巢细胞亦有同样作用,但仅小部分杀死唾液腺细胞,对于因化学疗法及放射疗法引起的白细胞下降,有使其升高的作用。

（八）其他作用

齐墩果酸有类似广谱抗生素的作用,对由于 CCl_4 引起的大鼠 ALT 升高有明显作用,临床上亦用于治疗急性病毒性肝炎。山茱萸流浸膏对麻醉犬有利尿降压作用。研究发现给小鼠注射山茱萸多糖粗提物可提高小鼠胃排空率、小肠推进率,对胃动力不足及肠运动减弱所致便秘具有一定的预防作用;对胃溃疡的发生具有显著的抑制效果,且具有量效关系。山茱萸水提液高、中剂量组能显著增加 SAM – P/6 小鼠骨皮质厚度及骨细胞数目。山茱萸能对抗组胺、氧化钡和乙酰胆碱等所引起的肠管痉挛而起解痉作用;山茱萸增加血红蛋白含量的作用极其明显,同时具有明显增强小鼠体力和抗疲劳、耐缺氧、增强记忆力等作用。近年来,经美国加利福尼亚中医研究所和克鲁斯研究所长期研究证实山茱萸具有抗艾滋病的功能。国外学者用 HPLC 法从山茱萸中分离出 4 种组分 C1,C2,C3,C4,其中 C1 有提高精子活力而起治疗不育症的作用。

五、山药

（一）降糖降脂作用

现代药理研究证实山药汁可以显著地降低糖尿病大鼠的血糖水平和糖化血红蛋白率,并使胰岛素分泌水平具有明显的恢复性升高。山药多糖对 2 型糖尿病大鼠具有明显的降血糖作用,其机制可能是通过提高己糖激酶（HK）、琥珀酸脱氢酶（SDH）、苹果酸脱氢酶（MDH）等糖代谢关键酶的活性而发挥作用;山药多糖对 DM 大鼠血糖的降低作用与剂量相关,大剂量降糖更明显,降糖百分率随剂量增大而增加。研究表明山药多糖可以降低 DM 大鼠血糖,升高 C 肽值,证明山药多糖对 DM 的治疗作用可能与改善损伤的胰岛 β 细胞功能,增加胰岛素分泌有关。以大鼠静脉注射四氧嘧啶（40mg/kg）建立糖尿病模型,以山药块茎、山药水煎剂及山药汁高、中、低剂量给药,每日灌胃 1 次,持续 9 周。结果发现,山药汁可显著降低糖尿病大鼠的血糖水平和糖化血红蛋白,并使胰岛素分泌水平恢复性升高。另外,用山药提纯淀粉喂食动脉粥样硬化的小鼠,结果显示山药能降低其血清脂质浓度及其主动脉和心脏的糖浓度。

（二）免疫调节作用

山药多糖具有免疫调节活性,能促进网状内皮系统的吞噬功能,增强细胞杀伤力,活化吞噬细胞,诱导免疫因子的表达,增强巨噬细胞、淋巴细胞等免疫系统的功能。有研究证实山药多糖能提高免疫低下小鼠的血清溶血素水平及碳粒廓清指数,提高小鼠单核巨噬细胞吞噬功能,具有确切的细胞免疫及体液免疫调节作用,且麸炒品的免疫增强作用更显著,与麸炒山药临床用于补益方剂用法相符合。山药低聚糖可提高小鼠循环抗体血清中的溶血素水平,增强 2,4 - 二硝基氯苯（DNCB）诱导小鼠的迟发性超敏反应（DTH）,从而对机体体液免疫、细胞免疫发挥作用。

（三）调节胃肠功能

在抑制脾虚小鼠胃排空功能方面,麸炒山药水提液二氯甲烷萃取部位较生品相应部位有更强的药理作用;在抑制脾虚小鼠肠推进功能方面,麸炒山药水提液二氯甲烷及正丁醇萃取部位较生品相应部位均显示出更强的药理作用。研究发现,怀山药对急性乙醇性胃黏膜损伤大鼠的胃黏膜具有保护作用,其机制可能与怀山药上调急性乙醇性胃黏膜损伤大鼠的胃黏膜细胞内 COX - 2 的表达有关。山药能抑制正常大鼠胃排空运动和肠推进运动,也能明显对抗苦寒泻下药引起的大鼠胃肠运动亢进,能明显拮抗氯乙酰胆碱及氯化钡引起的大鼠离体回肠强直性收缩,提示山药有缓解胃肠平滑肌痉挛及对抗神经介质的作用。此外,山药还能增强小肠吸收功能,抑制血清淀粉酶的分泌。

（四）抗氧化作用

1. 延缓衰老

山药作为平补的补益中药在延缓衰老方面应用广泛,其单药及活性成分均已证实具有明显的延衰作用,其机制可能通过抗氧化实现。实验证明山药水提液可以增强老龄小鼠游泳耐力,提高胸腺、脾脏指数,改善免疫器官形态结构,延缓免疫器官衰老。还可以提高衰老模型大鼠脑组织和血清中超氧化物歧化酶,谷胱甘肽过氧化物酶的活性,降低丙二醛含量,改善脂质过氧化状态。山药的另一活性成分山药皂苷能显著提高衰老小鼠血清、肝脏和脑组织中的 SOD、GSH – Px 活性,降低 MDA 含量,与山药多糖同样具有抗氧化,延缓衰老作用。其中去除蛋白得到的山药粗多糖作用最强,未除蛋白的山药粗多糖次之,而用蛋白酶法得到的山药粗多糖抗氧化能力最弱,体外研究也表明山药粗多糖和去除蛋白后得到的精制多糖均具有一定的还原力,且粗多糖的还原力高于精制多糖,提示山药多糖的提取工艺会影响其抗氧化作用的发挥。

2. 保肝

研究表明无论是免疫性肝损伤还是化学性肝损伤都与氧化应激密切相关,而山药多糖对肝损伤具有良好的保护作用。通过研究山药多糖对 CCl_4 诱导的实验性肝损伤小鼠肝组织体内外的抗氧化作用,结果表明其能显著降低肝组织和血清中 MDA 含量,说明山药多糖可对抗自由基的生成,清除自由基,对自由基损伤有保护作用;体外试验也显示山药多糖对活性氧自由基如 H_2O_2、O_2 等具有良好的清除作用,可减少红细胞溶血,抑制小鼠肝组织匀浆脂质过氧化反应,并在一定程度范围内和剂量呈正比;山药多糖各剂量组均可降低肝、脾指数血清 ALT、AST 活性,减少 MDA、GSH 含量,增加 GSH – Px 活性,具有保护免疫性肝损伤的作用;山药水提取物可以降低血清 ALT、AST 肝功指标,增加肝组织 SOD 活性,减少肝组织 MDA 含量,改善肝组织病理损害,具有对抗肝损伤作用。

(五)抗肿瘤抗突变作用

山药的主要活性成分山药多糖可以增强白细胞的吞噬功能,增加机体免疫力。低剂量的山药多糖(50mg/kg)对 Lewis 肺癌具有明显的抑制作用,而对 B16 黑素瘤没有明显作用,而中高剂量组则对两者均有抑制效果,且中等剂量作用最强。体内试验表明山药多糖对荷瘤小鼠 T 淋巴细胞增殖能力和 NK 细胞活性具有提高作用,同时还能提高小鼠脾脏细胞产生白细胞介素(IL)- 2 的能力和腹腔巨噬细胞产生肿瘤坏死因子(TNF)- α 的能力。山药多糖在体内具有的强烈的抑瘤活性可能是通过增强机体的免疫功能实现的。阚建全等应用 A – mes 试验研究山药多糖对三种致突变物的拮抗作用,结果发现,山药多糖对三种致突变物均有显著的抑制突变作用,且与剂量呈对数曲线关系。

（六）其他作用

山药灌胃预处理对大鼠肾脏缺血再灌注损伤有保护作用和促进肾脏再生修复的作用。山药根茎中含有一种蛋白质 Dioscorin,具有抗 DPPH 自由基和羟自由基活性的作用,同时能抑制胰蛋白酶活性等。由此推测其可能有调节体内酸碱平衡的作用,并对呼吸系统有重要影响。山药中的尿囊素具有抗刺激、麻醉镇痛、消炎抑菌等作用,常用于治疗手足皲裂、鱼鳞病以及多种角化性皮肤病。尿囊素还能修复上皮组织,促进皮肤溃疡面和伤口愈合。另外,山药中所含的山药素皮内注射,对豚鼠有局部麻醉作用。在兔饲料中加入山药,每只每日服 6g 山药,X 线结果表明服山药的骨折愈合较快,测定血钙、磷、碱性磷酸酶、酸性磷酸酶、血清蛋白,结果表明山药促进骨折愈合。

六、茯苓

（一）抗衰老作用

茯苓水提液在 31 ~ 250mg/L 时,可诱导细胞内钙离子浓度升高9.9% ~ 33.7% ,随着给药浓度的增大而增强;当浓度在 31 ~ 2 000mg/L 茯苓水提液对 500mmol/L 谷氨酸诱导细胞内钙离子浓度的升高有明显的作用。当茯苓水提液浓度大于 500mg/L 时,其抑制作用趋于平稳,保持较强水平,茯苓水提液 10 ~ 20mg/L 与细胞孵育 24 小时能明显抵抗叠氮钠引起的神经细胞线粒体 MTT 的能力下降,表明茯苓对神经细胞线粒体的功能及微管结构有重要作用。豚鼠皮肤涂茯苓提液可使其酪氨酸 mRNA 表达水平降低,表明茯苓能在基因转录水平下调酪氨酸 RNA 表达,抑制酶蛋白的生物合成。2g/kg、4g/kg、8g/kg 茯苓水提液给老年大鼠,各剂量组的羟脯氨酸含量均高于老年鼠空白组,而对红细胞及皮肤中 SOD 活性则影响不显著。表明茯苓水提液可能通过提高皮肤中羟脯氨酸的含量来延缓衰老。

（二）对免疫功能的影响

茯苓多糖具有增强免疫功能的作用,它有抗胸腺萎缩、抗脾脏增大和抑瘤生长的作用。既可增强细胞免疫,又可增强体液免疫。有研究表明:羧甲基茯苓多糖还是免疫调节、保肝降酶、间接抗病毒、诱生和抗诱生白细胞调节素等多种生理活性,无不良毒副作用;茯苓多糖确有针对性地保护免疫器官、增加细胞免疫的功能,从而改善机体状况,增强抗感染能力;茯苓多糖在一定程度上加快造血功能的恢复,并可改善老年人免疫功能,增强体质,保护骨髓,减轻和预防化疗的毒副作用。茯苓素体内可诱导小鼠腹腔巨噬细胞进入激活状态,激活的巨噬细胞体积增大,与外界接触面积增加,茯苓素诱导的小鼠腹腔巨噬细胞在体外抗病毒作用增强,茯苓素对小鼠细胞免疫和体液免疫有很强的抑制作用。茯苓素在 5～80mg/L 浓度时对 PHA,LPS 和 ConA 诱导的淋巴细胞转化均有显著的抑制作用,对小鼠血清抗体及脾脏细胞抗体产生能力均有显著的抑制作用。茯苓多糖能使环磷酰胺所致的小鼠白细胞减少,但用药后回升速度加快,可能是茯苓多糖在一定程度上加快了造血功能的恢复。茯苓多糖能增强小鼠巨噬细胞的吞噬功能($P < 0.01$),增加酸性非特异酯酶(ANAE)阳性淋巴细胞数($P < 0.01$),还能使脾脏抗体分泌细胞数明显增多($P < 0.01$)。茯苓 12g/kg 给小鼠灌胃 21 天,观察到茯苓能提高小鼠外周 T 淋巴细胞 a - ANAE 阳性淋巴细胞数($P < 0.01$),增强脾淋巴细胞对 ConA 刺激的增殖反应($P < 0.01$),提示茯苓能增强小鼠特异性细胞免疫功能。

（三）抗肿瘤作用

茯苓菌核提取的茯苓素(Poriatin,三萜类混合物)体外对小鼠白血病 L1210 细胞的 DNA 有明显的不可逆的抑制作用,抑制作用随着剂量的增大而增强;对艾氏腹水癌、肉瘤 S180 有显著的抑制作用,对小鼠 Lewis 肺癌的转移也有一定的抑制作用。茯苓多糖腹腔给药能抑制小鼠 S180 实体瘤的生长,能使环磷酰胺所致的大鼠白细胞减少回升速度加快,提高巨噬细胞对羊红细胞的吞噬功能。羧甲基茯苓多糖具有扶正固本的功能,是免疫激活剂。羧甲基茯苓多糖对小鼠艾氏腹水癌细胞的 DNA 合成有抑制作用,而且抑制作用随剂量的增大而增加。羧甲基茯苓多糖配合化疗治疗胃癌及肝癌 30 例,能使患者食欲增强,病状改善,体质增强,减少不良反应,同时对患者骨髓有一定的保护作用。茯苓素体外对小鼠白血病 L1210 细胞的 DNA 合成有明显的不可逆的抑制作用,可显著抑制 L1210C 的核苷转运,抑制 L1210DNA 合成的补偿途径的各个环节,对胸苷激酶有一定的抑制作用,且茯苓素对抗癌药有一定的增效作用。茯苓素在体内外有明显的增强巨噬细胞产生诱生肿瘤坏死因子。茯苓菌核分离的三萜茯苓酸、去氧土莫酸和猪苓酸 C 及其制备的衍生物甲酯、乙酯等对 K562(人慢性髓样白血病)肿瘤细胞的毒素作用明显,对肝癌细胞也具有细胞毒素的作用,茯苓的部分三萜化合物的甲酯已作为癌预防剂;茯苓聚糖经过碘酸氧化,硼氢化钠还原,硫酸水解后得到的直链葡聚糖有抗肿瘤作用,对 S180 抑制率高达 96%。

（四）利水消肿作用

茯苓素是利尿消肿的主要成分,茯苓素能激活细胞膜上的 $Na^+ - K^+ -$ ATP 酶,而 ATP 与利尿有关。茯苓素作为茯苓的主要活性成分,体外可竞争醛固酮受体,体内逆转醛固酮效应,不影响醛固酮的合成,这些都说明茯苓素是新的醛固酮受体拮抗剂,有利于尿液排出,恢复肾功能,消除蛋白质。重用茯苓治疗 55 例心源性水肿,有明显的利尿作用,在 100g/天剂量时作用最强。

（五）对消化系统的作用

茯苓对四氯化碳所致大鼠肝损伤有明显的保护作用,使谷丙转氨酶活性明显降低,防止肝细胞坏死。采用四氯化碳、高脂低蛋白膳食、饮酒等复合病因刺激复制肝硬化动物模型,在肝硬化形成后,经茯苓醇治疗 3 周,结果表明对照组动物仍有肝硬化,而给药组动物肝硬化明显减轻,肝内胶原蛋白含量低于对照组,而尿羟脯氨酸排出量高于对照组,表明药物可以使动物肝脏胶原蛋白降解,使肝内纤维组织重吸收。诸药中唯独茯苓有使肿胀的肝细胞明显减退的功能,使肝脏的重量明显增加,加速肝细胞再生,达到保肝降酶的作用。羧甲基茯苓多糖对肝硬化、慢性迁延型肝炎有较好的疗效,90% 的患者服用后肝功能得到改善,对急性黄疸性肝炎近期治愈率在 30% 以上,能提高血清补体 C3 及 IgA 的含量,降低 IgG 及 IgM 的含量。茯苓浸液对家兔离体肠肌有直接松弛作用,使肠肌收缩振幅减少,张力下降,对大白鼠实验性溃疡有防治作用,并能减低胃酸分泌。茯苓三萜及其衍生物可抑制蛙口服硫酸铜引起的呕吐。茯苓三萜化合物使胰岛素的分化诱导活性增强。

（六）预防结石的作用

茯苓多糖能有效抑制大鼠肾内草酸钙结晶的形成和沉积,具有较好的防石作用。尿液中主要抑制结石形成的物质是酸性黏多糖。给雄性大鼠喂成石药乙二醇的同时,分别给茯苓、消石素、五淋化石丹等,结果表明,给药组的肾内草酸钙结晶面积均显著小于成石对照组,而茯苓组的治疗效果更为显著。

（七）抗排斥反应的作用

建立大鼠异位心脏模型,观察茯苓提取物及环孢素对心脏移植急性排斥反应的抑制作用,结果表明茯苓提取物对大鼠异位心脏移植急性排斥反应有明显的抑制作用。

（八）抗菌、抗炎、抗病毒的作用

100%茯苓浸出液滤纸片对金黄色葡萄球菌、白色葡萄球菌、绿脓杆菌、炭疽杆菌、大肠杆菌、甲型链球菌、乙型链球菌均有抑制作用。茯苓提取物对二甲苯棉球所致大鼠皮下肉芽肿形成有抑制作用。从茯苓的甲醇提取液中分离的三萜化合物 1,2,6,12 和 23,其可以抑制 TPA(12 – 氧 – 14 – 酰佛波醇 – 13 – 乙酸)引起的鼠耳肿。茯苓三萜类化合物 13,5,11,13,15,16,17,2,4,26,27,28,31 等和茯苓提取物对 TPA(12 – 氧 – 14 – 酰佛波醇 – 13 – 乙酸)引起的雌鼠炎症有抑制作用;三萜类化合物 1 和 12 作为蛇毒液的磷脂酶 A2(PL A2)的抑制剂,使其成为天然的潜在抗炎剂。羧甲基茯苓多糖钠(CMP)注射液体外抗单纯疱疹病毒 I 型及因感染 HSV – I 而引起的猪肾传代细胞病毒的实验表明,在感染 10～100 TCID50 病毒情况下,2.0g/L 的 CMP 钠对 HSV – I 致猪肾传代细胞的细胞病变具有抑制作用,表明 CMP 在体外有抗 HSV – I 的作用。

（九）增白作用

白茯苓对酪氨酸酶有显著的抑制作用且为竞争性抑制,通过抑制酪氨酸酶活性来减少黑色素生成量,可能是增白中药的作用机制之一。

（十）减轻卡那霉素中毒性耳损害

茯苓对豚鼠卡那霉素耳中毒的影响实验结果显示,对照组 2kHz 耳郭反射阈升高了(23.4 ± 3.5)dB,而茯苓组 2kHz PR 阈仅上升(16.2 ± 3.1)dB($P < 0.05$);对照组 80dB 短声诱发的微音器电位和听神经动作电位为(336.2 ± 35.1)LV 和(454.2 ± 35.6)LV,而茯苓组为(464.2 ± 35.5)LV 和(575.4 ± 46.3)LV($P < 0.05$)。耳蜗铺片显示,单用卡那霉素动物外毛细胞损伤较严重,耳蜗底回外毛细胞缺失率为 57.5%,而茯苓组动物耳蜗底回外细胞缺失率为 39.6%($P < 0.05$)。结果说明,茯苓可减轻卡那霉素中毒性耳损害。

（十一）抗迟发性超敏反应

以小鼠 2,4 - 二硝基氟苯变应性接触性皮炎为迟发性超敏反应的实验模型,以茯苓的高、中、低剂量于致敏期及诱发期给药,观察耳肿胀、耳部组织块重量,结果显示,茯苓能明显抑制 ACD,且呈现一定的量效关系。

（十二）抑制 MMC 诱导的精子畸变

用茯苓各剂量组($2.2g/kg, 5g/kg, 10g/kg$)诱发的精子畸形率与阴性对照组相比,未见增高;对 MMC 引起的精子畸形均有明显抑制作用(与阳性对照组相比,$P < 0.01$)。

（十三）其他作用

灌服茯苓煎剂以后,小鼠对哇巴因的敏感性增加,能明显降低小鼠自发活动,并能对抗咖啡因所致的小鼠兴奋过度的作用。心肌组织 K^+ 含量测定显示,茯苓增加正常心肌的 K^+ 含量,提示茯苓可能对细胞内 K^+ 含量有调控作用,其机制可能是通过增加 $Na^+ - K^+ - ATP$ 酶活性而实现的。以腹膜孔平均孔径、开放密度为指标,研究了茯苓、茯苓皮对健康小鼠腹膜孔的调控作用,结果表明,茯苓、茯苓皮对调控作用不明显。茯苓素与小鼠腹腔细胞膜蛋白与牛血清蛋白的结合作用功能表明茯苓素能与血清蛋白及细胞膜蛋白不可逆结合,可改变膜酶的活性,影响膜蛋白功能,如核苷转运。单味中药茯苓治疗慢性精神分裂症,每人 60g/天,水煎服,连续服用 1 个月后采血,测定免疫球蛋白的 IgA 及血清铜蓝蛋白的含量(慢性精神分裂症的患者血清铜蓝蛋白的活性高于正常人);再继续服药,待 3 个月后,用同样的方法再采血、测定、比较。治疗前后对照表明,慢性精神分裂症的患者血清铜蓝蛋白和免疫球蛋白有明显下降,临床症状明显缓解,其总有效率为56.60%,其中主要成分茯苓多糖具有明显增强机体免疫的作用。

七、泽泻

(一)利尿作用

采用生理盐水负荷的大鼠模型对泽泻水提取物、乙醇提取物和24-乙酰泽泻醇A进行了利尿实验,结果显示泽泻水提取物、乙醇提取物、24-乙酰泽泻醇A均有明显的利尿作用,并且24-乙酰泽泻醇A和泽泻乙醇提取物的利尿作用无显著性差异,是泽泻利尿的活性成分之一;24-乙酰泽泻醇A的利尿效果不及氢氯噻嗪,但二者均可增加尿液电解质Na^+、K^+的排出。泽泻水提物100mg/kg、500mg/kg、1 000mg/kg单次给药与给药8天后均有显著利尿作用,尿液中Na^+、K^+、Cl^-水平明显升高,连续给药8天后,大鼠肾脏髓质水通道蛋白2(AQP2)mRNA的表达显著降低,从而抑制了肾集合管对水的重吸收,产生了利尿作用。泽泻盐炙前后仍保持良好的利尿作用,但盐炙泽泻的利尿作用与其产地有很大关系,且与其所含的钾无关。泽泻的醇提取物具有显著的利尿和抗利尿作用,小剂量的泽泻醇提取物可以促进尿量增加以及电解质离子的排出,大剂量则对此有显著抑制作用。

(二)降血脂及抗动脉粥样硬化作用

泽泻具有降血脂作用,不仅能明显降低高血脂大鼠血清和肝脏的总胆固醇(TC)、甘油三酯(TG)含量,升高血清中高密度脂蛋白胆固醇(HDL-C)含量,而且能够降低大鼠血清中丙氨酸氨基转移酶、天冬氨酸转氨酶含量及肝脏的相对重量,还能显著减少3-羟基-3-甲基戊二酰辅酶A还原酶mRNA的表达,同时影响固醇调节成分受体Srebf2以及胆固醇7-α-羟化酶(Cyp7α1)的表达。有研究显示随着泽泻醇A单乙酸酯和泽泻醇B单酸酯浓度的升高,人肝癌细胞内的胆固醇含量逐渐升高,呈明显的正量效关系,当两药的浓度达到50μmol/L时表现出明显的细胞毒性。

泽泻对动脉粥样硬化具有改善作用。采用载脂蛋白E基因(ApoE基因)敲除小鼠高脂饲料喂养制造动脉粥样硬化模型,研究泽泻萜类化合物对模型小鼠血清脂质及肝脏基底膜硫酸乙酰肝素蛋白多糖(HSPG)的调节作用,结果显示泽泻萜类化合物对 ApoE 基因敲除的高脂饲料喂养所致动脉粥样硬化小鼠具有降低血清胆固醇、低密度脂蛋白的作用,通过免疫印迹法测定 HSPG 的表达发现,泽泻可上调模型小鼠的肝脏基底膜 HSPG 的表达,而HSPG 在血脂代谢和动脉粥样硬化形成过程中具有重要的作用。对泽泻多糖、泽泻水提取物以及泽泻醇提取物对高脂膳食而引起的高脂血症小鼠对脂代谢过程中的作用差异研究,发现泽泻多糖、泽泻水提取物以及醇提取物均能显著降低高脂血症模型小鼠血清中的三酰甘油,升高高密度脂蛋白 - 胆固醇(HDL - C)的浓度,同时升高 HDL - C/TC 的比值,还能改善小鼠的动脉硬化指数。

(三)抗肾结石作用

泽泻水提液体外能抑制草酸钙结晶生长和聚集,防治肾结石。通过对乙二醇和氯化铵诱导的大鼠草酸钙结石模型灌服泽泻提取物的不同组分(泽泻乙酸乙酯浸膏、浸膏的石油醚洗脱液、浸膏的乙酸乙酯洗脱液以及浸膏的甲醇洗脱液)来研究泽泻不同提取物对尿草酸钙结石形成的影响,并确定其抑制尿草酸钙结石形成的有效部位,结果显示,服用泽泻乙酸乙酯浸膏的乙酸乙酯洗脱液大鼠的血清尿素氮、肌酐、肾钙、24 小时尿液中 Ca^{2+} 分泌量以及肾组织的草酸钙晶体沉积均明显低于模型组;泽泻组大鼠的肾组织草酸钙晶体的分布和血液生化指标均明显低于模型组,提示泽泻可能是通过减少 Ca^{2+} 的分泌以及草酸钙的沉积来发挥抗肾结石作用的。采用现代植化和生物活性向导分离的方法,分离提取得到泽泻的 3 种化学成分,测其不同浓度在体外对草酸钙结晶生长的抑制作用,发现有一个化合物对草酸钙结晶体生长抑制作用较强,抑制指数最高达 89.43%,且在一定范围内呈时间、剂量依赖性,其结构初步鉴定为四环三萜类化合物,可能是泽泻抑制尿草酸钙结石形成的活性成分。

(四)对心血管系统的作用

1. 降血压作用

通过正常和肝硬化大鼠的胸主动脉环离体血管张力试验,并结合吲哚美辛及机械方法去除血管内皮等干预的方法进行研究,结果发现,泽泻是通过扩血管来发挥降血压作用,其扩血管作用随其反应浓度的增大而增强,可能是通过血管内皮细胞增加前列环素(PGI2)和 NO 的释放而发挥扩血管作用的。泽泻醇 A 和泽泻醇 B 对人体由肾上腺素引起的主动脉收缩有松弛作用,从而缓解收缩压起到降血压作用,同时泽泻醇还可以抑制由血管紧张素分泌引起的血管收缩。

2. 降血糖作用

从泽泻乙醇提取物中分离得到的几种原萜烷型三萜类化合物的代谢及其降血糖作用显示,泽泻乙醇提取物可以增加机体对葡萄糖的摄取,不增加脂肪的形成,同时还抑制 α - 葡萄糖苷酶的活性。泽泻醇提取物不仅可增加正常小鼠的胰岛素分泌,而且可显著提高由四氧嘧啶导致的高血糖小鼠的胰岛素分泌水平,同时改善胰岛组织,显示出明显的降血糖、降血脂和保护胰岛组织免受损伤的活性。

（五）对免疫系统的影响

泽泻中多种成分具有增强网状内皮系统和抗过敏活性,同时还可以抑制脂多糖激活巨噬细胞产生 NO 等免疫调节作用。泽泻醇提取物可以显著抑制大鼠体内嗜碱性白血病 - 1 细胞中 5 - 脂氧合酶催化的白三烯的生成,同时还抑制由抗原刺激的大鼠嗜碱性白血病 - 2H3 细胞中 β - 氨基己糖苷酶的释放,另外泽泻醇衍生物可以减轻 NC/Nga 小鼠特应性皮炎动物模型半抗原性皮炎症,提示泽泻醇及其衍生物具有抑制速发型和迟发型超敏反应的活性。泽泻甲醇提取物、泽泻水提取物以及 6 种单体萜类化合物(泽泻醇 A、泽泻醇 B、泽泻醇 A 单乙酸酯、泽泻醇 B 单乙酸酯、泽泻醇和环氧泽泻烯)对 I ~ Ⅳ型变态反应研究结果显示,在 I 型过敏模型中,泽泻甲醇提取物可抑制大鼠48 小时同源被动皮肤过敏反应(PCA);在 Ⅱ 型过敏模型中发现,泽泻甲醇提取物可抑制大鼠的逆转皮肤过敏反应;在 Ⅲ 型过敏模型中,口服泽泻甲醇提取物 50mg/kg、200mg/kg 和 6 种单体化合物均可直接抑制大鼠局部过敏反应;在 Ⅳ 型过敏性模型中,泽泻甲醇提取物可抑制三硝基氯苯诱导的大鼠接触性皮炎,提示泽泻不仅可以抑制抗体介导的变态反应,而且还对细胞反应有一定影响,其部分三萜化合物对于抗Ⅲ型变态反应效果很好。

（六）抗炎作用

泽泻醇提取物对于脂多糖诱导的急性肺损伤小鼠有明显的抗肺炎活性,分析显示泽泻是通过抑制 NF－KB 转录因子的活性及其相关基因 COX－2、1L－1β 和 iNOS 的表达,同时激活 Nrf2 调控基因的表达,从而使炎症基因的表达下调来发挥抗炎作用的。泽泻水煎剂 10g/kg、20g/kg 可抑制小鼠碳粒廓清速率及二硝基氯苯所致的接触性皮炎,20g/kg 的泽泻水煎剂可明显减轻二甲苯引起的小鼠耳郭肿胀、抑制小鼠的棉球肉芽组织增生。使用免疫复合物 IC 肾炎模型对泽泻的抗肾炎活性进行研究,发现 200mg/kg 泽泻甲醇提取物可抑制尿的排泄,同时还可以抑制肾小球浸润肾小管变性及再生及 IC 肾炎大鼠各种并发症的产生。

（七）抗肿瘤及抗癌作用

泽泻乙醇提取物能够抑制多药耐药性 HepG2－DR 和 K562 肿瘤细胞 P－糖蛋白的表达,由于肿瘤细胞产生耐药性主要与其表面的 P－gp 有关,推测泽泻乙醇提取物的这一作用可能与其抑制 P－gp 活性相关。泽泻中的 23－乙酰泽泻醇 B 可逆转由于 P－gp 过度表达而产生的多药耐药性,同时恢复多药耐药细胞株对抗癌素的敏感性,是一种潜在的多药耐药性逆转剂。泽泻中的三萜化合物泽泻醇 B 乙酸酯可诱导人体内激素抗性前列腺癌 PC－3 细胞的凋亡,并且呈时间和浓度依赖性,可诱导 Bax 蛋白上调和核位,同时活化半胱天冬酶－8、－9、－3 来诱导 PC－3 细胞的凋亡。泽泻醇 B 对胃癌 SGC7901 细胞的体外增殖有明显的抑制作用,且呈明显的时间和剂量依赖性;泽泻醇 B 还可以抑制 SGC7901 细胞的侵袭和转移。从泽泻甲醇提取物分离得到的泽泻醇 B,对 SK－OV3、B16－F10 以及 HT1080 肿瘤细胞具有显著的细胞毒性,揭示泽泻具有较强的抗恶性肿瘤转移作用。

（八）肝保护、抗补体作用

采用实验非酒精性脂肪肝大鼠模型,灌以不同剂量的泽泻甲醇提取物,发现泽泻不仅显著降低了大鼠血清和肝脏脂质,还降低了空腹血糖水平及改善了胰岛素抵抗程度,通过减少脂质过氧化和激活抗氧化酶来防止氧化应激,表现出显著的肝脏保护作用。泽泻还具有抗补体活性,泽泻甲醇提取物可抑制酵母聚糖诱导的大鼠足爪肿胀及血管通透性,可通过经典途径和旁路途径抑制补体诱导的溶血。4 种三萜类化合物泽泻醇 A、泽泻醇 A 单乙酸酯、泽泻醇 B 和泽泻醇 B 单乙酸酯可通过经典途径抑制补体诱导的溶血现象。泽泻醇 B 和 24 - 泽泻醇 A 乙酸酯有明显的抗补体活性,并通过合成衍生物发现在 C - 23 位引入醛基,其抗补体活性显著增强。

（九）其他作用

泽泻还能抗乙酰胆碱所致的痉挛、抗氧化以及抗疟原虫等作用。

八、牡丹皮

（一）保肝护肾作用

丹皮酚对于肝癌大鼠有明显的降低肝损伤,显著降低血清中谷草转氨酶、谷丙转氨酶、碱性磷酸酶、谷氨酰转肽酶、a - L - 岩藻糖苷酶和肝脏丙二醛水平。运用牡丹皮提取物对 CCl_4 诱导的肝损伤大鼠模型进行治疗,发现血清总胆红素浓度增加,抑制了炎症和肝细胞坏死,并增加炎性细胞浸润。丹皮酚可以降低 ALT 的水平,降低肝基因表达生脂基因（$P < 0.05$）,而不影响肝 CYP2E1 的蛋白表达,显著降低血清和组织的炎性细胞因子水平,组织脂质过氧化,中性粒细胞浸润和抑制肝细胞凋亡（$P < 0.05$）,从而降低肝细胞损伤。对化疗药物顺铂产生的急性肾衰竭小鼠运用牡丹皮（或丹皮酚）治疗,结果发现治疗组的血肌酐、尿素氮水平、炎性细胞因子与 NO 水平均较对照组有明显降低,表明牡丹皮（或丹皮酚）有很好的预防顺铂肾毒性的作用。

（二）治疗糖尿病

丹皮水提物都能显著降低 2 型糖尿病小鼠的血糖（GUJ）（$P < 0.01$）、血清胆固醇（TC）（$P < 0.05$）、MDA（$P < 0.05$）,并能显著升高 2 型糖尿病小鼠的超氧化物歧化酶（$P < 0.01$）、活性;显著降低 2 型糖尿病小鼠的血糖值;并有一定的调节血脂代谢和抗氧化的作用。牡丹皮通过激活腺苷酸活化蛋白

激酶的活性,抑制刷状缘膜囊的葡萄糖摄取和提高 Hs68、3T3 - Ll 细胞葡萄糖摄取,有治疗糖尿病的作用。牡丹皮降血糖的最强活性成分为丹皮多糖组分,主要机制可能为促进胰岛 P 细胞产生以及促进葡萄糖代谢,从而改善葡萄糖负荷后的血糖值。

（三）对心血管系统作用

丹皮酚能够很好调节患者免疫功能,对高血压病血管内皮细胞有很好的保护作用。使用标准全细胞配置的膜片钳技术,证明丹皮酚能降低动作电位去极化阶段,快速封锁相关行动的电压门控钠通道,缩短动作电位时程,具有抗心律失常活性。丹皮酚增强了抗氧化防御系统,对异丙肾上腺素所致大鼠心肌梗死起保护作用。运用高脂饮食法制成家兔动脉粥样硬化模型,通过组织学分析丹皮酚通过抑制炎症因子(TNF - α)水平,从而达到调控动脉粥样硬化过程中的血管平滑肌细胞增殖与炎症反应。丹皮酚通过诱导巨噬细胞氧化低密度脂蛋白,达到减少胆固醇的积累,通过增强了胆固醇的流出从而达到减轻泡沫细胞的形成。

（四）对神经系统作用

丹皮酚可显著减少大鼠海马神经元核固缩,降低 SH - SY5Y 细胞的凋亡率,显著增加海马神经元脑源性神经营养因子和 Bd - 2 mRNA 的表达。通过模拟阿尔茨海默病注射淀粉样肽和丹皮酚后,丹皮酚对阿尔茨海默病有一定的疗效。丹皮酚保护大鼠神经元的氧一缺糖损伤与减轻形态损害,增加神经元受体的保护作用。丹皮酚可能通过调节糖基化终产物或晚期糖基化终产物受体以及海马与神经元的 NF - KB 途径,发挥其良好的治疗糖尿病脑病的作用。

（五）抗菌消炎作用

丹皮酚能显著抑制由角叉菜胶所引起的大鼠足肿胀,可明显降低小鼠腹腔毛细血管通透性,表明丹皮酚具有很好的抗炎作用。牡丹皮能使白细胞介素 -1、白细胞介素 -6、白细胞介素 -10、巨噬细胞炎性肽 -2 等细胞因子明显降低,同时白细胞浸润,肺泡蛋白渗出量也在减轻,表明牡丹皮能抑制炎症和凝血反应,很好防止急性肺损伤。在体外运用反转录聚合酶的作用下,运用丹皮酚和脂多糖来对比治疗炎症效应发现,丹皮酚下调了与炎症相关的 42 个基因的表达。

(六)抗肿瘤作用

以 HeLa、MCF - 7 细胞为靶细胞,采用噻唑蓝比色法进行了初步的体外抗肿瘤活性研究,结果证明丹皮酚及其衍生物具有一定的抗肿瘤作用。抗肿瘤活性随着丹皮杂多糖的潜伏期增加而增加,牡丹皮与姜黄素的联合利用对抗肿瘤的活性将会得到一定的提高。将丹皮酚与雷公藤联合作用,通过调节 caspase 和 NF - kB 途径诱导黑素瘤 A375 细胞凋亡,从而有效治疗皮肤黑素瘤。丹皮酚对肝星状细胞扩散的有抑制作用以及诱导线粒体凋亡,这可能是丹皮酚缓解肝硬化的机制。丹皮酚治疗结肠癌与增加细胞内 Ca^{2+} 的浓度与上调 Runt 相关转录因子 3 的表达有关。

(七)抗过敏作用

牡丹皮可抑制 SD 大鼠腹腔肥大细胞组胺和肿瘤坏死因子的释放,显著抑制抗体生产细胞活化 CD 40 单抗,重组白介素 - 4(vilA)和重组组胺释放因子(rhrf)。牡丹皮有效下调表达 IL - 4 在细胞活化的反转录聚合酶链反应,有一定的抗过敏作用。在具有很好的抗炎抗过敏的前提下,发现牡丹皮可以显著抑制过敏性细胞因子白介素 - 33 与来自人嗜碱性粒细胞的 CC 族趋化因子 2、CC 族趋化因子 5、人白介素 - 8 以及人白介素 - 6 的释放,从而发挥抗过敏的作用。

(八)其他作用

牡丹皮有强大的自由基清除作用,而且这种清除能力明显优于维生素 E 的作用。采用红景天与牡丹皮共同作用于小鼠 B16F10 黑素瘤细胞和紫外线 B 诱导的豚鼠沉着皮肤色素,发现牡丹皮与红景天对皮肤有很好的美白作用。对牡丹皮的止血机制进行探讨,发现丹皮炭通过激活内源性和外源性凝血系统中的多种凝血因子,发挥了止血、凝血作用,抑制了血小板的凝聚。

第二章　经方应用研究

肾气丸自从张仲景创立用于五个方面(虚劳腰痛、脚气、饮邪、消渴、转胞)治疗后,由于其效良好,历来被视为传世名方之中的经典之剂,为后世医家所喜爱。而且正如前文所述,肾气丸有极其广泛的药理作用,所以临床所致疾病不再限于其原方立方时所列各种病症,而是广泛应用于内科、外科、妇科、儿科、男科、五官科等多科疾病。只要存在肾虚(肾气、肾阴、肾阳)这种病机、病理不论病在何处,皆可使用本方;因为"久病及肾","肾为气血阴阳之本",所以在许多疾病后期阶段或气血阴阳失调的治疗中,使用该方可收到满意的疗效。现结合临床及期刊文献中有关肾气丸及其加减方的应用经验进行整理归纳。

第一节　理论阐微

人体成长的规律与肾中精气的强弱盛衰息息相关,因肾藏精,精生髓,髓养骨,两者互为因果,相互为用,尤其在生理功能和病理变化方面,就更为突出,其理论一直指导着临床。

一、从脏腑上分析

在中医的理论里,肾在脏合膀胱,在体主骨。在正常情形下,肾藏精,精生髓,髓养骨。骨质得养,则腰脊强健,步态稳重有力,能耐劳苦。若嗜欲无穷,使精气流失过度,或年老体衰,使精气暗耗于无形,导致肾精不足,骨髓空虚,不能养骨,骨失所养,则腰脊酸软无力,耳聋耳鸣,骨质疏松。若肾阳虚,则温煦功能不足,除了常见的腰脊酸痛之外,还有小便频数、夜尿增多、手足冰冷,甚至水肿等症;若肾阴虚,可导致精血不足和肝血不足,以致出现头昏目眩、耳聋耳鸣、筋脉拘急、肢体麻木等症。

二、从经脉上看

"肾足少阴之脉,起于小指之下……循内踝之后,别入跟中,以上踹内,出腘内廉,上股内后廉,贯脊,属肾络膀胱"(《灵枢·经脉第十》)。经脉只有得到精气和气血的充分濡养,才能运行畅顺。若足少阴肾经精气不足,失于濡养,或阻滞,气血运行受阻,经络不通,不能充养骨髓,又不能循经脉上荣头部,则面容憔悴,眼眶黧黑,额纹密布,皮肤失去弹性,老人斑则先后出现。由于足少阴肾经脉失养,还会出现行动缓慢,反应迟钝,心有余而力不足;或脚步浮浮,或易于骨折,或臀部或大腿后侧疼痛向下肢远端放射。

三、从生长规律上推敲

《素问·上古天真论》说"丈夫八岁,肾气实,发长齿更………三八,肾气平均,筋骨劲强……七八,肝气衰,筋不能动。八八,天癸竭,精少,肾脏衰,形体皆极,则齿发去"中。随着年龄的增加而肾气渐渐虚弱,肾虚则精血不能濡养筋骨,再加上日间工作繁重,消耗体力和精力,日积月累,腰脊虚损在不知不觉中生成,倘若受风寒湿邪之侵,一触即发。临床常见的症状是腰腿酸软,绵绵作痛,行动迟缓,不耐久站,容易疲倦,稍劳累即加重,病情反复。此外,还有记忆力明显减退、牙齿松动、精神萎靡等症。

四、肾气亏虚的理论依据

　　无论是心脏病、高血压病、糖尿病、肾病、颈椎病、腰椎间盘突出症、强直性脊柱炎或妇产科疾病等,若治不及时,或治不得其法,迁延时日,病情一步一步地加重,最后延及肾,使病情更复杂而缠绵难愈。尤以高血压病、糖尿病日久不愈,病情加重导致的水肿最为常见,也最为中西医专家学者所重视。临床上所见的高血压病患者,以情绪失控和睡眠不足使肝失疏泄,肝气郁结,气逆则火升,风阳旋即上扰;或肝肾阴虚,水不涵木,阴虚阳亢导致的血压波动十分常见。而久病或年事已高导致的肾阴阳两虚的患者往往为人们所疏忽,也往往不敢采用制附子、肉桂等药治疗,以致拖延病情。本类患者大多数都是阴损在前,阳亏在后。除了头昏目眩、腰腿酸软之外,还有四肢冰冷麻木、夜尿频频、下肢浮肿、舌质淡、苔薄白、脉弦细等症,可用肾气丸化裁治疗。还有常见的糖尿病,若病情发展至一定程度,必然会出现肾气亏虚、固摄无权、开合失司、肾小球硬化症等接踵而来,轻则尿频尿多,重则少尿浮肿。或久病气血虚弱,运行不畅,气滞血瘀,痰瘀阻络,血流缓慢,逐渐发展成糖尿病足。肢端以麻木为主,个别患者有些疼痛,渐渐足部皮肤紫暗,或干黑,足踝周围浮肿,腰酸软,体乏无力,舌质淡,苔白腻,脉细涩等症。治以温补肾阳的肾气丸为主,结合补脾祛湿、活血化瘀药加减。而颈椎病、腰椎病、强直性脊柱炎等,起初多数是由风寒湿邪侵袭而发病,若不能准确地辨证论治,迅速祛邪外出,病情缠绵,久病则消耗体力和精力,腰脊虚损逐渐形成,出现四肢冰冷、腰脊疼痛、屈伸困难、遇劳加重、精神萎靡、舌质淡、苔薄白、脉沉细无力等症状。以补肾阳为主,兼顾风寒湿邪,再加活血祛瘀药。

第二节　证治特色

　　肾气丸是汉代医圣张仲景创制的一首著名方剂,为补肾之祖方,后世在该方基础上衍化出许多方剂,如六味地黄丸、济生肾气丸、知柏地黄丸等。肾气丸制方严谨,配伍精当,疗效显著,至今在临床广泛应用。肾气丸由 8 味药组成:干地黄、山茱萸、山药、泽泻、牡丹皮、茯苓、桂枝、制附子,配伍比例是 8:4:4:3:3:3:1:1,为君一臣二佐三使二。干地黄滋阴补肾,为君药;山药、山茱萸养阴益气,补益肝肾,助君药以补肾精,为臣药;泽泻、茯苓利水泄浊,牡丹皮活血散瘀,和通经脉,为佐药;桂枝、制附子助阳生气,为使药。肾气丸组方合理,君臣佐使得当,方性平和,甘淡寒温融于一方,恰到好处。肾气丸针对的病机是阴虚及阳,火不蒸腾,水饮停留,瘀血阻内,肾气不化,多由病程日久、年老肾衰、房事不节导致阴精耗伤,阴虚及阳,命火失蒸,气不化水,瘀血阻滞。故肾气丸集补阴益气、利水泄浊、活血散瘀、化气通阳于一剂,集通补开合于一方,协调阴阳以生肾气,是扶正补虚的典型方剂,临床上用于治疗本虚标实之证候,虚为肾阴阳两虚,实为水饮瘀血阻滞体内。

一、补肾精,益气阴

　　肾主藏精,为人体生长、发育、生殖之源,为生命活动之根,为先天之本。若禀赋薄弱,劳倦过度,房事不节,生育过多,久病失养,五脏之伤,穷必及肾,损伤肾中精气,而生多种疾病。肾气丸正是针对这一病因而设,其治疗病症包括脚气上冲、虚劳腰痛、消渴、短气有微饮、妇女转胞,此 5 类病症都因肾中精气不足,阳气失其蒸腾气化。

　　肾中精气不足是本方的首要病因,补精首当其冲,干地黄色黑归肾,为补养肾精之要药,《神农本草经》指出"干地黄,味甘寒",主"填骨髓,长肌肉"，干地黄为甘寒滋补之品，入人身则专于补血，精血同源，血足能化精，血补则阴气得和，肾精得充。故肾气丸用干地黄为君药。山药平补气阴，不热不燥，又不腻胃，清代名医张锡纯认为山药是滋补药中无尚之品。《神农本草经》亦指出山药"主伤中，补虚羸，除寒热邪气，补中益气力，长肌肉"。肾气丸中山药益气养阴，助地黄以生肾精，为臣药。肾者，封藏之本，精之处也，故用山茱萸补益肝肾，收敛固涩，配合干地黄与山药以养肾精，将精气藏之于肾，使肾中精气不断充盈，防止其无故流失，为精气在体内充分发挥正常的生理作用创造必要条件，亦为臣药。

二、利湿浊，通阳气

肾精亏损，肾气化功能障碍，津液停滞，导致水湿痰饮阻滞体内，水湿痰饮形成之后，可阻滞气机，进一步导致肾中精气的蒸腾气化失常，故茯苓、泽泻之用实乃祛邪以扶正之举，祛除水湿浊邪使阳气通畅，故有利于肾阳的复苏，此即利水以通阳之法，清代医学家陈修园指出"六味丸补肾水，八味丸补肾气，而其妙则在于利水"。清代名医叶天士指出"通阳不在温，而在利小便"，一语切中病机。茯苓极轻淡，属土，土胜水能疏之涤之，令从膀胱以出，病渐去而不觉也。《神农本草经》指出茯苓"味甘平……利小便，久服安魂魄养神，不饥延年"。泽泻乃通利脾胃之药，且能下达膀胱，使湿自膀胱而出。《神农本草经》认为泽泻"味甘寒……消水，养五脏，益气力"。肾气丸中茯苓、泽泻利水泄浊，用为佐药。

三、久必瘀，活血法

年老、劳倦、久病者，肾中精气亏虚，血行不畅而凝滞，从而产生瘀血，瘀血不仅失去血液的濡养作用，而且影响全身或局部的气血运行。病机虚实间杂，经脉瘀阻不通。

牡丹为花中之王，乃木气之最荣泽者，故能舒养肝气，和通经脉，《神农本草经》指出牡丹"除癥坚，瘀血留舍肠胃，安五脏，治痈疮"。故肾气丸中牡丹皮活血散瘀、通利经脉，有利于肾中精气恢复正常的蒸腾气化，用为佐药。

四、调阴阳,平权衡

机体在疾病的发生、发展过程中,由于致病因素的影响,导致机体阴阳两方面失去相对的协调与平衡,是疾病发生的根本原因。《素问·生气通天论》指出"阴阳乖戾,疾病乃起",《素问·至真要大论》指出"谨察阴阳所在而调之,以平为期",阴阳必须保持相对平衡,而在病变过程中,尤其久病的患者,每多见阴阳互损的虚损状态。肾气丸主要针对阴损及阳、无阴则阳无以化导致的以阴虚为主的阴阳两虚证,治以阳中求阴,即在补阴的基础上兼以补阳,阴阳双方互源互化,相互资助,相互促进,诚如《景岳全书》指出"善补阳者,必于阴中求阳,则阳得阴助而生化无穷;善补阴者,必于阳中求阴,则阴得阳升而泉源不竭"。肾气丸中桂枝、制附子辅以干地黄、山茱萸、山药既能补真阳,又能补真阴,即所谓阳中求阴,使精气充盛,肾中精气的气化归于正常。

医案精选

◎案

顾某,男。3年前经活检诊断为"皮肌炎",经用泼尼松每日45mg,3个月后,症状明显改善,但躯体过胖,故请中医会诊。症见:中等身高,形体肥胖(87kg),头胀且重,肢体倦怠,发落颇多,两耳失聪,经常复视,腹部紫纹较深,腰酸尿频,甚至失禁,夜寐滑精,口干黏腻,痰浊颇多,舌淡苔薄,根部厚腻,脉象细弱。久病及肾,气化失常,痰阻瘀生。中医诊断为虚劳。辨证为肾虚、痰瘀。治以益肾化痰消瘀。方用肾气丸加味,以冀肾气旺盛,瘀去痰消。

处方:生地黄20g,山药10g,山茱萸10g,泽泻15g,牡丹皮10g,茯苓15g,桂枝6g,制附子6g,苍术、白术各8g,丹参10g。6剂,每日1剂,水煎服。

二诊:服上药6剂后,头涨口腻大减,复视消失,舌苔薄白,根部浮厚,脉象迟弱。

继用原方20剂,腰酸、尿频、滑精等症消除,偶感头昏,体重开始下降

(86kg),腹部紫纹依然。原方去苍术,丹参改为20g,连服125剂,诸恙消除,体重下降(76kg)。在此治疗过程中泼尼松由每日45mg逐步减至5mg,皮肌炎之症状未出现,后以肾气丸调治。

◎案

于某,女。2年前经皮肤活检诊断为"盘状红斑狼疮",服泼尼松每日35mg,3个月后症状消失,但汗出颇多,随将泼尼松减至每日25mg,出汗显著减少。但两大腿外侧及手背环型红斑又见。又将泼尼松增至每日35mg,狼疮症状明显减轻,唯汗出又甚,请中医会诊。症见:汗出淋漓,5～10分衣褥湿透,身冷如冰,神倦懒言,腰酸且痛,小腹拘急,溲频量少,脉尺部较弱,舌苔薄,质淡白。汗乃五液之一,为肾所主,肾气衰弱,卫表不固,则津液外泄而汗出。中医诊断为斑疹、汗证。辨证为肾虚。治以益肾敛汗。方用肾气丸酌加敛汗之品。

处方:生地黄9g,山药9g,山茱萸9g,泽泻6g,牡丹皮6g,茯苓6g,桂枝10g,制附子10g,煅龙骨、煅牡蛎各20g,糯稻根15g。

服26剂后,汗出显著减少,肢体渐温,唯进食或动则汗多,便解不畅。此时泼尼松开始减量,继以原方将肉桂、制附子量减为5g,去糯稻根,加柏子仁10g、生黄芪20g,连服10剂,汗出甚微,便解亦畅。原方去柏子仁,又进5剂(泼尼松减至每日5mg),汗出得止,更以肾气丸调之,25天后泼尼松逐步停用,上述诸恙,未见出现。出院后信访一年半,病未复发。

◎案

郑某,男,28岁。1986年7月10日初诊。结婚2年多,夫妻同居,性交时从无精液射出,性交时间每次在2小时左右,最后自感全身乏力,但阴茎仍勃起不软。其妻一直未孕,全身别无他恙,有嗜烟酒之习,睡眠时间较少,口微渴,二便正常。舌发红,苔薄白,脉细数。中医诊断为不育症。辨证为肾精亏耗、阴弱阳强。治以填精益肾、调理阴阳。方用肾气丸加减。

处方:熟地黄25g,山药、茯苓、酸枣仁各15g,山茱萸、牡丹皮、泽泻、远志各10g,制附子、陈皮各6g,肉桂6g(研末,冲服)。10剂,每日1剂,水煎服。

二诊:7月30日,服上方至第8剂,性交时已有少量精液射出之感,颇为欣慰。药既中的,不觅新途。守原方熟地黄改 30g,肉桂改 8g,加首乌藤 15g。继服 8 剂。

三诊:服完上药 8 剂后,性生活正常。射精量每次 6～8ml。2 个月后其妻怀孕。事后托战友转告生一女,表示谢意。

◎案

项某,女。1988 年 9 月初诊。双眼视力逐渐下降,眼前有蚊蝇浮动已 1 年,晶状体皮质轻度混浊,经常头昏,腰膝酸软,苔薄白,脉细弱,查双眼视力 0.4。服用肾气丸 25 瓶以后,查视力 0.7,精神好,头昏消失,全身症状逐渐改善。

◎案

李某,男,53 岁。腰腿酸痛麻木重着 5 年,背部觉寒凉,腰背屈伸困难,大便艰行,口不干,多次接受针灸,药物封闭治疗,内服散寒化湿之剂均无效,舌质红,苔薄白,根腻,脉两寸弱,关弦大,尺沉细。患者久居严寒湿地,增补肾阳,散寒通络。方用肾气丸加减。

处方:制附子 3g,肉桂 1g,地黄 12g,茯苓 12g,山茱萸 10g,山药 12g,细辛 1g,川芎 8g,火麻仁 10g。5 剂,每日 1 剂,水煎服。

二诊:服上药 5 剂后,麻木感消失,大便通畅,口不干,余症同前,原方制附子改为 5g,肉桂 2g。17 剂后,诸症大减,舌象如前,脉寸弱,关稍缓,尺沉细。上方去火麻仁,细辛增至 2g,加淡干姜 3g、赤芍 10g、红花 10g。12 剂后,诸症俱除。

◎案

李某,男,42 岁。1985 年 3 月 6 日初诊。主诉"咯血 2 月余"。患者有咯血病史数年,反复发作,曾在某医院诊断为"支气管扩张症"。此次发作咯血不止,经中药、西药物治疗不效。患者形羸神衰,面色浮红,咯血色淡红不鲜,唇燥,口干不欲饮,头晕耳鸣,腰膝无力,心悸气短,动则加甚,身寒足冷,脉沉细无力,舌淡嫩。中医诊断为咯血。辨证为肾阳衰微、虚阳上越。治以引火归原、镇摄浮阳。方用肾气丸加减。

处方:制附子 6g,肉桂 3g,熟地黄、山茱萸各 20g,山药、党参各 15g,牡丹皮、泻泽各6g,生龙骨、生牡蛎各20g,当归、龙眼肉各10g。5剂,每日1剂,水煎服。

二诊:服上药5剂后,咯血量锐减,身寒足冷及心悸诸症均好转,原方减生龙骨、生牡蛎为各15g,续进6剂。

三诊:咯血已止,无明显畏寒感,面色浮红消退,其他诸症亦减,改用八味丸、参蛤散等调治渐愈。随访至今未复发。

◎案

宋某,女,44岁。胃脘嘈杂,纳差6年余,近4个月加剧,每于食后嘈甚继则慢慢减轻。胃纤维镜、钡餐透视均示正常,西医诊断为"胃神经官能症",曾服诸胃药无效。症见:体胖神清,面色无华,语声无力,头昏,四肢酸软,腰疼,口不渴,舌淡胖,苔薄白,脉沉细。中医诊断为心下痞。辨证为脾肾阳气虚弱,无力运化水谷。治以温肾健脾和胃。方用肾气丸加减。

处方:熟地黄(砂仁拌)、茯苓、焦麦芽、焦山楂、焦神曲、炒白芍各15g,山药20g,牡丹皮6g,白术、佛手、山茱萸、泽泻各10g,桂枝8g,陈皮、制附子各6g。5剂,每日1剂,水煎服。

二诊:服上药5剂后,胃嘈大减,纳食转香,精神振奋。再以原方出入10余剂,诸症悉除,继口服肾气丸2个月加以调理,至今1年多未见复发。

◎案

陈某,男,42岁。1992年8月16日初诊。患者3年来经常腰酸,小便频急,消瘦疲乏不耐劳。3年来曾2次发尿频、尿急、尿痛、腰酸痛不能卧,晨起目窠微肿。曾多处求诊,投以八正散加减,病情无明显好转。入院时症见面色㿠白不华,语弱气怯,大便二日一解,纳可寐差,舌淡边有齿印,苔黄腻厚,脉弦。查尿常规:蛋白(++),白细胞(+),肾功能正常,B超双肾均未见实质性病变。中医诊断为淋证。辨证为肾虚。治以温阳利水、壮腰健肾。方用肾气丸加减。

处方:制附子6g,桂枝6g,生地黄15g,泽泻12g,茯苓15g,山茱萸6g,山药15g,牡丹皮12g,白芍12g,杜仲12g,川芎12g,女贞子15g。5剂,每日1剂,水煎服。

二诊:服上药 5 剂后,诸症均减,舌苔转黄腻,小便清,复查尿常规:蛋白(-),白细胞(-)。

继守上方服 10 剂,自觉症状消失,神清体爽,纳增寐佳,体重增加。出院后改用口服肾气丸,每日 2 次,每次 10g,服药半月后,连续复查 3 次尿常规均正常,随访 2 年,至今未发。

◎案

赵某,男,76 岁。患者素有糖尿病,但未经有效治疗。因浮肿和左足第二、第三趾溃疡于 1990 年 5 月 3 日住院。临床诊断糖尿病性肾病、氮质血症。经胰岛素、抗生素、利尿剂等治疗一个半月,浮肿未退,且左足趾溃疡扩大。经检查:尿蛋白(++),24 小时尿蛋白定量为 6.39,空腹血糖15.8mmol/L,血尿素氮 18mmol/L,血红蛋白 63g/L。1990 年 6 月 26 日请中医急会诊。症见:面浮足肿,且双球结膜水肿,精神疲惫,面色㿠白,恶心欲吐,皮肤瘙痒,小便短少,舌淡胖,苔黄腻,脉沉细。中医诊断为消渴。辨证为命门火衰,脾阳衰惫,不能化气行水。治以益肾健脾、化浊利水。方用肾气丸加减。

处方:制附子 5g,肉桂 2g,生地黄 10g,山药 15g,山茱萸 10g,丹参 20g,牡丹皮 20g,茯苓皮 15g,泽泻 10g,怀牛膝 10g,车前子 25g(包煎),生黄芪 15g,汉防己 10g,炒白术 10g,六月雪 15g,白鲜皮 15g。7 剂,每日 1 剂,水煎服。

二诊:6 月 27 日,小便已畅,浮肿渐退,球结膜水肿亦消,方药中病,依原方出入加减,前后服药近 3 个月,浮肿全退,左足趾溃疡愈合。复查尿蛋白(+),24 小时尿蛋白定量 2.349,空腹血糖 7.5mmol/L,血尿素氮为7.0mmol/L,血红蛋白升至 86g/L,临床获效出院。

◎案

房某,男,46 岁。1989 年 7 月 25 日初诊。右耳郭肿胀软绵而无硬结,溃破流白色清稀脓液 8 月余,经西医迭治罔效,而前来就诊。正值盛夏,患者上身穿棉袄,下着棉毛裤。观面色白,流出的脓液清稀不稠,无腥臭味。形寒怕冷,无发热,体温 36℃,口淡无味,纳谷不香,小便清长,舌淡红,苔薄白,脉沉细两尺微弱。中医诊断为耳疮。辨证为肾阳衰微、命门火亏。治以温补肾阳、益气排脓。方用肾气丸加味。

处方：黄芪、熟地黄各 15g，熟附子（先煎）、山茱萸各 10g，茯苓 12g，牡丹皮、桂枝、桔梗各 6g，巴戟天、泽泻各 9g，茯苓、山药、鹿角霜各 12g。5 剂，每日 1 剂，水煎服。

二诊：患者脱掉棉袄及棉毛裤，上身只穿两件衬衫，形寒怕冷已除，耳郭肿胀消退，脓液减少 2/3，精神好转。依原方改制附子为 5g，桂枝 3g，加当归 6g，再服 5 剂，脓尽口收，恢复正常。

◎案

刘某，女，33 岁。1996 年 7 月 12 日初诊。患者于半年前夜寐多梦，常与陌生男人梦交，醒后则感腰酸膝软，少腹部胀满不适。羞于启齿，未与诊治。近 2 个月来则诸症逐渐加剧，而来诊治。症见：夜间乱梦纷纷，梦交 1 周二三作，且每次梦交后少腹疼痛较剧，需屈膝抵其少腹，温按 10 分许始缓解，痛则汗出。伴腰酸耳鸣，神怠膝软，性冷淡，带下绵绵，色白质稀，畏寒怕冷，舌质淡胖，苔薄白，脉沉细弦。中医诊断为梦交。辨证为阴阳两虚。方用肾气丸加减。

处方：淡制附子 3g，肉桂 3g（后入），熟地黄 12g，山茱萸 12g，山药 12g，牡丹皮 6g，茯苓 10g，龙骨、牡蛎各 20g（先煎），白芍 20g，炒酸枣仁 15g，炙甘草 6g。5 剂，每日 1 剂，水煎服。

二诊：服上药 5 剂后，夜寐多梦已减，梦交发作 1 次，且腹痛程度大减。续服前方 10 剂，诸症痊愈。为巩固疗效，嘱其淡盐水调服金匮肾气丸半月，随访半年，诸症未作。

◎案

谢某，女，50 岁。1996 年 8 月 12 日初诊。患者于 2 年前经断，继而出现进行性五心烦热，失眠多梦，焦虑抑郁，面时潮红，烘热汗出，畏寒肢冷，腰酸膝软，舌红，苔薄白，脉细弱。曾久服中西药物而疗效不佳。中医辨证为阴虚阳亏、上热下寒。治以滋阴潜阳、温下清上。方用肾气丸加减。

处方：熟地黄 20g，山茱萸 12g，山药 12g，茯苓 10g，牡丹皮 6g，泽泻 10g，龟板 15g（先煎），龙骨、牡蛎各 20g（先煎），制附子 3g，肉桂 3g（后入）。7 剂，每日 1 剂,水煎服。

1 周后上述诸症略减,续服 2 周则诸症渐消。嘱服金匮肾气丸 1 个月巩固疗效。随访半年,一如常人。

◎案

王某,女,27 岁。1993 年 8 月 20 日初诊。患者于 6 月 21 日顺产一婴,因天气闷热汗出,在电风扇处取凉,晚间睡时常露出肩、膝关节于外受冷,至半月许,则渐感肩背、腰膝部疼痛,怕冷,遂至某医院诊治,经查血沉、抗 O、类风湿因子测定,均属正常范围,经治未效而来门诊邀中医诊治。症见:患者腰背、两肩及膝关节部疼痛,无红肿,两下肢膝关节活动不利,恶风寒,喜温按,遇寒则疼痛加剧,舌质淡红,舌体胖大,苔白,脉细滑。因虑产后血虚受寒,遂予当归四逆汤加减,煎服 7 剂后,肩、膝关节部疼痛减轻,但腰骶部疼痛不减,其脉沉微。思《黄帝内经》有"腰为肾之府",产后唯血虚,而未有肾虚者乎? 故遂改用肾气丸加减治之。

处方:熟地黄 20g,山药、山茱萸各 12g,牡丹皮、泽泻各 6g,茯苓 10g,制附子 6g,桂枝 10g,狗脊 15g,续断 15g,淫羊藿 12g。5 剂,每日 1 剂,水煎服。

二诊:服上药 5 剂后相告,病已去八九。药已中的,效不更方,续服上方 7 剂,则诸症已除。为巩固疗效,嘱服金匮肾气丸半月,并慎摄养,避风寒。随访 1 年,诸症未复发。

◎案

彭某,女,23 岁。患者自 12 岁起患寒冷性荨麻疹,感寒受凉或接触冷水为发病之诱因。每届秋冬和冬春之交频发,平均 2~5 日即发病一次。起病突然,手、足及膝部痒甚。搔后即起大小不等的风团块,呈淡红色。一般 1~2 日即可恢复。病后不遗留痕迹,划痕试验呈阳性。曾多次服用马来酸氯苯那敏、钙制剂及复合维生素等治疗,症状有所改善,但未能根治,故转中医治疗。近来疹块频发作痒,面色㿠白,肢冷畏寒,尤感背部正中冷甚,舌淡有齿印,脉沉弱两尺部更甚。《灵枢》云:"卫出于下焦。"中医辨证以为表卫不足、受寒发疹是其标,而肾阳不足为其本。治以温补肾阳。方用肾气丸 2g,每日服 2 次。

患者连续服药 2 月余,疹块未再发作,肾阳虚症状亦见好转,皮肤划痕试验转为阴性。为巩固疗效,嘱于发病季节继续服用。经随访 1 年余,未曾复发。

◎案

高某,女,41 岁。1994 年 10 月 13 日初诊。患者 1 年前出现两手指对称性间断出现发白、青紫。气候寒冷及情绪激动时加重。经某医院诊断为雷诺病,屡服中西药不效,请中医诊治。症见:手指及掌部皮肤苍白,继而青紫,局部冷麻、刺痛,面色少华,双膝以下发凉,月经量少有血块,舌淡,苔白,脉沉缓。中医诊断为瘀证。辨证为阳气虚衰、寒凝血瘀、脉络阻塞。治以温补肾阳、温经散寒、通络化瘀。方用肾气丸加减。

处方:制附子(先煎)、干地黄、党参各 12g,泽泻、牡丹皮、阿胶(烊化)、生姜、川芎、当归、丹参各 10g,桂枝、吴茱萸各 6g。水煎服,每日 1 剂。

服上药 15 剂后诸症均明显减轻,继以原方加减调治月余,病症悉除。嘱每于立春之后服用肾气丸,连续服用 2 个月。随访至今未复发。

◎案

于某,女,38 岁。1994 年 10 月初诊。患者出现阵发性头痛 2 年,在气温骤降时或夜间发作。曾在某医院做脑电图及 CT 检查,脑部、颈椎均未见异常,拟诊为血管神经性头痛。间断服中西药,病情时痊时作,近日复发加重,服药不效来诊。症见:头痛以顶部为甚,痛甚时呕吐涎沫,肢冷畏寒,面色不华,舌淡胖,散见瘀点,脉沉缓。平素月经量少夹血块,经行腹痛。中医诊断为头痛。辨证为肾阳虚衰、肝血亏损、寒凝厥阴。治以补肾温阳、养血柔肝、通络散寒。方用肾气丸加减。

处方:制附子(先煎)、山茱萸、熟地黄各 15g,桂枝、藁本、川芎、当归、白芍、丹参各 12g,茯苓、山药、牡丹皮、泽泻各 10g。3 剂,每日 1 剂,水煎服。

服上药 3 剂后头痛大减,继以原方续服 10 天痊愈。后以肾气丸早、晚各 1 次调服。随访至今未见复发。

◎案

李某,女,45 岁。1998 年 4 月初诊。该患者自觉尿急、排尿困难、腰痛、少腹坠胀,以左侧为重,双下肢冷 10 余日,经膀胱造影,确诊为膀胱结石,给予消炎、解痉药不见好转而来诊。症见:左少腹轻度压痛,面白,双下肢浮肿。尿常规:红细胞(＋＋),白细胞(＋＋)。中医诊断为石淋。辨证为肾虚。方用肾气丸加减。

处方:山药 25g,牡丹皮 10g,茯苓 10g,泽泻 10g,三七 3g,鸡内金 15g,金钱草 30g,海金沙 10g。

服至 20 剂,某日自觉少腹坠胀而痛,小便痛甚,随后排出 0.7~1.5cm 大小结石一颗,膀胱造影未见结石,又服 10 剂,诸症皆除。

◎案

孙某,男,22 岁。该患者于 1997 年 11 月发病,自觉口干作渴,饮多尿多,身疲乏力,明显消瘦,既往曾患结核,服用异烟肼等抗结核药物 1 年余,病情较稳定,现突发烦渴,每日饮水 10 余暖壶,平均每 15 分即小便 1 次,一昼夜尿量多达 8 000ml。体重由 60kg 降至 45kg,入院检查:24 小时尿相对密度为 1.004~1.01,改良尿浓缩试验尿相对密度为 1.001~1.002,尿糖(－),尿常规示 K$^+$、Na$^+$、Ca^{2+}、Cl$^-$ 及尿素氮、二氧化碳结合力均正常,诊断为尿崩症,给予氯化钾、双氢克尿噻、苯巴比妥、安妥明(氯欠丁酯)等药物治疗后不见好转。症见:形体消瘦,神疲乏力,口燥咽干,腰膝酸软,手足发凉,腹部按之痛,触及肿大淋巴结,面色苍白,舌质淡而胖,苔白厚,脉沉细弱。治以滋肾壮阳。方用肾气丸加减。

处方:山药 20g,山茱萸 15,牡丹皮 10g,茯苓 15g,熟地黄 15g,泽泻 20g,肉桂 7.5g,制附子 5g,黄芪 50g,党参 15g,天麻 10g。10 剂,每日 1 剂,水煎服。

二诊:服上药 10 剂后,口干减轻,尿量减至 4 000ml。按原方继服并给予紫河车研末冲服 10 剂,诸症消失,昼夜尿量减至 2 000ml,体重增至 55kg,后给予肾气丸继服。

◎案

赵某,男,51 岁。1986 年 3 月因输尿管与膀胱结石,住医院泌尿科手术取石,术中于下腹部切口做膀胱引流,术后 10 天拔去引流管,但切口 2 月余不能愈合,形成一米粒大小瘘管,平时尿液从窦道口慢慢渗出,排尿时膀胱收缩,尿液如细泉喷发。该科医生经多法治疗未果,动员患者再做一次手术而遭拒绝,特请中医会诊。症见:患者形体清瘦,面白无华,舌质淡,略有白厚腻苔,脉沉细。其术后失调,情志不舒,脾肾两虚,气血双亏可知。《金匮要略》云:"虚劳腹痛,少腹拘急,小便不利者,八味肾气丸主之。"方用肾气丸加减。

处方:干地黄30g,山药20g,山茱萸20g,泽泻15g,牡丹皮15g,茯苓15g,桂枝10g,制附子10g,黄精30g,玉竹15g。7剂,每日1剂,水煎服。

另取西黄丸1支(研碎),加入10%氯化钠10ml,一同放入试管中,经酒精灯煮沸后,用棉签蘸热液直对瘘管,连烫3次,使局部红肿充血,形成0.5cm左右的局部Ⅰ~Ⅱ度的人为烫伤,借用周围组织烫伤的肿胀,使小窦道即刻闭合,停止尿液渗出。局部涂上烫伤膏。另用敷料加压包扎,以防膀胱压力过高时重新冲开窦道口。10日后患者康复出院。

◎案

陈某,女,42岁。1998年12月22日初诊。失眠约10年,每晚睡眠3~5小时。因患者从事护理工作,作息时间不规律,前医皆责于此,曾用多种中药、西药物治疗,未见明显效果。症见:长期失眠,头晕头痛,伴腰膝酸软冷痛,带下清稀量多,畏冷。舌淡,苔薄白,脉沉细。中医诊断为不寐。辨证为心肾阳虚。方用肾气丸,口服。3天后,诸症有所缓解,睡眠逐渐改善。效不更方,服药20天,每天可睡6~8小时,睡眠质量明显提高。再服1个月,诸症皆去,随访3年未再复发。

◎案

赵某,女,51岁。1999年1月初诊。诉胃痛反复发作约5年,经胃镜检查确诊为慢性浅表性胃炎。未经系统治疗,病情反复发作至今。现胃脘隐痛,口渴,便溏,腰痛,恶冷,夜尿每晚2~3次。舌淡,苔白腻,脉沉缓。中医诊断为胃脘痛。辨证为脾肾阳虚。治以温肾健脾。方用肾气丸口服。10天后,夜尿减少,腰痛、恶冷减轻,胃痛略有好转。再服1个月,诸症皆去。嘱其饮食规律、注意保暖。随访2年未再复发。

◎案

杨某,女,48 岁。1999 年 11 月初诊。便秘 10 余年,时轻时重。排便难,临厕努挣乏力。曾遍用清热通便、润肠通便等法罔效。症见:腰膝软冷痛、夜尿多。中医诊断为便秘。辨证为下焦虚寒、腑气不通。嘱患者改变饮食结构,多食蔬菜、水果,再配以肾气丸口服。1 周后,腰膝冷症状明显好转,排便明显顺畅。继服 1 个月,诸症皆去。随访 2 年未再复发。

◎案

张某,男,65 岁。1985 年 11 月 3 日初诊。自述患高血压病 10 年,一直服用维压静等药治疗。以前尚能控制,近来效果不佳。改用复方降压片后,血压仍忽高忽低,不能稳定,且全身不适,似有反应。希望配合中药治疗,症见:眩晕、头痛,恶心欲吐,心烦急躁,不思饮食,腰膝酸软,下肢浮肿,舌质暗红,苔白滑,脉弦数。BP 190/110mmHg。P 82 次/分。中医诊断为头晕。辨证为脾虚肝旺、痰热上扰。方用半夏白术天麻汤合天麻钩藤饮加减,并嘱西药仍服维压静片。服药 3 剂症状稍有减轻,血压降至 180/105mmHg。继服 7 剂,再无变化。后经详细询问,得知患者尿频数,肢冷畏寒,随考虑是否为脾肾阳虚、湿停血瘀所致? 试用肾气丸治疗。然恐制附子大辛大热,强心升压,故而暂用小量,并加天麻佐之。

处方:制附子、肉桂各 6g,熟地黄、山药、山茱萸、茯苓、白术、天麻、泽泻各 15g,牡丹皮 10g,代赭石、益母草各 30g。6 剂,每日 1 剂,水煎两遍,分早、晚 2 次服下。

二诊:服上药 6 剂后,眩晕减轻,精神转佳,血压降至 170/100mmHg。效不更方,制附子加至 10g,再服 6 剂,眩晕大减,余症若失。血压降至160/90 mmHg,又进 10 剂,患者自觉基本复常,夜尿次数明显减少,血压稳定在 (140~150)/(80~90)mmHg,为方便患者,改用肾气丸、维压静继续治疗,随访半年,病情稳定。

◎案

吴某,女,50 岁。2003 年 11 月 14 日初诊。述患慢性肾炎 3 年余,近来由于天气突变,气温下降,加之刚从外地回来,旅途劳累,病情复发。症见:

全身水肿,尤以下半身为重,形寒肢冷,腰膝酸冷,少腹拘急,小便不利,尿量减少,24小时尿量不足1 000ml。体格检查:双下肢高度浮肿,按之凹陷不起,舌质淡,苔白滑,脉沉弱。中医诊断为水肿。辨证为肾阳不足。治以温补肾阳。方用肾气丸加减。

处方:熟地黄30g,山药20g,山茱萸20g,牡丹皮10g,泽泻10g,茯苓10g,桂枝5g。5剂,每日1剂,水煎,分2次服。

二诊:患者述尿量明显增多,24小时尿量已达2 000ml,下肢浮肿已消退大半,形寒肢冷、腰膝酸冷等症状明显好转,继续服药至3周,下肢浮肿全部消退,小便恢复正常,其余症状基本消失。

◎案

舒某,男,77岁。2003年10月14日初诊。患帕金森病20余年,长期服美多巴、抗胆碱能药物及神经元保护剂等。因长期口燥便干、肢体乏力要求中药辅助治疗。现震颤,肌强直,运动减少,肢体乏力,口干,纳少,大便数日一行,舌红绛少津,脉沉细。曾服六味地黄丸化裁无效,谓夜尿清长,淡漠畏人,时有怕风。此属长年患病,阴损及阳,肾阳虚不能蒸腾气化。方用肾气丸加减。

处方:肉桂3g,制附子6g,干地黄20g,山药、茯苓各15g,泽泻12g,山茱萸、牡丹皮、补骨脂、益智仁、肉苁蓉各10g。5剂,每日1剂,水煎服。

服上药后舌脉如前,夜尿见短,原方改肉桂为6g、制附子10g,加巴戟天10g,续服30剂,口燥、尿长、畏寒、乏力基本消除,胃纳见增,大便仍干,舌红绛已化红润,稍有薄苔。改服肾气丸每次8粒、苁蓉通便口服液每次1支,每日2次以巩固疗效。

◎案

向某,男,24岁。1982年10月8日初诊。主诉:小便混浊如米泔水,反复性发作7年余,复发10天。患者7年前在知青下乡劳动时,因小便色白如米泔水样,在某医院诊断为"乳糜尿",经中西医结合治疗而愈,但以后每因劳累过度和饮食不节而复发。10天前知青聚会,过食肥甘油腻食物,第二天小便混浊,状如白浆,尿时有艰涩不适感。自按以往曾服处方购药内服,5剂后,小便早上第 1 次转清,白天时混时有凝块。再服 5 剂,小便如故,且倦怠乏力。症见:形体清瘦,精神不振,面色苍白,腰酸膝软,夜尿多,舌淡苔白,脉细弱。中医诊断为膏淋。辨证为肾阳不足,失其封藏,脾气不升,中气下陷。治以温肾健脾、渗敛兼施。方用肾气丸加减。

处方:干地黄、山茱萸、山药、黄芪、芡实各 15g,制附子、白术、草薢、茯苓、泽泻各 10g,肉桂、牡丹皮各 6g。3 剂,每日 1 剂,水煎服。

服上药 3 剂后,小便清亮,腰酸乏力减轻。上方减草薢、牡丹皮,再服 6 剂,并嘱其控制肥甘油腻食物、勿过度劳累,随访 2 年未复发。

◎案

冯某,男,55 岁。1995 年 5 月 22 日。主诉目赤、畏光 3 月余,加重 10 天。患者自春节后,双眼结膜逐渐发红,因不影响视力而未予重视,3 月下旬感冒 1 次,经治而愈,但目赤反而加重,且畏光,时有流泪。经某医院五官科检查,除结膜发红外,角膜、虹膜无异常,予以氯霉素滴眼液抗病毒治疗,药后半月目赤如故,建议中药治疗,服龙胆泻肝汤加苦参、黄柏 20 剂,病情有增无减,故前来诊治。症见:精神萎靡,情绪低落,面部发黯,两目发红,轻度畏光,眼眶湿润,无涩痛感,舌淡苔白,脉沉细。当时气候较为炎热,见其身穿两件长袖衣服,并紧扣纽扣,便问他是否怕冷,告之一向怕冷,小便清长,阳事不举。中医辨证为肾阳虚弱,阴寒内盛于下,逼迫虚阳上浮。治以补肾助阳、引火归原。方用肾气丸加减。

处方:干地黄、山茱萸、山药各 15g,草决明、茯苓、怀牛膝各 10g,制附子、肉桂各 6g。5 剂,每日 1 剂,水煎服。

二诊:服上药 5 剂后,目赤变浅,畏光不明显,已不流泪,再守方 10 剂,目赤、畏光消失。患者精神焕发,并穿上了短袖衬衫。

参考文献

[1]苗相波.试论《金匮》肾气丸的衍化和发展[J].江西中医药,1988:39－41.

[2]祁欢,赵志恒,刘存,等.小议肉桂在理气剂中的功效[J].湖南中医杂志,
2016(1):137－140.

[3]冯建明,曹云霞,赵仁.地黄炮制、功效的研究探讨[J].云南中医志,1998,
(04):27－28.

[4]马少丹,阮时宝,苑述刚.《金匮》泽泻汤的主治证与梅尼埃病的相关性研究
[J].陕西中医学院学,2010(6):28－29.

[5]关雁,金智生.补肾法治疗糖尿病神经源性膀胱的研究进展[J].中华中医药
学刊,2014,32(9):2173－2175.

[6]刘敏,兰琴.糖尿病神经源性膀胱治验.河南中医[J].2006,26(5):74－75.

[7]林榕,李薇.运用金匮肾气丸辨治糖尿病神经源性膀胱21例[J].使用中医
内科杂志,2006,20(3):260.

[8]常兴和.金匮肾气丸治疗痛风的疗效观察[J].世界中西医结合杂志,2014,9
(2):175－176.

[9]杨崇青,等.金匮肾气丸对中老年男性原发性高尿酸血症血尿酸及性激素的
影响[J].天津中医药,2010,27(4):286－287.

[10]樊雅莉,唐先平.中医"痛风"源流考[J].吉林中医药,2009,29(2):176.

[11]常宇.朱良春匡正对痛风病机的认识[N].中国中医药报,2013.

[12]高志扬.金匮肾气汤治疗原发性尿崩症[J].职业卫生与病伤,2003,18
(2):127.

[13]李凤辉.金匮肾气丸合五苓散治疗尿崩症[J].山东中医杂志,2006.25(2):
137－138.

[14]朱太平,朱彦昭.金匮肾气丸加味治愈尿崩症[J].中国社区医师,2007,9
(3):60－61.

[15]卢承德.中西医结合治疗甲状腺功能减退症20例[J].陕西中医,1997,18
(10):448－449.

[16]李海聪.金匮肾气丸治疗老年疑难疾病疗程应用[J].中华中医药杂志,
2015,30(3):933－935.

[17]谭梅英.金匮肾气丸治疗慢性心力衰竭对比观察[J].华夏医学,2005.18(1):100-101.

[18]张杨卿.加味金匮肾气丸干预慢性心力衰竭的临床观察[J].中国中医药科技,2011,18(5):438-439.

[19]安海英,黄丽娟,金敬善,等.益气温阳和活血利水法对充血性心力衰竭患者神经内分泌系统的影响[J].中国中西医结合杂志,2003,23(5):349.

[20]季宇彬.中药复方化学与药理[M].北京:人民卫生出版社,2003:409-417.

[21]张益康.金匮肾气丸加减治疗冠心病不稳定型心绞痛40例疗效观察[J].新中医,2007,39(6):19-20.

[22]刘远林.金匮肾气丸与依那普利联用对高血压患者尿微量白蛋白影响的研究[J].新中医,2008,40(8):37.

[23]刘旭东,等.金匮肾气丸联合硝苯地平控释片治疗老年脾肾阳虚型高血压的效果观察[J].中国中药杂志,2015,40(24):4908-4913.

[24]陈灏珠,林果为,王吉耀.实用内科学[M].北京:人民卫生出版社,2013:1496.

[25]金蓉家,杨元宵,邢桂英,等.肾气丸对肾阳虚大鼠下丘脑-垂体-甲状腺轴的调节作用初探[J].浙江中医杂志,2013,48(5):370.

[26]钟相银,程发峰,王庆国,等.经方现代应用的临床与基础研究思路探讨[J].中医杂志,2011,52(19):1640.

[27]徐红兵.略述制附子的临床药理及应用[J].中国中医药现代远程教育,2012,12(5):107.

[28]徐明,余璐,丁媛媛,等.桂皮醛对麻醉大鼠降血压作用的实验研究[J].心脏杂志,2006,18(3):272.

[29]豆甲泰,李胜文.中药泽泻对心血管系统作用的发展研究[J].中外医疗,2012(20):191.

[30]仝战旗,杨明会,王发谓.金匮肾气丸在老呆病中应用[J].陕西中医,1996,17(3):132.

[31]韩社教,何爱兰.金匮肾气丸临床应用举隅[J].实用中医内科杂志,2005,19(5):424.

[32]张俊强.加味金匮肾气汤治疗老年性便秘的临床疗效分析[J].求医问药,2012,10.

[33]宋少军,李学玉,宋昕,等.加味金匮肾气汤治疗老年性便秘疗效观察[J].中国老年学杂志,2011,31(10):1906.

[34]史珺.金匮肾气丸异病同治验案[J].内蒙古中医药,2015,(9):26-27.

[35]李颖.金匮肾气丸的临床应用及机理探讨[J].陕西中医,2003,24(9):838 -
    839.(9):534 - 535.

[36]覃鹏章.金匮肾气丸治疗杂病验案三则[J].湖北中医杂志,2002,24
    (10):35.

[37]张荣华,马秀娟,葛海波.金匮肾气丸新用3则[J].山西中医,2008,24
    (5):16.

[38]郑荣林.金匮肾气丸临床应用举隅[J].辽宁中医药大学学报,2009,11:205 -
    206.

[39]任连军.金匮肾气丸化裁治疗呃逆53例[J].河南中医,2012,32(7):
    815 - 816.

[40]张惠春.金匮肾气丸治疗反流性食管炎一得[J].甘肃中医,2007.20
    (12):12.

[41]刘桂章,陶鸣浩.金匮肾气丸联合奥美拉唑治疗老年性反流性食管炎40例
    [J].河南中医,2013,33(5):658.

[42]刘军,冯振.金匮肾气汤配合热敷治疗强直性脊柱炎30例[J].中国中医药
    现代远程教育,2010,8(21):140.

[43]付艳华.金匮肾气丸加味配合针刺治疗强直性脊柱炎20例[J].光明中医,
    2015,30(10):2233 - 2234.

[44]王之虹,盖国忠.痹病的伏邪病因研究与临床诊治体会[J].长春中医药大学
    学报,2007,23(6):3 - 4.

[45]焦树德.树德中医内科[M].北京:人民卫生出版社,2005:388 - 400.

[46]赵春雨.金匮肾气丸加减治疗腰椎间盘突出症20例[J].长春中医药大学学
    报,2011,27(1):109.

[47]李赛,李东.金匮肾气丸临床辨析[J].中华中医药杂志,2015,30(3):
    928 - 930.

[48]张学斌.用金匮肾气汤加减治疗慢性精神分裂症60例[J].现代中医药,
    2007,27(3):16.

[49]丁德正.肾气丸在精神疾病中的运用[J].河南中医,2010,30(2):125 - 127.

[50]王萍.金匮肾气丸治疗老年性椎基底动脉供血不足性眩晕36例[J].中医药
    临床杂志,2010,22(1):47.

[51]乐春荣.金匮肾气汤治验2则[J].光明中医,2009,24(7):1374.

[52]景常林.金匮肾气丸应用举隅[J].新中医,2007,39(2):61.

[53]杨学信.金匮肾气丸加味治疗复发性泌尿结石102例观察[J].四川中医,
    2003,21(9):51 - 51.

[54]孙琼,胡新平.肾气丸临证举隅[J].实用中医内科杂志,1998,12(3):29-30.

[55]王刚.六味地黄丸联合金匮肾气丸加减治疗较小肾结石55例临床观察[J].临床医药文献杂志,2015,2(1):99-100.

[56]陈科.金匮肾气丸临床新用举隅[J].四川中医,2008,26(5):124-125.

[57]顾奎兴.金匮肾气丸治疗前列腺增生症举隅[J].江苏中医药,2004,25(1):33-34.

[58]闻后均,程井军,刘昌茂.中西医结合治疗良性前列腺增生症的临床研究[J].湖北中医杂志,2005,27(7):25-26.

[59]寿仁国.金匮肾气丸加味治疗前列腺增生122例[J].江西中医药,2007,8(38):31.

[60]葛亮.金匮肾气丸临证举隅[J].湖南中医药杂志,2012,28(1):59-60.

[61]刘琼芳.略谈肾气丸应用举隅[J].云南中医杂志,1987,8(4):41-42.

[62]何清湖,等.金匮肾气丸治男性不育症临床观察[J].天津中医药,2003,20(1):18-20.

[63]曹永贺,等.加味金匮肾气丸治疗少弱精子不育症[J].医药论坛杂志,2007,22(28):74-76.

[64]杜玉峰.金匮肾气丸临床应用心得[J].实用中医药杂志,2014,30(5):466-467.

[65]张志峰.陈国权运用《金匮要略》肾气丸治验举隅[J].时珍国医国药,2014,25(1):234-235.

[66]孟庆林.金匮肾气丸结合心理疏导治疗缩阳症临床分析[J].上海中医药杂志,2004,38(9):23.

[67]张瑾.加减金匮肾气丸临床应用举隅[J].实用中医药杂志,2016,32(2):178-179.

[68]汪悦,黄瑜,周欣.金匮肾气丸对雄性2型糖尿病大鼠睾丸酮与一氧化氮的影响[J].中华中医药杂志,2012,27(3):740.

[69]李珏琳.金匮肾气丸加味治疗席汉氏综合征[J].河南中医,2003,23(8):9.

[70]李桂琴.金匮肾气丸加味治疗女性尿道综合征31例[J].新中医,2003,35(8):20.

[71]周胜元,等.金匮肾气丸治疗老年尿道综合征35例[J].云南中医中药杂志,2015,36(6):71.

[72]孙晓波,徐惠波.现代方剂药理与临床[M].天津:天津科技翻译出版公司,2005:360-557.

[73]李春艳.闫平老师治疗妊娠小便不通经验[J].云南中医中药杂志,2015,36(4):6-7.

[74]王建欣.肾气丸化裁治疗转胞验案1则[J].江苏中医药,2005,26(9):24.

[75]刘彩凤.李坤寅教授运用金匮肾气丸加味治疗多囊卵巢综合征合并不孕症经验介绍[J].新中医,2016,48(2):182-185.

[76]罗丽兰.不孕与不育[M].北京:人民卫生出版社,2000:149.

[77]徐静.金匮肾气丸联合止痛化症胶囊治疗慢性盆腔炎100例临床观察[J].中国社区医师,2012,14(18):233.

[78]张凤岭.慢性盆腔炎的中医中西结合治疗进展[J].天津中医学院学报,2000,12(4):252.

[79]洪秀仪,金恒善.免疫性复发性流产的基础病因及临床治疗[J].中国医学导报,2007,4(12):5-6.

[80]丁云贵.金匮肾气丸治疗滑胎1例[J].西部中医药,1993(6):30.

[81]吴俊伟,丁旭宣,等.金匮肾气丸联合替硝唑治疗肾气亏损型牙周病的效果[J].广东医学,2015,36(17):2751-2752.

[82]吴俊伟,等.金匮肾气丸治疗牙周病的临床疗效观察[J].中国医疗前沿,2013,8(15):73-74.

[83]黄梓平.肾气丸新用[J].中成药,2005,27(9):20.

[84]刘亮.复发性口腔溃疡应用经方辨治心得体会[J].中国中医急症,2013,22(12):2156-2157.

[85]叶卓丁.加味金匮肾气丸治疗复发性口腔溃疡临床观察[J].世界中医药,2012,7(3):225-226.

[86]胡兆明.理中汤合金匮肾气丸治疗复发性口腔溃疡[J].湖北中医杂志,2002,24(12):32.

[87]谷明成.金匮肾气丸临证新用两则[J].实用中医内科杂志,2004,18(1):30.

[88]王晓东.金匮肾气丸加减新用[J].杏林中医药,2010,30(1):57-58.

[89]张普川.金匮肾气丸治疗口腔溃疡、痤疮验案两则[J].成都中医药大学学报,2014,37(3):79-81.

[90]许凤莲,等.金匮肾气丸加味治疗咽喉异感症50例[J].光明中医,2006,21(4):49-50.

[91]肖伊.金匮肾气丸治疗耳鼻咽喉疾病验案2则[J].中华中医药杂志,2015,30(11):3979-3981.

[92]茹立良,等.常振森主任医师用金匮肾气丸汤方经验总结[J].世界中医药,2015,10(11):1734-1737.

[93]张会群.金匮肾气丸加味治疗皮肤病举隅[J].云南中医中药杂志,2009,30(2):41-42.

[94]郑小伟,刘明哲,程志清,等.金匮肾气丸对带瘤小鼠辐射损伤的保护作用

[J].中国医药学报,1999,14(1):73 - 74.

[95]马红,沈继译,张名伟,等.金匮肾气丸免疫调节作用的实验研究[J].中药药理与临床,2000,16(6):5 - 6.

[96]刘妍,王蕾,赵晖.六味地黄和金匮肾气丸对实验性自身免疫性脑脊髓炎小鼠淋巴细胞亚群和 NK 细胞的影响[J].中国实验方剂学杂志,2009,15(4):42 - 47.

[97]周智兴,吴正平,邓琴.肾气丸对衰老模型大鼠免疫功能的作用研究[J].实用医学杂志,2009,25(24):4131 - 4133.

[98]许翠萍,孙静,朱庆均,等.金匮肾气丸对"劳倦过度、房室不节"肾阳虚模型小鼠下丘脑 - 垂体 - 肾上腺轴功能的影响[J].山东中医药大学学报,2009,33(3):248 - 249.

[99]龙泳伶,李政木.金匮肾气丸及其拆方对肾阳虚雌鼠卵巢功能的影响[J].中国中西医结合杂志,2013,33(7):967 - 971.

[100]陈艳秋,南亚昀,张玉芬,等.金匮肾气丸对肾阳虚大鼠睾丸中 TGF - β1 表达、精子数量及活率的影响[J].山东中医杂志,2013,32(3):191 - 193.

[101]陈辉,李震,陶汉华.肾气丸对肾阳虚小鼠血清 T_3、T_4 的影响[J].四川中医,2008,26(5):6 - 7.

[102]姚晓渝,舒守琴,周恩平.金匮肾气丸对"阳虚"模型动物血液和脑组织中超氧化物歧化酶活力的影响[J].中国药学杂志,1989,24(5):283 - 285.

[103]吴正平.肾气丸对衰老大鼠睾丸抗氧化能力和生精细胞凋亡的影响[J].中国老年学杂志,2014,34(4):994 - 995.

[104]展照双.肾气丸与右归丸对肾虚大鼠肾脏细胞凋亡及肾组织内 Bcl - 2、fas 表达的影响[J].山东中医杂志,2011,30(6):412 - 414.

[105]许翠萍.金匮肾气丸对肾阳虚小鼠睾丸组织端粒酶活性的促进作用[J].中国中西医结合杂志,2013,33(2):252 - 255.

[106]WANG GANG,HU GUO KU,ZHANG YI ZHENG,et. al. I Using suppres sion subtract tive hybridization to research the effects of jinkuishenqi pills on the gene expression of the panic induced kidney deficiencymodelmice[J].Chinese Journal of clinical Re habilitation,2006,10(39):163 - 166.

[107]王永华,王枫,李文靖.金匮肾气丸对庆大霉素致聋豚鼠神经生长因子表达的实验研究[J].浙江中医杂志,2014,49(3):169 - 171.

[108]谭峰,樊巧玲,王明艳,等.肾气丸对 SD 大鼠骨髓间充质干细胞增殖的影响[J].中医药信息,2011,28(3):12 - 14.

[109]张建新,李兰芳,吴树勋,等.八味地黄口服液药理作用研究[J].中成药,1994,16(3):23 - 33.

[110]刘红潮,夏蓉西,崔洪英,等.肾气丸对幼龄雄性大鼠生殖系统的影响[J].天津中医,1997,14(6):270-271.

[111]闫川慧.金匮肾气丸对劳倦过度、房事不节肾阳虚小鼠生殖机能影响的实验研究[D].山东中医药大学硕士学位论文,2006:37-43.

[112]张致远.金匮肾气丸对BPH大鼠的疗效及机理研究[D].成都中医药大学硕士论文,2002:3.

[113]岛津孝.用小动物检定糖尿病治疗药的方法及八味地黄丸的效果[J].国外医学中医中药分册,1984,6(1):57-58.

[114]余美娟,姚晓渝,周思萍,等.金匮肾气丸对鹌鹑食饵性高脂血症和血清过氧化脂质的影响[J].中国药学杂志,1990,25(7):419-420.

[115]小曾户洋.八味地黄丸对加龄的影响-八味地黄丸与谷胱甘肽代谢[J].国外医学中医中药分册,1984,6(1):57-58.

[116]魏建华.浅谈制附子的药理作用及应用[J].基层医学论坛,2009,13:853.

[117]陈荣昌,孙桂波.制附子及其复方中药的药理作用研究进展[J].中草药,201445(6):883-888.

[118]李艳,苗明三.肉桂的化学、药理及应用特点[J].中医学报,2015,30(9):1335-1337.

[119]瞿佐发.干地黄的药理作用及临床运用研究概况[J].湖北中医学院学报,2012,4(1):52-53.

[120]曹岗,蔡皓,等.中药山茱萸药理功能研究进展及开发思路[J].泰州职业技术学院学报,2009,9(6):30-34.

[121]宋琦,等.中药山茱萸药理作用研究进展[J].中医药信息,2006,23(2):24-25.

[122]李平,王艳辉.碱提山茱萸多糖的理化性质及抗氧化活性研究[J].中草药,2003,(11):973-976.

[123]欧芹,葛堂栋.山茱萸多糖抗HDF衰老与cyclinD1表达的关系[J].黑龙江医药科学,2008,31(1):1-3.

[124]孙洋,梅伦方.山药药理作用研究进展[J].亚太传统医药,2013,9(3):50-51.

[125]孙晓生,谢波,等.山药药理作用的研究进展[J].中药新药与临床药理,2011,22(3):353-355.

[126]阚建全,王雅茜,陈宗道,等.山药活性多糖抗突变作用的体外实验研究[J].营养学报,2001,21(1):76.

[127]张敏,高晓红,等.茯苓的药理作用及研究进展[J].北华大学学报,2008,9(1):63-68.

[128]田婷,陈华,等.泽泻药理与毒理作用的研究进展[J].中药材,2014,

　　37(11):2103 – 2108.

[129]胡云飞,徐国兵,等.牡丹皮及其主要成分丹皮酚的药理作用研究进展[J].
　　安徽医药,2014,18(4):589 – 592.

[130]温桂荣.肾气丸治疗杂病探微[J].中华中医药杂志(原中国医药学报),
　　2009,24(10):1302 – 1305.

[131]郭小舟,闫顺新.金匮肾气丸立法浅析[J].河北中医,2013,35(11):
　　1649 – 1650.